痛风患者宜吃食物

主　编

叶锦先　朱　正

副主编

杨兰钦　王文军　郑旻雁　朱　敏

编著者

（以姓氏笔画为序）

王胜田　王智敏　叶　帆　叶赐富

任　福　吴宝金　林秋红　胡艺忠

杨辽宁　杨启龙　陈　波　夏昌干

郝斌锋　黄秋云　鲍云萍　谢桂英

U0311124

金盾出版社

内 容 提 要

本书由痛风专家与营养食疗专家共同撰写,根据我国丰富的医药典籍和大量的科研资料,以通俗易懂、深入浅出的语言,简单介绍了痛风的基础知识、痛风患者宜吃的食物、中医对痛风并发常见病的专方与药膳、中医对痛风诊疗及分期食疗药膳、痛风不同时期的辨证施治与食疗,以及中医对痛风并发高血压、高脂血症、胆囊炎、胆石症、糖尿病、肾结石的临床辨证治疗;着重介绍了国医大师、全国著名中医朱良春和路志正及痛风专家沈丕安教授等治疗痛风的经验。全书内容丰富,科学实用,取材方便,价格低廉,适合广大痛风患者及其家属阅读,也适合医务工作者和餐饮行业人员参考。

图书在版编目(CIP)数据

痛风患者宜吃食物/叶锦先,朱正主编.— 北京 :金盾出版社,2017.9(2019.3 重印)

ISBN 978-7-5186-1304-5

Ⅰ.①痛… Ⅱ.①叶…②朱… Ⅲ.①痛风—食物疗法 Ⅳ.①R247.1

中国版本图书馆 CIP 数据核字(2017)第 114853 号

金盾出版社出版、总发行

北京太平路 5 号(地铁万寿路站往南)
邮政编码:100036 电话:68214039 83219215
传真:68276683 网址:www.jdcbs.cn
北京万博诚印刷有限公司印刷、装订
各地新华书店经销
开本:850×1168 1/32 印张:9.75 字数:253 千字
2019 年 3 月第 1 版第 2 次印刷
印数:5 001~8 000 册 定价:29.00 元
(凡购买金盾出版社的图书,如有缺页、
倒页、脱页者,本社发行部负责调换)

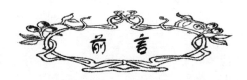

前言

痛风是"富贵病"，欧美诸国常见多发病，与癌症的发病率相仿，约占患者0.3%。亚洲人患痛风者比较少。我国改革开放之后，人民生活水平不断提高，痛风的发病率逐年增加，这是因为人们的饮食结构改变，既往以糖类及低蛋白食物为主，转为以蛋白含量较高食物为主，特别是喜食海鲜和含高嘌呤量的食物，导致近20年来，痛风发病率迅速增加，形成了仅次于糖尿病的第二大代谢性疾病。

痛风以疼痛为主要症状，一旦发作，疼痛难忍，苦不堪言。如何防治、合理饮食等诸多问题，困扰着广大痛风患者。用药不当，饮食不调，延误病情，缠绵不愈，导致尿酸性肾炎及结石，以致危及生命的现象屡见不鲜。如何使痛风患者走出困境，笔者参阅诸多参考文献及资料，认真撰写出《痛风患者宜吃食物》，以供痛风患者及家属、临床医务工作者参阅。

本书在中医药学理论指导下，以食疗药膳为主线，充分体现中医药的简、验、便、廉的特点，精选常见食物，以药食同源理论、天人合一观、平衡阴阳和调理脏腑，以激发机体的抗病力和康复力。本书分六个部分：痛风的基础知识；痛风患者宜吃的食物；中医对痛风并发常见病的专方与药膳；中医对痛风诊疗及分期食疗药膳；痛风不同时期的辨证施治与食疗；中医对痛风并发症的临床辨证治疗；特别介绍了国医大师朱良春和路志正及痛风专家沈丕安教授等临床经验。

2016年11月26日，笔者应邀出席就座2016年中国药膳学术研讨会开幕式主席台并献贺诗一首：

药膳大会沐春光，专家云集聚华堂。

表演技烹歌盛世，精诚交流展彩章。

嘉宾名士同恭贺，新朋旧友共举觞。

精选食疗扬国粹，益寿延年利健康。

笔者在学术研讨会上作了《道家养生与药膳》学术专题报告，提出防治痛风药膳值得应用推广，得到了中国药膳学会会长杨锐等领导和与会专家的关注和认可，并获得研讨会论文二等奖。同时，来自福建药膳研究学会的陈波、朱正、杨兰钦、苏维邦、叶青等同志的论文均获得优秀论文奖。

本书在编写过程中得到新西兰皇家科学院首席营养学家高益槐教授，国医大师陈可冀院士、杨春波教授，朱良春教授学术思想传人朱婉华、朱胜华教授，福建省老科协原会长郑义正及林思翔、杨学潾等原副会长，福建药膳研究会名誉会长杜建、陈立典、王和鸣、曹光裕、王喜玲、叶学锋等教授，福建药膳研究会副会长林越汉、蒋远征、朱世敏、邱峰、叶通敦、郝斌锋、林秋谭，研究会常务理事扬启国、陈玉培、谭仕发、林军建、上官礼福，全国现代中医药健康服务示范基地福州中轩国医堂张侠福、何峰、柯利民、林翎、黄育江、潘翔；福建博医汇名医馆赖晓冬、崔俊萍、陈志勇、王桂妙、高佳佳、刘一航、林秀凤、刘志景、陈锦清、余培参、郑宪、陈艳芳、卓榕琳、施梅芳、王宇航、陈少敏、陈玮玮、柴晓君等同仁的热心帮助，在此一并表示由衷的感谢！

健康是人生的第一财富，"无病不知有病苦，有病方知无病乐"。食疗药膳对痛风患者只要科学运用得当，将会获得满意效果，使宝贵生命绽放出绚丽的花朵，扬起必胜的风帆，驶向健康的彼岸。限于编者的水平，书中错误难免，祈求赐教、斧正！

中国药膳研究会专家委员会委员、福建省名老中医　　叶锦先

福建中医药大学教授、香港中医学会名誉会长　　朱　正

CONTENTS 目录

一、痛风的基础知识

（一）痛风是世界性何种疾病 …………………………… 1

（二）拨开尿酸嘌呤与痛风的面纱 ……………………… 3

（三）尿酸增高的危险因素及预防 ……………………… 11

（四）痛风的发病因素、诱因及危险好发因素 ………… 13

（五）尿酸增高应"节源开流" ………………………… 16

（六）痛风的临床表现 ………………………………… 19

（七）痛风的检查及诊断 ……………………………… 24

（八）痛风死亡主因是痛风肾 ………………………… 27

（九）痛风的西药治疗 ………………………………… 29

（十）不同时期的痛风治疗 …………………………… 31

（十一）痛风患者的常用药物 ………………………… 33

（十二）中西医结合治疗痛风 ………………………… 37

二、痛风患者宜吃的食物

（一）主食及淀粉类 …………………………………… 40

1. 红薯 ……………………………………………… 40

2. 土豆 ……………………………………………… 41

3. 小米 ……………………………………………… 42

4. 玉米 ……………………………………………… 43

5. 高粱 ……………………………………………… 44

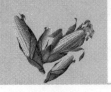

6. 芋头 ………………………………………………… 45

7. 小麦 ………………………………………………… 46

8. 通心粉 ……………………………………………… 47

9. 面粉 ………………………………………………… 48

10. 大麦 ……………………………………………… 49

11. 糯米 ……………………………………………… 50

12. 大米 ……………………………………………… 51

13. 糙米 ……………………………………………… 52

14. 面包 ……………………………………………… 53

15. 燕麦 ……………………………………………… 54

16. 荞麦 ……………………………………………… 55

17. 藕粉 ……………………………………………… 56

18. 蛋糕 ……………………………………………… 57

19. 饼干 ……………………………………………… 58

（二）豆类及其制品 ………………………………… 59

1. 豆浆 ………………………………………………… 60

2. 红小豆 ……………………………………………… 60

3. 豆腐 ………………………………………………… 61

4. 豆腐干 ……………………………………………… 62

5. 绿豆 ………………………………………………… 63

6. 豆腐乳 ……………………………………………… 64

7. 蚕豆 ………………………………………………… 65

8. 芸豆 ………………………………………………… 66

9. 黑豆 ………………………………………………… 67

（三）蔬菜及菌菇类 ………………………………… 68

1. 冬瓜 ………………………………………………… 69

2. 洋葱 ………………………………………………… 70

3. 山药 ………………………………………………… 71

2

目 录

4. 西红柿 …………………………………………… 71

5. 西葫芦 …………………………………………… 73

6. 莴苣 ……………………………………………… 74

7. 白萝卜 …………………………………………… 75

8. 青椒 ……………………………………………… 76

9. 芹菜 ……………………………………………… 77

10. 木耳 ……………………………………………… 78

11. 胡萝卜 …………………………………………… 79

12. 大白菜 …………………………………………… 80

13. 圆白菜 …………………………………………… 81

14. 苦瓜 ……………………………………………… 82

15. 丝瓜 ……………………………………………… 83

16. 芥菜 ……………………………………………… 84

17. 菠菜 ……………………………………………… 85

18. 茄子 ……………………………………………… 86

19. 黄瓜 ……………………………………………… 87

20. 空心菜 …………………………………………… 88

21. 芥蓝 ……………………………………………… 89

22. 香菜 ……………………………………………… 90

23. 苋菜 ……………………………………………… 91

24. 菜花 ……………………………………………… 92

25. 韭菜 ……………………………………………… 93

26. 豇豆 ……………………………………………… 94

27. 四季豆 …………………………………………… 95

28. 油菜 ……………………………………………… 96

29. 茼蒿 ……………………………………………… 97

30. 平菇 ……………………………………………… 98

31. 草菇 ……………………………………………… 99

3

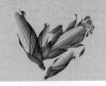

32. 竹笋 ……………………………………………… 100

33. 海带 ……………………………………………… 101

34. 银耳 ……………………………………………… 102

(四)水产类 ………………………………………… 103

1. 海参 …………………………………………… 104

2. 海蜇皮 ………………………………………… 105

3. 海藻 …………………………………………… 106

4. 鲈鱼 …………………………………………… 106

5. 螃蟹 …………………………………………… 108

6. 鳝鱼 …………………………………………… 109

7. 鳕鱼 …………………………………………… 110

8. 鳗鱼 …………………………………………… 110

9. 鲤鱼 …………………………………………… 111

10. 草鱼 ………………………………………… 112

11. 鲫鱼 ………………………………………… 113

(五)肉、蛋、奶类及其制品 ……………………… 114

1. 牛奶 …………………………………………… 115

2. 皮蛋 …………………………………………… 116

3. 鸭蛋 …………………………………………… 117

4. 鹌鹑蛋 ………………………………………… 118

5. 鸡蛋 …………………………………………… 119

6. 猪血 …………………………………………… 120

7. 奶酪 …………………………………………… 121

8. 鸭血 …………………………………………… 122

9. 奶粉 …………………………………………… 123

10. 奶油 ………………………………………… 124

11. 冰淇淋 ……………………………………… 125

12. 黄油 ………………………………………… 126

13. 酸奶 …………………………………………………… 127

14. 猪皮 …………………………………………………… 128

15. 鸽肉 …………………………………………………… 129

16. 牛肉 …………………………………………………… 130

17. 兔肉 …………………………………………………… 131

18. 羊肉 …………………………………………………… 132

19. 猪肉 …………………………………………………… 133

20. 鹅肉 …………………………………………………… 134

21. 鸡肉 …………………………………………………… 135

22. 鹌鹑肉 ………………………………………………… 136

23. 鸭肉 …………………………………………………… 137

三、中医对痛风并发常见病的专方与药膳

（一）中医对痛风并发糖尿病的专方与药膳………… 139

（二）中医对痛风并发高脂血症的专方与药膳……… 153

（三）中医对痛风并发冠心病的专方与药膳………… 168

（四）中医对痛风并法肥胖症的专方与药膳………… 184

四、中医对痛风诊疗及分期食疗药膳

（一）中医对痛风的认识 ………………………………… 201

（二）中医药专方辨证施治痛风 ………………………… 204

（三）古代医家治疗痛风的经验 ………………………… 206

（四）泄浊化瘀治痛风 …………………………………… 208

（五）应用"分清泌浊"疗法治疗痛风 ………………… 211

（六）四低一高防痛风 …………………………………… 212

（七）国医大师朱良春教授治疗痛风的经验…………… 214

（八）国医大师路志正教授治疗痛风的经验…………… 217

（九）沈丕安教授治疗痛风的经验……………………… 221

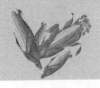

（十）朱正教授对痛风的认识和研究……………………… 222

（十一）叶锦先教授对痛风的认识和研究……………………… 224

（十二）谢英彪教授对痛风运用药膳食疗的经验……………… 226

（十三）防治痛风运用"小分子切割技术"与放血疗法

　　　相结合…………………………………………………… 235

（十四）乌鸡白凤丸治疗痛风…………………………………… 236

（十五）夏昌干医师主张适当运动和陶冶情志来防治痛风…… 237

五、痛风不同时期的辨证施治与食疗

（一）痛风无症状期……………………………………………… 238

（二）痛风急性发作期…………………………………………… 245

（三）痛风间歇性………………………………………………… 256

（四）痛风慢性期………………………………………………… 264

（五）痛风肾病期………………………………………………… 271

六、中医对痛风并发症的临床辨证治疗

（一）中医对痛风并发高血压患者的临床辨证治疗………… 290

（二）中医对痛风并发高脂血症患者的临床辨证治疗……… 291

（三）中医对痛风并发胆囊炎、胆结石患者的临床辨证治疗 … 291

（四）中医对痛风并发糖尿病患者的临床辨证治疗………… 292

（五）中医对痛风性肾结石患者的临床辨证治疗…………… 293

（六）中医对防治痛风复发膏方的运用 ……………………… 294

（七）痛风的按摩、推拿、针灸疗法…………………………… 297

附录　痛风患者选择食物的两个关键问题

（一）嘌呤含量高、中、低食物………………………………… 300

（二）酸碱性食物………………………………………………… 301

一、痛风的基础知识

(一)痛风是世界性何种疾病

有痛风症状的患者在检查出了痛风的时候,自己感觉像在云雾山中,不知痛风到底是一种什么病,因而出现紧张情绪,并对痛风也产生了恐惧的心理,为痛风进一步的治疗增添了障碍。为了能够更好地对痛风进行治疗,就应该让广大患者知道痛风到底是什么病。然而,因为疏于对它的认识,不少痛风患者被长期误诊为风湿性关节炎或类风湿关节炎,延误了治疗。

在 60 年前,也许痛风这个词对我们来说还非常陌生,它所代表的疾病对大家来说更是不知所以。因而在过去,学者们甚至认为痛风是西方人的病。但是,在近 30 年来,我国的医学工作者却发现,痛风在我国并不少见,而且它的发病率正在呈直线上升。随着患者的增多和对痛风的深入研究,我们已经逐步揭开痛风神秘的面纱,对它已经不再像以前一样陌生了,当然这也经历了一个漫长的过程。痛风是一种非常古老的疾病,在地球上有人类出现时,就有了痛风。据文字记载,最早对痛风的描述可以追溯到公元前 5 世纪,当时各地对痛风有着不同的记载,虽然记载很多,但都有一点就是当时对痛风的认识是非常有限的,有的甚至是错误的。诸如,患者是被恶魔缠身;患者得罪了神灵而受到的惩罚;一种邪恶的东西附到了人的身体里等,总之说法很多。当时有人试着用各种方法,如放血、针刺等来治疗痛风,但都没有疗效。

18 世纪时,英国人发现痛风多出现于优裕生活的达官贵人中,而这些人常以耳廓痛风结节的大小来炫耀自己的身份高贵。1848 年,被誉为现代痛风之父的英国人 Garrod 测出血液中含有

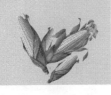

尿酸的存在,自此开启了生化检验之门。1899 年,德国人 Freud-weiler 证实注射尿酸盐的结晶会引起急性关节炎。1907 年,德国 Fischer 提出嘌呤-尿酸的完整代谢途径。1929 年,Thannhauser 提出尿酸钠的排泄理论。1961 年,McCarty 与 Hollander 使用偏光显微镜直接观察到痛风石中尿酸钠盐结晶的存在。根据以往的数据我们可以发现,在战争年代痛风患者数量有所下降,这是因为战争时期人们的生活比较困难,饮食结构发生了明显的改变。20 世纪 60 年代以后,亚洲地区痛风患者急剧增多,原因就在于饮食习惯欧美化,饮食中大量摄入动物性蛋白质和动物脂肪,导致体内尿酸合成增多,而导致痛风。医学研究和临床医务人员对痛风与尿酸的关系的了解逐步地加深。在以后的研究和观察中发现,痛风的发作通常发生在进食美酒佳肴以后,生活条件越好,其发病率就越高。随着人们对痛风认识的不断深入,越来越多的资料表明:痛风是一种世界性疾病,其发病率与多种因素有关,根据现有的资料显示,欧美高尿酸血症和痛风的发病率最高。虽然我国痛风和高尿酸血症发病率不及欧美国家,但是资料显示,随着人们饮食结构的变化,摄入高热能、高嘌呤食物的增多及人们平均寿命的逐渐延长,我国高尿酸血症和痛风的发病率正在逐年上升,形势不容乐观。据我国一些大城市的流行病学调查显示,这些地方痛风的患病率已接近美国水平。

近年来,痛风已成为生活中的常见病和多发病,是一种由于嘌呤代谢紊乱所导致的疾病。一组权威调查数据令人触目惊心:近 5 年来,我国痛风患者增加了 1 倍多,其中 95% 为男性;临床发现,我国痛风患者有年轻化发展的趋势,已引起医学界的高度警惕和关注。另外还有资料显示,我国 20 岁以上的人群,有 2.5% ～ 5.8% 以上有血尿酸过高的情况,随着年龄的增长,发病率也随着增高。血尿酸增高的患者,如果不注意饮食控制和治疗,其中约有 10% 的人会发展成为痛风。一般来说,血液中尿酸的浓度越高,患痛风的概率就越大。

痛风多见于中老年人,大多数在 40 岁以上发病,男性占 95% 以上,女性多见于更年期之后发病,常有家族遗传史。近年来,痛风的发病率有逐年递增的趋势,所有年龄段痛风的患病率为 0.84%。据估计,国内的痛风患者约有 1 200 万人,而血中尿酸值过高者约有 1.2 亿人,约占人口的 10%。时至今日,痛风已经成为我国危害颇大的常见病之一。近年来,人们对痛风危害认的识不断加深,发现痛风患者常伴有或者并发高血压、冠心病、糖尿病、肥胖病、血脂异常等疾病,严重的痛风患者还会引起关节畸形、肾脏的损害而最终导致肾衰竭,严重地威胁着人们的健康和生命。所以,我们对痛风的防治刻不容缓。

(二)拨开尿酸嘌呤与痛风的面纱

尿酸是一种难溶于血液的物质,因此当血液中的尿酸高于 417 微摩/升时就会达到饱和状态,多余的尿酸会从血管壁渗出,在关节、肾脏等处堆积,形成尿酸结晶。男性尿酸值高于 420 微摩/升(7 毫克/分升),女性尿酸值高于 350 微摩/升,称为高尿酸血症。此时,如果不采取任何措施,在关节、肾脏等处堆积的尿酸结晶就会造成痛风性关节炎或者肾结石,引起相应的一系列症状,如关节肿痛、变形、血尿等。而痛风最初的典型症状多表现为:指(趾)关节肿大,伴有刺激性疼痛。

尿酸在人体内以钠盐的形式存在。在血清中,尿酸盐能形成比较稳定的过饱和溶液状态,但在关节及周围软组织等结缔组织中的溶解度很低,容易以结晶形式析出而沉积到关节滑囊、腱鞘、腱索、软骨表面。当受到诸如创伤、酗酒、饥饿、受寒、某些疾病或高嘌呤饮食等诱因的影响,沉积的尿酸盐晶体脱落到关节腔进入到滑膜液中时,就会被人体的免疫系统识别为"入侵物",从而被人体内的免疫细胞所吞噬。同时,机体还会分泌产生各种细胞因子,

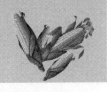

它们中间有些可以起到召集、吸引更多的免疫吞噬细胞游走并集中到炎症部位来一起扩大吞噬、清除尿酸晶体的效应；有些细胞因子可以引起血管通透性增加，血管内的液体进入到组织中而造成组织水肿，有些可以引起毛细血管扩张，局部组织充血发红、代谢增快、温度升高；还有些可以刺激机体使其痛觉敏感，从而导致局部关节表现为我们所能观察到的红、肿、热、痛等急性关节炎的症状。

初次发作或者早期的痛风患者，由于沉积、脱落的尿酸盐晶体量相对来说比较少，短时间内就可以被人体的吞噬细胞所清除，从而使临床症状能够迅速缓解，这也就是初次发作或者早期痛风患者即使不用药物治疗，经过数天到数周也能自行缓解的原因所在。而对于一些严重的痛风患者来说，由于沉积的尿酸盐晶体量较多，加上一些诱因的影响，尿酸盐晶体可以持续不断地脱落到关节腔中，使得免疫细胞不能够完全吞噬、清除这些进入到滑膜液中的"入侵物"，导致关节炎症处于持续状态，这也就是有些痛风患者为什么关节炎症持续发作、反复发作而不能得到缓解的原因。

近年来，很多患者在健康检查或对其他生活方式病进行检查时能够及时发现尿酸值的异常，并采取防治措施。因此，痛风患者发展到关节受损等严重阶段的越来越少了。但在另一方面，由于饮食不当而引起的高尿酸血症患者人数却呈上升趋势。所以，即使你对自己的健康很有自信，也要坚持每年进行1~2次尿酸值检查。正常情况下，人体内大约含有1 200毫克尿酸，它们没有刺激作用。所以，即使尿酸值稍有升高，或者在关节、肾脏等处堆积，只要还没有达到一定程度，人就不会出现疼痛、发热等自觉症状，只有通过检测才能够发现。高尿酸血症是常见的生活方式病之一，它不是某个器官的疾病，而是由于饮食、运动、心理等方面的不良习惯所导致的身体功能紊乱和代谢异常性疾病。高尿酸血症患者通过饮食、运动和改善生活习惯，就可以在不使用药物的情况下逐渐降低尿酸值。

1. 尿酸是嘌呤代谢的最终产物　尿酸是人体内嘌呤代谢的最终产物,主要由细胞代谢分解的核酸和其他嘌呤类化合物及食物中的嘌呤经酶的作用分解而来。次黄嘌呤和黄嘌呤是尿酸的直接前体,在黄嘌呤氧化酶的作用下,次黄嘌呤氧化为黄嘌呤,黄嘌呤氧化为尿酸。在人体,尿酸的主要来源为内源性,约占总尿酸的80%,从富含嘌呤或核酸蛋白食物而来的约占 20%。高尿酸血症的发生,内源性嘌呤代谢紊乱较外源性更重要。

嘌呤代谢的速度受 $1'$-焦磷酸-5-磷酸核糖(PRPP)和谷氨酸的量,以及鸟嘌呤核苷酸、腺嘌呤核苷酸和次黄嘌呤核苷酸的负反馈控制来调节。5-磷酸核糖和三磷腺苷在 PRPP 合成酶催化下生成 PRPP,后者和谷氨酰胺受磷酸核糖焦磷酸酰胺转移酶催化生成 $1'$-氨基-5-磷酸核糖,是嘌呤代谢的首步反应,上述 3 种嘌呤核苷酸对它有负反馈抑制作用。人体尿酸生成速度主要取决于细胞内 PRPP 浓度,而 PRPP 合成酶、磷酸核糖焦磷酸酰胺转移酶、次黄嘌呤-鸟嘌呤磷酸核糖转移酶和黄嘌呤氧化酶对尿酸生成又起重要作用。

嘌呤是身体内存在的一种物质,主要以嘌呤核苷酸的形式存在,在作为能量供应、代谢调节及组成辅酶等方面起着十分重要的作用。嘌呤是有机化合物,无色结晶,在人体内嘌呤氧化而变成尿酸,人体尿酸过高就会引起痛风。食物中的嘌呤进入体内,就会被肠道吸收,跟随血液被运往身体的各细胞组织,形成核酸。各种动物内脏类食物中含有较多的嘌呤,是由于嘌呤在肝脏中合成的缘故。另外,不被人们熟知的能增加尿酸的食物是水果,水果中含有较多的果糖,也会升高血尿酸水平。砂糖里也富含果糖,但由于果糖增加尿酸是十分微量的,因此不需要担心。

很多动物、植物的核酸中也含有嘌呤。人们食用肉类、鱼子、豆类等食物后,嘌呤就会随这些食物进入人体。其中绝大部分在

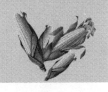

肠道被分解，并随粪便排出体外，但也有一部分被运送到肝脏代谢为尿酸，随尿液、汗液等排泄出去。人体中生成尿酸的嘌呤有20％～25％来自于食物。与人类及一些灵长类动物不同，其他很多哺乳动物拥有一种酶称为尿酸酶（尿酸氧化酶），它可以把尿酸分解为易溶于水的尿素，尿素则可转化为氨、尿囊素等物质后随尿液排出体外。但是，在进化过程中，人类逐渐丧失尿酸酶，所以人体内的尿酸不能被分解，只能直接排出体外。

人们都知道，生物界上一代与下一代之间传递遗传信息的物质称为核酸，它们大部分位于生物细胞的细胞核内，除部分病毒是核糖核酸（RNA）外，其余的病毒及全部具有典型细胞结构的生物体内的遗传物质都是脱氧核糖核酸（DNA）。而 RNA 和 DNA 的基本组成单位则是一种称为核苷酸的物质，而核苷酸则主要由核糖（或脱氧核糖）、磷酸及碱基所构成。其中的碱基主要有两类，一类称为嘧啶，另一类就是我们所关注的嘌呤。在人体和其他生物体内的嘌呤碱基主要包括腺嘌呤、鸟嘌呤、次黄嘌呤和黄嘌呤等，而以腺嘌呤和鸟嘌呤为主。

常言道"生命不息，运动不止"，我们体内的一切物质都在时刻不停地进行着新陈代谢，不断有新的物质被合成，陈旧的或废弃的物质被分解，嘌呤也不例外。由于疾病、外伤、药物、衰老等诸多因素的影响，人体内不断地有细胞凋亡。其所包含的 DNA 或 RNA 被释放出来并被逐步分解，其中的腺嘌呤、鸟嘌呤，与通过饮食途径进入人体的嘌呤成分一起，被转化为黄嘌呤，再经黄嘌呤氧化酶的催化生成尿酸。也就是说，尿酸是嘌呤分解代谢的最终产物。尿酸在人体内不能再被继续分解，要么通过肾脏或者消化道被排出体外，要么通过某些生物化学过程被再次合成嘌呤碱基从而构成核酸。所以，当我们人体内出现了某些故障，导致尿酸生成过多或者排泄减少，就会引起尿酸在体内的蓄积，成为痛风发病的元凶。

2. 尿酸是新陈代谢的废物 引起高尿酸血症和痛风的主要原因是尿酸，它是细胞新陈代谢及能量物质燃烧时产生的一种废物。任何活着的生物都必须不断地吃东西，不断地积累能量，同时还要不断地排泄废物，不断地消耗能量。这种生物体内同外界不断进行的物质和能量交换的过程，就是新陈代谢。人体细胞每时每刻都在进行着新陈代谢，旧的细胞被分解时，其中的核酸也会被分解，释放出嘌呤。嘌呤在肝脏代谢后最终形成尿酸。大约 3/4 的尿酸会被血液送到肾脏，随尿液等排出体外，其余 1/4 中有微量尿酸可随汗液排泄，而多数则通过粪便排出体外。

人们的身体是由 40 万亿～50 万亿个细胞组成的，在我们的身体进行新陈代谢的每时每刻，这些细胞也在完成着新老交替的过程，年老力衰的细胞被分解，身强力壮的年轻细胞取代它们的位置，以此来维持我们的生活活动。我们身体的细胞里含有一种非常重要的物质称为核酸。核酸虽然只是一个小分子，却包含了我们身体的全部遗传密码。核酸由无数的核苷酸组成，而核苷酸则是由一个磷酸分子、戊糖和一个碱基（嘌呤或嘧啶）组成的。其中，嘌呤包括腺嘌呤和鸟嘌呤两种物质，它们与尿酸的产生密切相关。当衰老的细胞被分解时，细胞里的核酸也不能幸免，它们的分解便有了嘌呤的形成，嘌呤在肝脏进一步处理，就变成了尿酸。

除此之外，腺嘌呤还是三磷腺苷（ATP）的重要组成部分。ATP 作为人体最为直接的能量来源，在人体活动时被分解成二磷腺苷（ADP），同时释放出能量。在静息状态或平和活动时，ADP 可以迅速地与体内游离的磷酸结合，重新形成 ATP，保证人体能量的持续供应。但在剧烈运动时，ATP 会进一步分解，则产生腺嘌呤，而腺嘌呤会进一步形成尿酸。另外，嘌呤也存在于食物、饮料中。尿酸难溶于水，却易凝固形成结晶，当在体内被大量地制造出来却不能较好地进行排泄时，就会释放到血液里，积聚于关节。

3. 高尿酸血症是痛风的理化基础 高尿酸血症是痛风重要

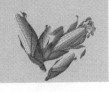

的理化基础,也是引发痛风性关节炎、痛风结节和痛风性肾病的根本原因。溶解在人体体液中的尿酸,接近98%是以钠盐的形式存在的。在37℃的人体温度下,酸碱度(pH值)为7.4的环境中,尿酸的饱和度是380微摩/升。实验室测得的尿酸正常值范围为150～416微摩/升,血清中的尿酸浓度取决于尿酸生成和尿酸排泄之间的平衡,当人体血清中的尿酸浓度高于416微摩/升的时候,便称为高尿酸血症。

当体液中的尿酸盐持续处于饱和状态时,在某些条件的激发下,如劳累、酗酒、饮食不节、局部受凉等,就会导致体液中溶解的尿酸盐进入过饱和状态,形成尿酸盐结晶,沉积在关节、肾脏和人体的其他组织中,之后经过一系列复杂的生化过程,引发炎症反应,从而诱发痛风性关节炎、痛风结节和痛风性肾病等疾病。

许多患者都误认为高尿酸血症等同于痛风,一旦发现自己某次检查的尿酸值升高,就高度紧张。四处寻医问药,讨教治疗"痛风"的高招。事实上,大可不用这样的,虽说高尿酸血症患者是痛风的"预备役"人群,但高尿酸血症并不等同于痛风。由于个体的差异,有部分患者即使体液中的尿酸值异常升高,但不引起痛风的发作和其他症状的发生,这种状态甚至可以终身存在。因此,我们把这一种现象称为无症状高尿酸血症。

高尿酸血症的患者,只有出现尿酸盐结晶沉积、关节炎和(或)肾病、肾结石时,才能称为痛风。但是,这不意味着无症状高尿酸血症的患者可以高枕无忧。这部分患者,在一定程度上,我们可以理解成他们体内尿酸盐饱和点较一般人群高,因此在同样高的尿酸浓度下不容易出现尿酸盐结晶的析出。然而,如果这一部分患者体液中的尿酸浓度继续升高,如在大量进食海鲜后,或在进行剧烈运动时从肌肉里大量排出尿酸成分,可能就会导致血中尿酸浓度超过饱和点,造成症状的恶化。由此看来,检查发现尿酸值偏高时,即使没有自觉症状,也应接受治疗,尽可能降低尿酸水平。特别是年龄超过 30 岁的男性,更需要定期测定尿酸值。

4. 尿酸通过三条通道排出体外 衰老的细胞死去时,分解释放出来的嘌呤和三磷腺苷(ATP)作为能源被消耗时,残留下的嘌呤经过一些酶的作用,就形成了内源性尿酸。人们每日的饮食里都含有嘌呤类化合物、核酸及核蛋白等物质,它们经过消化吸收,也是尿酸形成的原材料,在一些酶的作用下,生成外源性尿酸。一般来说,我们身体里的尿酸大约有 1/3 来自食物,2/3 则由人体的生命活动自行产生。大部分的嘌呤都将在肝脏中经过氧化代谢,变成尿酸,这是一个复杂的过程,需要一系列酶的参与。这些酶大致分成两类:促进尿酸生成的酶和抑制尿酸生成的酶。两者之间保持着微妙的平衡。当前者强于后者时,就会导致体内尿酸的升高。

机体经肝脏代谢后产生的尿酸主要经过肾脏和肠道排出。肾脏是尿酸排泄的主要途径,大约 2/3 的尿酸是通过肾脏排泄的,另外 1/3 则通过肠道排泄,或在肠道内被细菌分解。可想而知,当肾脏的功能出现问题,使尿酸排泄不畅时,也会导致体内尿酸的升高。健康人体内尿酸的生成量和排泄量是大致相等的。一个健康成人体内的尿酸大约为 1 200 毫克,平均每日新生成的尿酸量为 750 毫克,排泄量为 500～1 000 毫克。一般来说,尿酸排出体外有如下 3 条通道。

(1)通过肾脏随尿液排泄:这是人体内尿酸最主要的排泄途径,有 60％～70％的尿酸由这一途径排出体外。当尿酸随血液循环流入肾小球时,几乎全部由肾小球滤过,但其中大多被近端肾小管重吸收,然后又由远曲小管分泌而随尿排泄,所以完整的肾小球和肾小管功能状态是保证尿酸排泄的重要条件。而当肾脏有各种器质性病变时,尿酸排泄减少,血中尿酸水平就会升高而引起高尿酸血症或痛风。一般而言,肾脏排泄尿酸的能力是有限度的。正常人血清尿酸浓度平均为 270 微摩/升,当尿酸生成量过多,超过

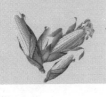

了肾脏排泄的最大限度时,血尿酸即升高,尿酸就容易在关节、肾脏中沉积而导致痛风。除了肾小球及肾小管功能(总称为肾功能)维持正常这个先决条件外,尿量与尿液酸碱度(即尿 pH 值)也是决定尿酸能否由肾脏充分排泄的重要条件。当饮水量不足而致尿量减少、尿液过于偏酸性时(尿 pH 值低于 5.5),尿酸就不容易溶解于尿中随尿排泄到体外,而易沉积于肾脏内,即使肾功能完全正常也是如此。所以,为了使尿酸充分排泄,就必须有足够的饮水量,从而使尿量增加。同时,要注意尿液 pH 值的调整,切勿使尿液过于偏酸性。因此了解这一点,对痛风患者的自我保健是十分重要的。

(2)通过肠道随粪便排泄:这一途径不是尿酸排泄的主要途径。一个健康成人平均每日生成 600～700 毫克的尿酸,有400～500 毫克由肾脏排出,150～200 毫克由肠道排出。进入肠道尿酸经肠黏膜上皮细胞分泌到肠腔,再经细菌产生的蛋白酶分解后排出体外。目前,关于肠道尿酸盐的具体排泄机制尚不清楚,但有研究表明,肾脏和肠道可能有相似的尿酸盐分泌机制。现在临床上有一种称为药用炭片的药物,就是利用其多孔的结构特性用来吸附肠道中的肌酐、尿酸等代谢产物,再使其随粪便排出体外来治疗肾衰竭和高尿酸血症等疾病。这一点也提示我们,痛风或高尿酸血症患者保持大便通畅对于治疗和康复也是很重要的。

(3)通过汗腺随汗液排泄:通过这一途径排出体外的尿酸量更少。有趣的是,一项研究显示大量流汗无助排泄尿酸。该研究收集、检测了 16 名男性密集运动 1 小时后的汗液。结果显示,汗液尿酸浓度仅占血清尿酸浓度的 6.3%。另征募 13 名打羽毛球的男性,让他们在 7 日内有计划的运动、休息。结果显示,13 名在运动的第四日,其平均血清尿酸浓度显著上升,比无运动的人增加了18.2%。根据以上结果推论,引起大量流汗的运动会导致尿液尿酸排泄减少,并使血清尿酸浓度增加。由此看来,想借排汗来降低血清尿酸浓度是行不通的。相反,若大量出汗后未及时补充足量水分,长此以往,反而会招致痛风的发生。

(三)尿酸增高的危险因素及预防

高尿酸血症这个词实际上有两层含义,一种是理化性质上的定义,也称为绝对高尿酸血症,它的意思是血中尿酸的含量超出了它的饱和度。一般而言,正常人体血液的 pH 值为 7.35～7.45,呈弱碱性,而尿酸在这样的酸碱环境下,浓度一旦超过 420 微摩/升,便会析出尿酸盐结晶而沉积。因此,绝对意义上的高尿酸血症的界限是 420 微摩/升。高尿酸血症的另一种定义在流行病学上具有较大的意义,也称为相对高尿酸血症。通过流行病学调查,获得某地区居民血尿酸的平均值,在此基础上增加 2 个标准差的数值,便是相对高尿酸血症的界限。一般认为,超过这个数值的人,患痛风和肾结石的危险性就会大大增加。

高尿酸血症已成为危害人类健康的一种代谢性疾病。通过人为的干预,是否可以改善高尿酸血症是医学研究人员近年关心的课题。有关专家认为,对高尿酸血症患者进行系统化、程序化干预,有助于改善患者的生活质量、代谢指标及心血管病变,对防治亚临床心血管病变有重要意义。

系统干预包括对患者进行个体评估、制订干预计划、健康教育、生活方式干预、药物干预等。药物治疗仅仅是健康干预的一部分,使患者养成健康的生活行为方式,是系统干预的根本。浙江大学医学院附属邵逸夫医院全科医学科朱文华医师等在"高尿酸血症的程序干预对防治心血管病变的随访研究"中,选取高尿酸血症患者 531 例,其中男性 418 例,女性 113 例,年龄在 30～75 岁,分干预组和对照组进行干预研究。结果发现,干预组患者在低嘌呤饮食、低脂饮食、限盐、规律运动、控制饮酒方面的依从性明显高于干预前,而对照组仅在嘌呤饮食、低脂饮食两方面有所改善,其余

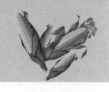

生活方式无明显改善。在代谢指标上,干预组尿酸水平、血脂、腰围、体重指数、血压较干预前下降,下降水平明显好于对照组;在亚临床心血管病变监测方面,干预组眼底动脉硬化、颈动脉 B 超阳性、心脏超声阳性、心电图 ST 段变化、心脏平板运动可疑阳性、冠状动脉 CT 阳性的发生率明显低于对照组。研究结果表明,对高尿酸的干预,也对减肥、降低血脂、降血压和防治血管病变有效。

如果尿酸值持续升高并超过 420 微摩/升(7 毫克/分升),即使患者没有自觉症状,在医学上也被认为患有高尿酸血症。调查显示,如果尿酸值达 540 微摩/升(9 毫克/分升)以上仍不重视,那么 5 年后,大约每 4 个人中就会有 1 个人患上痛风,而 20 年后患痛风比例将达到 90% 左右。所以,即使短期内没有自觉症状,也必须定期检测尿酸值并观察其变化。

高尿酸血症分为两类:原发性可能由合成功能亢进、先天酶缺陷等因素导致,而继发性通常是由糖尿病、肾病等其他生活方式病造成尿酸代谢异常而引起的。即使是尿酸值易升高的体质,也并不一定都会患上高尿酸血症。生活不规律、暴饮暴食、缺乏运动等不良的生活习惯才是引发高尿酸血症的罪魁祸首。由于高尿酸血症没有明显的自觉症状,所以建议 30 岁以上的男性每年进行 1～2 次尿酸值检查,以便尽早发现,及时治疗。

女性由于受到雌激素的影响,对于尿酸值不必过于担心。但是,女性在绝经以后,雌激素的分泌量逐渐减少,这时应注意避免肥胖,保持良好的生活规律,防止尿酸值上升。同时,应警惕糖尿病等多种疾病。遗传是一件奇妙的事情,当父母为你书写了神秘的基因代码后,你的体质就由此决定了。在尿酸代谢方面,有的人本就属于"过度生产型"或者"排泄障碍型",甚至有人两者兼备。因此,这些人天生有高尿酸的"潜质",正所谓"天命不可违",现代医学还没有发展到能够随心所欲地改变遗传密码的水平,先天的危险潜质我们没法去改变。

当然，许多代谢性疾病如糖尿病、高血压等都存在一个共同特点，用一个形象的比喻来形容"遗传因素将子弹上膛，环境因素扣动扳机"。正所谓"三分天注定，七分靠打拼"，就算遗传因素决定了你是易患高尿酸血症和痛风的人，如果能养成正确的生活习惯，避免其他引起尿酸增高的危险因素，痛风这个"麻烦制造者"也不会在半夜来敲你的门的。一项流行病学调查表明，在血肌酐正常的中老年人群中，存在早期肾功能损害。与女性相比，男性早期肾功能损害的患病率更高。而且，尿酸水平与早期肾功能损害密切相关，是早期肾功能损害的独立危险因素。

衡量肾功能的指标主要有血清肌酐、血清尿素氮、肾小球滤过率、肌酐清除率、微量白蛋白等。因肾脏代偿能力强，肾功能损害往往表现隐匿，血肌酐常在正常范围。因此，早期发现肾功能损害并予以防治，十分重要。在此项研究中，研究人员筛选出 1 023 名血肌酐正常的中老年人，其中男性 539 人，女性 484 人。结果发现，早期肾功能损害者的患病率为 28.1%，其中男性患病率为 35.8%，女性为 19.5%。综合性别、年龄、体重指数、三酰甘油、高血压及糖尿病病史等多种因素，血尿酸升高与早期肾功能损害有独立相关性，尿酸水平越高，肾小球滤过率越低，发生早期肾功能损害的患病率越高。因此，健康从生活方式开始，均衡饮食，防止过量摄入海鲜等高蛋白食物，控制好尿酸水平，可减少相关疾病的发生和发展。

(四)痛风的发病因素、诱因及危险好发因素

1. 发病原因 研究结果表明，痛风常与肥胖、血脂异常、糖尿病、高血压、动脉硬化和饮酒等有关。

(1)肥胖：饮食条件优越者易患此病。痛风的发生与体质量(体重)超重和营养过剩及血尿酸水平的持续升高有关。据研究，痛风患者的平均体质量超过标准体质量 17.8%，并且人体表面积

13

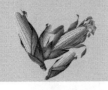

越大,血尿酸水平越高。体质量减轻后,血尿酸水平可以下降。肥胖不仅与痛风密切相关,还与很多种疾病相关。

(2)血脂异常:有75%~84%的痛风患者有高三酰甘油血症,个别存在高胆固醇血症。

(3)糖尿病:糖尿病患者中有0.1%~0.9%伴有痛风,有2%的人患有高尿酸血症。

(4)高血压:痛风在高血压患者中的发病率为12%~20%,有25%~50%的痛风患者伴有高血压。如果高血压患者未经治疗,血尿酸异常者约占58%。

(5)动脉硬化:肥胖、血脂异常、高血压和糖尿病等本身就与动脉硬化的发生有密切关系。据报道,因动脉硬化发生急性脑血管意外疾病的患者中有42%存在高尿酸血症。

(6)饮酒:长期大量饮酒对痛风患者是不利的。因为长期饮酒会造成体内乳酸的堆积,而乳酸和尿酸在从肾脏排出时相互会有竞争,这样乳酸的增多会影响血尿酸排出的减少,从而导致血尿酸的增高,从而诱发痛风。啤酒本身嘌呤含量不高(2~5毫克/100毫升),但它含有较多的鸟苷酸,代谢后会产生嘌呤最终产物是尿酸。所以,大量饮酒也会造成高尿酸血症。

2. 诱发因素

(1)不加节制地进食富含嘌呤的食物:蔬菜(如菠菜)、豆制品(如豆腐)、动物内脏(如猪肝)、海产品(海参和小鱼干)等,尤其在摄入富含嘌呤的食物基础上大量饮酒,可以使血尿酸的水平明显升高,从而诱发急性痛风的发作。在朋友聚会和家人团聚时难免要痛饮几杯,这时候美酒佳肴往往诱发患者疾病的复发。

(2)外伤也常常是诱发痛风的因素:任何的外伤,都可以使痛风发作,哪怕是很轻微的外伤也不例外。如走路长、轻微的扭伤、鞋履不适等,均可引起痛风的急性发作,可能与组织损伤后,沉积在组织处的尿酸盐脱落有关。

（3）某些药物：痛风患者使用一些药物时，也常造成痛风的急性发作。如临床上常用的利尿药、青霉素、阿司匹林等，都可诱发痛风。

（4）一些特殊职业的人：如司机、网球手等容易引起个别关节的慢性损伤，进而导致痛风的发生。

（5）高尿酸血症患者：发生严重疾病时，由于内环境的紊乱和体内分解代谢旺盛，常诱发痛风。还有肿瘤患者，由于患者细胞核酸代谢旺盛，尤其是在放疗、化疗后，患者体内可以产生大量的尿酸，也会造成痛风的急性发作。

3. 好发因素

（1）男性多于女性：痛风的发病男性明显多于女性，男女之比为 20∶1。这是由于女性体内的雌激素能促进尿酸排泄，并有抑制关节炎发作的作用。此外，男性较女性饮酒赴宴的机会多，摄入动物内脏、海鲜等高嘌呤食物的机会多，这也是男性患痛风的比例高于女性的原因之一。

（2）中老年人好发：尤其女性多为更年期绝经之后，痛风首次发病的高峰年龄在 40～55 岁，平均年龄为 44.5 岁，有 60% 以上的患者在这一年龄段发病。这是由于随着年龄的增长，身体内的分泌代谢能力下降，使得尿酸生成增加或排泄下降，这就容易使血中尿酸水平过高而发病。

（3）遗传因素：直系亲属中有痛风患者的人，以先天性遗传为主，痛风发病有明显的遗传倾向。据统计，在父母或祖父母患痛风的人群中，有 50%～60% 的人发生痛风，而普通人群中痛风患病率仅为 0.3%。

（4）特殊人群：从事脑力劳动、办公室、电脑人员，比从事体力劳动者容易患痛风。

（5）经常酗酒和经常超量摄入嘌呤食物者：宴席不断，经常超量摄入高嘌呤食物（如动物内脏、海鲜）及酗酒等，会使血中尿酸水

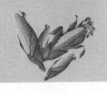

平明显升高,引发痛风。据统计,每饮一瓶啤酒会使血尿酸水平升高1倍;每吃一次火锅,要比一顿普通饮食摄入的嘌呤高数倍甚至10倍。这就是为什么不少痛风患者只要一赴宴就会发病的原因。另外,喜食肉类者比素食者易患痛风。

(6)肥胖及患有高血压、高脂血症、糖尿病、多发性骨髓瘤的患者:肥胖人比瘦人易患痛风。据统计,痛风患者中不少人身体偏胖,许多人同时患有高血压、高脂血症、糖尿病。研究证明,三酰甘油能阻止肾小管排泄尿酸;长期高血压会使肾动脉硬化而致肾小球过滤功能下降、肾小管分泌功能减弱,从而影响血尿酸的排泄;糖尿病患者也会因糖尿病性肾病而使血尿酸排泄减少;服用利尿类降压药如复方降压片会影响肾脏排泄尿酸;多发性骨髓瘤患者因骨质被破坏,细胞中大量核酸分解,会使尿酸生成增多。以上种种因素都会使血尿酸水平增高而发生痛风。

(7)其他:肝脏疾病患者,有肝功能损害的患者,亦会因血尿酸升高而易患痛风。

(五)尿酸增高应"节源开流"

尿酸是人体内嘌呤核苷酸的分解代谢产物,嘌呤核苷酸80%由细胞代谢产生,20%源于饮食,可见血尿酸水平受饮食影响亦较大。每日代谢产生的尿酸主要从肾脏排出体外。尿酸在血液中的最高溶解度为420毫摩/升,超过这个数值,尿酸盐就容易析出结晶而沉积于组织并引起炎性病变,如沉积于关节,即引起大家熟知的痛风性关节炎。尿酸是医学中常见的词汇,人体内尿酸偏高是引发痛风的重要因素。而尿酸越高,引发痛风的可能性也就越大,要保持健康的身体,免除痛风发生,就必须关注自身体内的尿酸状况,根据体内尿酸的含量对身体做出良好的调理。尿酸是嘌呤代谢的终产物,为三氧基嘌呤,其醇式呈弱酸性。各种嘌呤氧化后生成的尿酸随尿排出体外,因溶解度较小,体内尿酸偏高时可形成尿路结石或痛风。同时,尿酸水平高还是造成肾功能损害的独立危险因素。

正常情况下,人体内的尿酸每日会保持平衡的状态,体内的尿酸约有1 200毫克,处于正常水平,每日新生成约600毫克,同时排泄掉约600毫克。但由于各种原因,人体内的很多尿酸来不及排泄或是排泄机制退化,则会导致体内尿酸储存过多,长期置之不理将会引发痛风。

1. 无症状性高尿酸人群是痛风的后备军　一旦患高尿酸血症,就会引发痛风性关节炎、痛风。但是,因为个体差异,即使尿酸值异常高,尿酸积聚在关节部位,有时候也不引起痛风的发作和症状的发生。这种无自觉症状高尿酸血症称为无症状性高尿酸血症,近年来这种类型的患者急剧增加。无症状性高尿酸血症可怕的地方是自己几乎感觉不到疼痛,因此发现往往很晚,开始治疗也就很晚,有时可因病情的过重而引起其他的脏器并发症。

在脏器中,即使功能发生障碍也很难表现出自觉症状的脏器称为"忍耐性极强的脏器"。其代表脏器是肝脏,被称为"沉默的脏器",肝脏的忍耐性强,发现病情就会较晚,发现的时候,往往也是重症的时候。此外,即使病情很重,也难表现自觉症状的脏器,还有胰腺、肾脏。胰腺位于胃的后侧,用X线摄像,在图像上也很难看出其病变。临床上若不是熟练的医生,则很难发现胰腺的异常。肾脏在人类脏器中,与肝脏一样被称为是"忍耐性极强的脏器"。容易因痛风引发的并发症的肾脏也是难以表现出自觉症状的脏器。因此,建议每年最好进行1~2次这些脏器的健康检查。人体内有左右两个肾脏,所以过剩的尿酸,即使功能减半,也很难表现出来自觉症状。肾脏障碍的自觉症状表现出来时,都是病情急速加剧、肾功能不全、重症尿毒症的时候较多。

高尿酸血症持续,可以引发肾功能障碍。预防无症状性高尿酸血症,不使其引起肾脏疾病,应定期测定尿酸值,尽早发现高尿

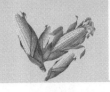

酸血症。查尿酸值偏高时，就是没有自觉症状，也要接受治疗，尽量降低尿酸值。特别是已经超过30岁的男性，更要定期测定尿酸值。除此之外，无症状性高尿酸血症的人在进行激烈的运动时，肌肉里大量排出尿酸成分，积聚过多可导致尿酸值升高，造成尿酸症状恶化，所以需要注意。社会的快速发展，提高了人们生活水平，同时也使人们的饮食更加无规律、无节制，因为过多食用动物内脏（如胰腺、肝脏、肾脏、骨髓等）和海鲜、贝壳等水产品（如龙虾、蟹、牡蛎等），致使人体内的尿酸水平不断增加，因此对身体做出调理是十分有必要的。

日常生活离不开吃，饮食结构当然是很重要的一个环节。之前我们也提到过，尽管食物来源的外源性尿酸的量远比不上内源性尿酸量，但具有高危因素的朋友，若能管好自己的嘴，在平时的饮食生活中，少选择高嘌呤的食物，对于控制尿酸水平还是有很大作用的。当然，没有人能长期坚持做个"苦行僧"，适当地打打牙祭也是人之常情，但一定要把握好度。要保证体内的尿酸水平处于正常范围，因此专家建议，公众必须均衡饮食，给自己一份营养健康的食谱。在注意饮食调节的同时，对身体的保养也很重要。

众所周知，精神压力大是导致多种代谢性疾病发生的一个触点。现代社会中，无论学习、生活、工作，每个环境中都存在激烈的竞争，许多人从年轻时开始，就持续处于高压力的环境中，而精神压力的不断积聚容易导致痛风和引发痛风发作，这也从一个方面解释了为什么现在痛风患者呈现出年轻化的趋势。当人体处于高压力的状态时，交感神经高度兴奋，指挥着人的全身心处于应激的状态，这种紧张状态持续之下，人体的热能也随之过度消耗，代谢也更加旺盛，尿酸的产生过程也更加活跃。另一方面，精神压力的积聚，导致身体功能紊乱，尿酸的排泄也不能很好地完成。因此，在压力大的环境中，尿酸产生得多，排泄得少，自然在体内越积越多了。

2."节源开流"可有效降低尿酸 当了解到尿酸浓度升高的原因后,不少聪明的朋友也很快会猜出应对的办法了,就是"节源开流"。不错,这是我们套用了理财中的一个概念,为了增加我们的存款金额,有一个经典的四字理财方针就是"开源节流"。那么,换一个角度让我们用于痛风的预防保健,为了减少"垃圾"的产生,可以反其道而行之,便是"节源开流"。解释开来,就是尽量减少血尿酸的产生和促进尿酸的排泄。

"节源"方面,我们比较容易做到的是减少外源性尿酸的产生。尽管这方面因素仅占血尿酸产生的 1/3,但少摄入动物内脏、海鲜等核苷酸含量高的食物,对于降低血尿酸值还是有一定的意义的。"开流"方面,我们从前面的知识中了解,尿液的 pH 值升高,可以增加尿酸的溶解度,因此碱化尿液有利于尿酸的排泄。另外,使用一部分药物,可以通过抑制肾小管对尿酸的重吸收,或者增加肾小球对尿酸的滤过,实现"开流"。

人要是能处在一个没有压力的环境中该多好! 非常遗憾的是,在现代社会中,很难找到这样的一个"世外桃源"。因此,在繁忙的工作、学习之余,适当地进行体育锻炼和娱乐,竭尽所能减少心理压力,学会给自己减压,是降低代谢性疾病发生的有效手段,也是具备良好的社会适应能力的标志。

(六)痛风的临床表现

痛风,顾名思义,就是一种以身体非常疼痛,突然发病,来去如风为特点的疾病。从医学角度的定义来说,痛风是一组嘌呤代谢紊乱或尿酸排泄减少,导致血液中尿酸含量增加所引起的疾病,包括高尿酸血症和反复发作的急性痛风性关节炎、痛风石沉淀、慢性痛风性关节炎和关节畸形等,痛风后期常累及肾脏而引起慢性间质性肾炎和尿酸盐性肾结石。

提到痛风,不少患者可能会眉头紧锁,因为他们经历过刻骨铭

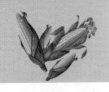

心的疼痛。而对于大多数健康人来说,可能会觉得痛风患者高尿酸不过是个小问题,甚至不少人的第一反应是:富贵病嘛,这说明我们的生活水平改善啊!但是痛风发作时的场景却十分的令人心痛和惊讶。堂堂八尺男儿也能被痛风折磨得流泪,甚至彪形大汉也不停地渴求超剂量使用吗啡来缓解其带来的疼痛感。尽管如此,人们还是无法对痛风这种疾病感同身受,在此,只好翻译一段托马斯·西登汉姆的话。西登汉姆是近代研究痛风最著名的学者之一,他以自身罹患痛风 34 年的经验,对痛风性关节炎做了详尽的描述:"罹患之人毫无先兆,安然入睡。夜半三更,剧痛惊醒,痛发于跗指,再波及足跟、踝部或足背。痛似关节错位,又似足漫于冰水,激寒之处又似灼烧。初时尚可忍耐,然此痛绵绵不绝,愈发剧烈。痛甚,足骨、韧带亦牵连其中,或似撕扯,或似啃啄,或似压榨。疼痛所及之处,敏感异常,轻薄被褥之分量,微弱的地板震动,无端倍增其苦痛。"上面是一段典型的对痛风急性发作时的描述,堪称经典。但每个患者的疾病有轻重、缓急之分,对于疼痛的感受也不尽相同,因此有时候医生会在白纸上画一条直线,分为 10 等份,直线的一端标示"无痛",另一端为"最严重的剧痛"。让患者根据自己的感受,在直线上某一点做一记号,以便表示疼痛的强度及心理上的冲击,医生会据此评估患者并进行医治。

当医院初步的检查帮助患者明确了痛风诊断之后,医生还会推荐患者进一步做更多的检查,有些检查项目乍一看让人觉得"风马牛不相及",许多患者会有疑惑:不就是痛风吗,医生还让我做那么多检查是为什么?然而,这些看似毫不相干的检查正是医生出于全面考虑问题的结果。只有详细的检查,才能充分了解痛风,也才能进一步明确痛风究竟都给患者带来了什么,毕竟,了解疾病才是战胜疾病的第一步。大体而言,这一类的检查可以分成两方面:一方面是检查痛风导致的脏器损害,另一方面是检查容易与痛风"狼狈为奸"的其他疾病。

痛风又称"高尿酸血症"，主要是由于嘌呤代谢障碍，属于关节炎的一种。痛风是人体内嘌呤物质的新陈代谢发生紊乱，导致尿酸的合成增加或排出减少，造成高尿酸血症。血尿酸浓度过高时，尿酸以钠盐的形式沉积在关节、软骨和肾脏中，引起组织异物炎性反应。

　　痛风有什么症状？以往认为原发性痛风在我国较少见，但近年来由于人们营养条件改善，平均寿命延长，以及引起对痛风注意等因素，已有较多发现。患病率随年龄增长逐渐增高，多见于男性，男女之比为 20：1。女性很少发病，如果有也大多发生在绝经后。国外报道不少病例有阳性家族史，多属常染色体遗传，少数属伴性遗传。脑力劳动者及经济条件良好阶层发病较多。痛风病程颇长，未累及肾脏者经过有效防治预后良好，一般不影响寿命，也可与正常人一样工作生活；如防治不当，不仅急性发作时有很大痛苦，且易导致关节畸形、肾结石、肾损害等严重后果，出现肾功能不全者预后较差。一般来说，痛风的主要临床表现如下。

　　1. 无症状高尿酸血症　血清尿酸盐浓度随年龄增长而升高，又有性别差异，在儿童期男女无差别，性成熟后男性高于女性，约为 59.5 微摩/升（1 毫克/分升），至女性绝经期后两者又趋接近，因此男性在发育年龄后即可发生高尿酸血症，而女性往往发生于绝经期后。不少高尿酸血症可以持续终身不出现症状，称为无症状高尿酸血症，只有在发生关节炎时才称为痛风。但并非所有高尿酸血症患者都发生痛风，只有 5%～12% 的高尿酸血症的患者最终表现为痛风发作。血清尿酸盐浓度愈高，时间愈长，则发生痛风和尿路结石的机会愈多。痛风的发病年龄以 40 岁左右达最高峰，女性发病多在更年期后。

　　2. 急性痛风性关节炎　是原发性痛风最常见的首发症状，好发于下肢，典型发作起病急骤，患者可以在上床睡觉时还很健康，但到了半夜却因足痛而惊醒，数小时内症状发展至高峰，关节及周

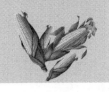

围软组织出现明显的红、肿、热、痛,痛甚剧烈,甚至不能忍受被褥的分量。

大关节受累时可有关节渗液。并可伴有头痛、发热、白细胞增高等全身症状。多数患者在发病前无前驱症状,但部分患者于发病前有疲乏、周身不适及关节局部刺痛等先兆。50%以上患者首发于足踇趾,而在整个病程中约90%患者踇趾关节被累及。踝、膝、指、腕、肘关节也为好发部位,而肩、髋、脊椎等关节则较少发病。初次发病常常只影响单个关节,反复发作则受累关节增多。四季均可发病,但以春、夏、秋季节多发。半夜发作者居多。关节局部的损伤如脚扭伤、穿紧鞋多走路及外科手术、饱餐饮酒、过度疲劳、受冷受湿和感染等,都可能是诱发因素。痛风发作持续数日至数周可自然缓解,关节活动可完全恢复,仅留下炎症区皮肤色泽改变等痕迹,而后进入无症状阶段,即所谓间歇期,可历时数月、数年甚至十余年。多数患者于一年内复发,此后每年发作数次或数年发一次,偶有终身仅发作一次者。相当一部分患者有越发越频的趋势,受累关节也越来越多,引起慢性关节炎及关节畸形,只有极少数患者自初次发作后没有间歇期,直接延续发展到慢性关节炎。

3. 痛风石及慢性关节炎 若未经过有效治疗,患者体内的尿酸盐在关节内沉积增多,炎症反复发作进入慢性阶段而不能完全消失,逐渐引起关节骨质侵蚀缺损及周围组织纤维化,使关节发生僵硬畸形、活动受限。在慢性病变的基础上仍可有急性炎症反复发作,使病变越来越重,畸形越来越显著,严重影响关节功能。个别患者急性期症状轻微,不典型,待出现关节畸形后才被发现。少数慢性关节炎可影响全身关节,包括肩、髋等大关节及脊柱。此外,尿酸盐结晶可在关节附近肌腱、腱鞘及皮肤结缔组织中沉积,形成黄白色、大小不一的隆起赘生物,即所谓痛风结节(或痛风石)。结石可小如芝麻,大如鸡蛋或更大,常发生于耳轮、前臂伸

面、第一跖趾关节、手指、肘部等处,但不累及肝、脾、肺及中枢神经系统。结节起初质软,随着纤维组织增生,质地越来越硬。在关节附近易磨损处的结节,其外表皮菲薄,容易溃破形成瘘管,可有白色粉末状尿酸盐结晶排出,但由于尿酸盐有抑菌作用,继发性感染较少见。瘘管周围组织呈慢性炎症性肉芽肿,不易愈合。痛风结节的发生与病期及血尿酸盐增高的程度有关,文献报道,血尿酸在476微摩/升(8毫克/分升)以下者,90%患者无痛风结节,而在血尿酸超过535.5微摩/升(9毫克/分升)者,50%有痛风结节。病程愈长,发生痛风结节的机会愈多。发生时间较短的质软结节在限制嘌呤饮食,应用降尿酸药物后,可以逐渐缩小甚至消失;发生时间长的质硬结节,由于纤维增生则不易消失。

4. 肾脏病变 临床所见历时较久的痛风患者约1/3有肾脏损害,其表现为如下3种形式。

(1)痛风性肾病:尿酸盐结晶沉积于肾组织引起的间质性肾炎,表现为轻度肾区酸痛,早期可仅有蛋白尿和镜下血尿,且呈间歇出现,故易被遗漏,随着病程进展,蛋白尿转为持续性,肾功能尤其浓缩功能受损,出现夜尿增多,尿比重偏低等现象。病情进一步发展,终于由慢性氮质血症发展到尿毒症症候群。以往有17%～25%痛风患者死于肾衰竭。由于痛风患者常伴有高血压、动脉硬化、肾结石、尿路感染等疾病,所以痛风性肾病可能是综合因素的结果。

(2)急性尿酸性肾病:由于大量尿酸结晶广泛阻塞肾小管管腔,导致尿流梗阻而产生急性肾衰竭症状,此时如给予积极治疗(如多饮水、碱性药物、降低血尿酸等),病情常可缓解。

(3)尿路结石:原发性痛风患者20%～25%并发尿酸性尿路结石,部分患者肾结石的症状早于关节炎的发作,继发性高尿酸血症者尿路结石的发生率更高。细小泥沙样结石可随尿液排出而不出现症状,较大者常引起肾绞痛、血尿及尿路感染等。纯尿酸结石

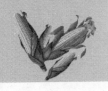

能被 X 线透过而不显影，但混合钙盐较多者，可于尿路平片上被发现。

（七）痛风的检查及诊断

1. 痛风的检查项目　当怀疑罹患者痛风时，应进行如下检查项目。

（1）血清尿酸盐测定：一般来说，由不同的检测方法得出的结果也不一样，目前国内一般定为 210～420 微摩/升（3.53～7.06 毫克/分升）。

（2）尿酸测定：限制嘌呤饮食 5 日后，每日尿酸排出量乃超过 600 毫克，可认为尿酸生成过多。通过尿液检查可以了解尿酸排泄情况，对选择药物及鉴别尿路结石是否由于尿酸增高所致有所帮助。

（3）滑囊液或痛风石内容物检查：行关节腔穿刺或结节自行破溃物及穿刺结节内容物，在旋光显微镜下，见白细胞内有双折光现象的针型尿酸盐结晶，有诊断学意义。

（4）X 线检查：早期急性关节炎除软组织肿胀外，关节显影正常，反复发作后才有骨质改变，首先为关节软骨缘破坏，关节面不规则，关节间隙狭窄，病变发展则在软骨下骨质及骨髓内均可见痛风石沉积，骨质呈凿孔样缺损，无论缺损范围大小，其边缘均锐利，缺损呈半圆形或连续弧形的形态，骨质边缘可有增生反应。

（5）痛风石特殊检查：对痛风结节可做活组织检查，或特殊化学试验鉴定，还可做紫外分光光度计测定及尿酸酶分解测定。X 线双能骨密度仪能在早期 X 线摄片尚无变化时——其病变部位的骨密度即有改变并与病情呈正相关，可作为痛风性关节炎的辅助诊断。关节肿胀时可抽取滑囊液进行旋光显微镜检查，于白细胞内可见双折光的针形尿酸盐结晶，有诊断意义。但是，有一点必须提出，在临床工作中，我们碰到少数假性痛风患者同时也会并发有高尿酸血症,不过发生率较低,诊断时应加以注意。

(6)其他关节炎:急性期须与红斑狼疮、复发性关节炎及赖特(Reiter)综合征相鉴别;慢性期则须与肥大性关节病、创伤性及化脓性关节炎的后遗症相鉴别,而血尿酸检查有助于诊断。

2. 痛风的诊断标准 目前,大多数采用美国风湿病协会1977年制订的痛风诊断标准,该标准尤其强调关节滑液和痛风结节中找到尿酸盐结晶,可将此作为诊断痛风的金标准。但当取材困难或条件有限时,只要在12条临床特征中具备6条,也能确定痛风诊断。另外,该标准还需与临床实际相结合,如用秋水仙碱试验性治疗迅速有效,同样具有特征性诊断价值。

(1)关节液中有特异性尿酸盐结晶。

(2)用化学方法或偏振光显微镜证实痛风结节中含有尿酸盐结晶。

(3)具备以下12条中6条或以上者:①急性关节炎发作多于1次;②炎症反应在1日内达高峰;③急性单关节炎发作;④患病关节可见皮肤呈暗红色;⑤第一跖趾关节疼痛或肿胀;⑥单侧发作累及第一跖趾关节;⑦单侧发作累及跗骨关节;⑧有可疑痛风石;⑨高尿酸血症;⑩X线摄片检查示不对称关节内肿胀;⑪X线摄片检查示不伴侵蚀的骨皮质下囊肿;⑫关节炎发作期间关节液微生物培养阴性。

符合以上(1)(2)(3)中任何一个条件者即可诊断为痛风。

3. 痛风是怎样分期的 通常,医生们会根据痛风的特点,将痛风的病程划分为无症状期、急性期、间歇期和慢性期。

(1)无症状期:仅有血尿酸持续性或波动性增高而无症状,从血尿酸增高至症状出现的时间可长达数年至数十年,有些可终身不出现症状。但随着年龄增长出现痛风的概率增加,其症状出现与高尿酸血症的水平和持续时间有关。

(2)急性期:以急性关节炎为主,关节痛是痛风最常见的症状,

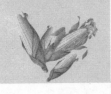

第一次发作于跖趾关节者约占 50%。其次为踝、手、腕、膝、肘关节,极少发生于肩关节、骨盆及脊柱。通常越是肢体远端受累,其症状就越是典型。典型的发作之前通常没有预兆,或只有轻度头痛和轻度发热等。关节肿胀和疼痛多在夜间,尤其是凌晨 1:00～2:00 突然发生。开始时关节刺痛,几小时后关节红、肿、热、痛伴有运动障碍,检验可见白细胞计数明显升高并有血沉加快,血尿酸水平明显升高。痛风一年四季都可发作,但以春、夏、秋季节多发。最初症状持续时间比较短,以后随着发作次数越来越频繁,其持续时间也越来越长。最终导致受累关节越来越多。

(3)间歇期:在两次发作期间有一静止期。一年内复发者占 62%。

(4)慢性期:此期间主要表现为痛风石、慢性关节炎及痛风性肾炎。痛风反复发作,即进入慢性期。尿酸盐在关节内沉积增多,关节肿胀持续不能消失,关节畸形或僵硬,运动受限。关节骨质内、滑膜、韧带等可有痛风结石形成。经皮肤直接可以触及,并有明显压痛,破溃后有白色尿酸盐结晶排出。X 线检查可见尿酸盐沉积的骨部出现空腔样缺损,周围骨组织密度正常。关节间隙变窄,关节面凹凸不平。

4. 痛风分类 按血尿酸增高的原因,我们一般将痛风分为原发性痛风和继发性痛风两类。

(1)原发性痛风:这类痛风所占的比例比较大,占到了 90% 左右。在医学上,我们将所有原因不明的疾病称为原发性疾病。因此,我们这里谈到的原发性痛风,便是找不到确切病因的痛风了。这类痛风可能与分子缺陷或者先天性酶的缺乏,以及嘌呤代谢紊乱有关。这类痛风有一定的遗传倾向。

(2)继发性痛风:这类痛风在痛风疾病总数中占到了 10% 左右。主要是指在某些疾病(如患者本身存在肾衰竭,也可能是患有某些恶性肿瘤,或者糖尿病等)基础上,由这些疾病引起了血尿酸增高,从而引起的痛风。

(八)痛风死亡主因是痛风肾

尿酸是人体内的一种垃圾,同样也是通过肾脏排出体外的。痛风患者血液中的尿酸过多,达到过饱和状态时将形成尿酸盐结晶,当这些垃圾通过肾脏排泄时,就容易沉积在肾组织中,导致痛风性肾病的发生。我们的身体里有一对十分"吃苦耐劳"的脏器——肾脏,位于我们的腰部,大约有拳头大小。在我们生命中的每一秒,它们都在默默地为我们从事着"最脏最累"的活——排泄人体中产生的垃圾、毒素和多余的水分。

肾脏在人体器官中,属于"忍耐力"极强的脏器。发生病变的早期很难表现出症状。由于人体肾脏左右各一,即使尿酸盐结晶导致肾功能减半,有些患者还依然是自我感觉良好,平时的饮食起居并没有受到太大影响。而事实上,一场危机正在悄然酝酿。当肾脏的功能进一步受到损害时,往往会使病情急剧变化,肾功能持续恶化,其中 17%～25% 的患者最终死于肾衰竭。

肾脏之所以能够承担如此高强度的工作,全依赖于它们内部那些许许多多精细的"小零件"——肾小球和肾小管。肾小球是一个由毛细血管组成的球团样结构,是我们人体的血液过滤器,当循环的血液经过肾小球毛细血管时,血浆中的水和小分子溶质,包括少量分子量较小的血浆蛋白,可以通过肾小球的滤过而形成超滤液。我们的血液每时每刻都在流动,肾小球也时刻都在尽职地工作,可千万别小看了这些"小零件"的工作能力,每一昼夜从肾小球滤出的血浆总量高达 180 升,约为我们体重的 3 倍,这些超滤过的血浆通过肾小球后,就轮到肾脏的另一个"小零件"——肾小管大显身手了,这些小管具有重吸收的功能,能够把超滤液中的氨基酸、蛋白质、有用的电解质和水分重新回收到血液中,而剩下的垃圾、毒素和多余的水分就形成尿液最终排出体外,正常人每日排出

27

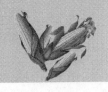

的尿量大约是 1.8 升,也就是说肾小管也是极其能干的,它能重吸收 99% 的超滤液,留住大部分对我们人体有益的成分。

　　肾脏是痛风患者除关节以外最常受到侵犯的部位。事实上,如果给长年痛风的患者进行肾脏病理检查,几乎每一个患者都有肾脏损害,只是轻重的程度不同而已。然而,正因为肾脏有强大的"忍耐力",大约只有 1/3 的患者在痛风病程中出现肾脏症状。就如机器的高强度运转会影响使用寿命,肾脏作为人体内部的"机器"也是如此。痛风患者体内的尿酸长期处于高水平,肾脏也长期处于超负荷的"劳动强度"下,内部的"零件"也容易耗损。此外,血清尿酸在过饱和状态下,尿酸盐结晶沉积于肾脏组织,可导致肾脏慢性间质性炎症,使肾小管变形、萎缩、纤维化、硬化,进而影响到肾小球的那些小血管,发生慢性肾小球肾炎。

　　最初,肾小管受到损害时,它的浓缩功能减退,排出尿液的比重降低,许多患者还会发觉自己晚上上厕所的次数增多了。到了肾小球也"在劫难逃"之时,会出现轻度蛋白尿和显微镜下血尿,部分患者会发觉自己尿中的泡沫增多,有些人还会感到腰部酸痛,细心的人还会留意到自己的下肢有些水肿的表现。随着病情的进一步恶化,患者会出现肾性高血压,肾功能不全,最终发展到慢性肾衰竭。

　　尿酸盐结晶除了沉积在肾小管外,还能沉积在泌尿系统的其他部位形成尿路结石,在痛风患者中的总发生率为 20% 以上,许多人错误地认为尿路结石是长年痛风后的结果,而事实上,有些患者的尿酸性尿路结石可以比痛风性关节炎更早出现。美国的一项医学研究显示,在 20 岁以上的成年人中,肾结石和痛风的患病率分别为 5% 和 2.7%,但肾结石患者中,痛风的患病率高达 8.6%,痛风患者的肾结石患病率更高,可达到 13.9%。这项研究说明了血尿酸水平和尿路结石的密切相关性:痛风患者尿路结石的主要成分是尿酸盐(59.7%),其次是蛋白质、多糖等有机成分(28%),

以及钠(9%)、钾(3%)、钙(0.2%)和微量的铁、磷、镁等元素。较小的尿路结石呈沙砾样,可以随尿液排出体外,患者有时没有任何临床症状,但尿路结石体积变大后,可以引起尿路梗阻,引发肾绞痛、血尿、肾盂肾炎、肾盂积水等病症。

急性尿酸性肾病多见于继发性痛风的患者,所谓继发性痛风,是指痛风患者疾病的根源并非自身的尿酸代谢异常,而是存在其他的"幕后推手",如肾脏病、血液病、服用某些药物、肿瘤放疗和药物治疗等多种因素。最典型的急性尿酸性肾病的例子见于肿瘤药物治疗的患者,治疗后,患者体内大量的肿瘤细胞被化疗药物杀灭,它们的"残骸"被分解而产生大量尿酸,使得血尿酸浓度迅速达到过饱和,尿酸盐结晶沉积于肾小管、集合管、肾盂、输尿管等部位,造成广泛严重的尿路阻塞,患者可迅速出现尿量减少,甚至无尿、急性肾衰竭等现象。

痛风发展下去会怎么样:如果某一位痛风患者长期得不到有效治疗,或者自己疏于控制,那么不可避免地使他所罹患的疾病将会进一步发展。除了疾病本身会逐渐加重之外,随着病情的进展,痛风还会引起其他问题,如肾脏的损害和尿路结石的发生。这些都是很严重的情况,患者应尽量避免它们的发生。

痛风的预后如何:讲到这里,我们已经知道了痛风是一种终身性疾病,这似乎很令人泄气。但是,我们同时也知道,只要做好了预防工作,早期治疗,痛风还是比较容易控制的,治疗效果也好。痛风患者照样可以维持正常的工作和学习,与普通人没有两样。

(九)痛风的西药治疗

1. 急性期治疗　绝对卧床休息,抬高患肢,并可热敷受累关节,以便消炎止痛。一般应休息至关节痛缓解72小时后始可恢复活动。药物治疗宜及早使用,以期控制炎症;如拖延治疗,疗效可随时间的推移而下降。常用的药物有下列几种。

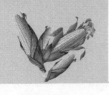

（1）秋水仙碱：为痛风急性发作的特效药。首次剂量为1毫克，口服，以后每小时0.5毫克，直至疼痛缓解，或出现恶心、腹泻等胃肠道症状时停用。缓解疼痛所需剂量一般为4～8毫克。症状可在6～12小时减轻，24～48小时控制，以后可给维持量0.5毫克，每日1～2次。有胃肠反应者，可将此药1～2毫克溶于20毫升生理盐水中，于5～10分钟缓慢静脉注射，防止漏入皮下组织。视病情需要6～8小时后可再注射，但24小时不宜超过5毫克。有肾功能不全者，则24小时以不超过3毫克为宜。治疗过程中宜定期检查血象，以防白细胞减少。

（2）保泰松或羟布宗（羟保泰松）：有明显抗炎作用，且能促进尿酸排出，对发病数日者仍有效。首次剂量为200～400毫克，以后每4～6小时100～200毫克，症状好转后减为100毫克，每日3次，连服3日。

（3）吲哚美辛（消炎痛）：疗效与保泰松相仿，每次50毫克，每日3次，连服3日。

（4）促肾上腺皮质激素和糖皮质激素：能够迅速缓解急性发作，但停药后易有"反跳"。因此，只在秋水仙碱、保泰松等药治疗效果不佳时采用。出现"反跳"时用秋水仙碱可以缓解。

2. 发作间歇期及慢性期治疗　主要是使用排尿酸药物或抑制尿酸合成的药物，使血液中尿酸保持在正常或稍偏高的水平。

（1）排尿酸药物：适用于血液中尿酸增高，肾功能尚好，血尿素氮在14.3毫摩/升以下者。

（2）丙磺舒：从小剂量开始，每次0.25克，每日2次，2周内增至0.5克，每日2～3次，最大剂量为每日3克。不良反应有胃肠道刺激、皮疹等。采用排尿酸的药物能使尿酸从尿中排出增多，降低血尿酸，防止痛风石形成。服药期间需服碳酸氢钠以碱化尿液，并多饮水，以利尿酸排出。肾功能不全者不宜使用，每日尿酸盐排出量在900毫克以上者也不宜使用。不可与水杨酸类药物同用，因水杨酸类药物有对抗排尿酸药物的作用。

(3)抑制尿酸合成药物:适用于尿素生成过多,血尿酸显著升高,对排尿酸药物过敏或无效,肾功能不全,血尿素氮在14.3毫摩/升以上者,以及其他不适宜使用排尿酸药物的患者。别嘌醇,能抑制黄嘌呤氧化酶。每次100毫克,每日2～4次,一般能使血液中尿酸浓度降至正常范围,可根据用药后血液中尿酸浓度的反应决定适当剂量。每日最大剂量为600毫克。不良反应有皮疹、腹痛、腹泻、白细胞及血小板减少,甚至肝大和骨髓损害。

(十)不同时期的痛风治疗

无症状高尿酸血症时期是指血清尿酸指标超过正常标准的时候,一般男性大于416微摩/升,女性大于357微摩/升,但却没有任何关节疼痛不适的症状。无症状的高尿酸血症常见于有痛风疾病家族史、肥胖、饮食不节、工作压力大的人群。近年来,无症状高尿酸血症的患者在城市人口的比例逐渐增高,像青岛这样的沿海经济发达城市,有统计显示,成年男性高尿酸血症发病率高达19.3%。在无症状的高尿酸血症期,最好的处理方式就是改正自己不良的生活习惯(如酗酒等),养成合理的饮食习惯,进行适量的运动,同时积极预防和治疗肥胖、高血压、高脂血症和糖尿病等疾病。

多数学者认为,无症状高尿酸血症的患者,是不需要动用我们的药物"武器"的。毕竟,这个时期的尿酸分子们尚属"良民",在我们体内并不会惹是生非,总不能因为预测到某些"良民"将来要犯事就把人家抓起来暴打一顿吧。况且,有学者认为,无症状高尿酸血症的患者,约有80%终身不会出现症状。既然这些尿酸分子能与你和平共处,这个时期的患者要做的就只是通过饮食、运动等方式,在体内创造一个"和谐社会",不要"刺激"这些"良民"们,使它们一辈子都能和你相安无事。经过长时期的和平相处,有一部分

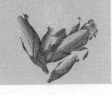

患者的尿酸分子会"变质"，引发痛风的急性发作。这时候，我们就该动用"武器"了，战争的目的，我们之前已经提及，并不是要全歼"捣乱"的尿酸分子，而是要"平息局部战火"。

迅速与恰当的镇痛和终止炎症的处理是这场战争的关键所在。痛风急性期使用的"武器"多种多样，而非甾体抗炎药是我们选择的"常规武器"。有不少头对头的研究（不同非甾体抗炎药之间的比较）显示，对于痛风急性期的患者，无论选择哪一种非甾体抗炎药，效果都是半斤八两，但药物应用的早晚确实决定了病情的进展，越早应用药物治疗效果越理想，常能很快地取得终止发作的显著效果。当一场"战争"以尿酸分子的失败告终，我们身体的秩序重新进入"和平轨道"时，不少患者开始掉以轻心，认为痛风病情进入慢性期和间歇后期症状轻微，治与不治一个样。这是十分错误的想法。

"战后的重建"工作是至关重要的，当痛风急性期的"硝烟"散去，病情步入慢性期后，治疗的目的主要在于预防痛风的再次急性发作，维持血清尿酸值在正常的范围内，防止尿酸盐在组织中沉积，最终起到保护肾脏的作用。同时还要积极纠正不良生活习惯，避免各种诱发因素，要做到合理的饮食和适量的运动，恢复理想的体重。实际上，"战后重建"的任务可一点也不轻松。大部分学者认为，对于 1 年内仅有 1～2 次痛风发作的患者，并且间歇期内血清尿酸和肾功能都正常的话，是无须采用降尿酸的药物来预防的。只要让患者记住，一旦有急性发作的前兆时，就要尽早果断地使用非甾体抗炎药或秋水仙碱来预防发作。而对于每年受痛风急性关节炎的摧残次数大于 2 次的患者，血尿酸值持续偏高，或者有肾脏或其他组织损害的患者，均可选用合理的降尿酸药物。其治疗目的是让血清尿酸值降到至少 297～357 微摩/升（5～6 毫克/分升），避免尿酸在体液中出现饱和状态。

别嘌醇是经常用到的抑制尿酸合成的药物。该药物使用时不良反应的发生率为 3%～5%。值得注意的是，一些不良反应有过敏性皮疹、药物热、嗜酸粒细胞增多症、骨髓抑制、腹泻、肝功能损害、血管炎等。另外，使用别嘌醇时，还需要留意尽量避免与两种药物的合用，一是硫唑嘌呤（一种免疫抑制药），与别嘌醇合用后可能加重免疫抑制并产生细胞溶解；另一种药物是氨苄西林，合用后可能会产生皮肤黏膜斑丘疹。

丙磺舒、磺吡酮、苯溴马隆等药物，是常用的尿酸促排药，它们适用于尿酸排量低下（小于 800 毫克/24 小时）的患者。由于它们有促进尿酸排泄的作用，在应用时，会使得肾小管和输尿管中的尿酸浓度提高，这样就增加了尿酸盐结晶在肾小管或输尿管中沉淀为结石的风险。因此，这类药物应尽量避免应用于已经存在泌尿系统结石和肾功能不全的患者。为了降低这种风险，这些药物的使用要从小剂量开始，逐渐加量，并且在使用过程中，最好能予以碱化尿液。除了形成泌尿系结石以外，尿酸促排药还有一些共同的不良反应如皮疹、胃肠道不耐受等，并且，如果患者同时使用阿司匹林等水杨酸制剂时，会降低尿酸促排药的功效。另外，还值得注意的一点是，丙磺舒为一种含有磺胺成分的制剂，既往对磺胺过敏史的患者不宜使用。

无论是尿酸抑制药还是尿酸促排药，在使用初期，血清尿酸水平急剧下降，可使关节组织释放出原本不溶性的针状尿酸盐，使得关节腔内的尿酸浓度显著升高，反而诱发炎症反应。所以，在应用降尿酸药物的同时，需同时预防性添加非甾体抗炎药，直至血清尿酸值稳定在 357 微摩/升以下，并维持数周。一般来说，关节内外尿酸浓度的平衡需要 1～3 个月才能重新建立，待这种平衡基本建立后，继续使用降尿酸的药物，就不容易再诱发关节炎的发作了。

（十一）痛风患者的常用药物

痛风的类型不同，控制尿酸值的药物也不一样。尿酸生成过

33

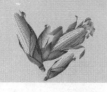

多型患者应服用抑制尿酸产生的药物,如别嘌醇等;尿酸排泄减少型患者应服用促进尿酸排泄的药物,如苯溴马隆、丙磺舒等;混合型患者应酌情服用上述两种类型的药物。由于治疗痛风和高尿酸血症的药物需要长期服用,因此一般采用不良反应较少、安全性较高的。如果服用后出现呕吐、腹痛、倦怠等自觉症状,应及时咨询主治医生,并遵循医嘱进行处理。无论是抑制尿酸产生的还是促进尿酸排泄的药物,或者让生成过多型患者服用促进尿酸排泄的药物,从结果上来看也能达到控制尿酸值的效果。

痛风性关节炎急性发作期间的治疗原则是安全、迅速而有效地缓解其红、肿、热、痛及功能障碍的急性炎症症状,目前的一线药物主要采用非甾体类抗炎药,其次才是秋水仙碱、中药及糖皮质激素等。要特别提出来希望大家注意的是,在这一时期不考虑采用降低血尿酸水平治疗措施。

1. 非甾体类抗炎药 此类药物就是民间俗称的"止痛药",它具有解热、镇痛和抗炎作用,是治疗风湿性疾病的一线药物。此类药物种类很多,目前最常用的有阿司匹林、吲哚美辛(消炎痛)、保泰松、安乃近、吡罗昔康(炎痛喜康)、布洛芬(芬必得)、双氯芬酸(扶他林)、尼美舒利、塞来昔布(西乐葆)等。不同种类的非甾体抗炎药有着相同或相似的作用机制,常用来治疗关节炎、头痛、神经痛及肌肉痛等,并具有一定的解热作用。应当指出的是,无论是上述哪一种药物,其效果均不如秋水仙碱迅速而有效,但鉴于秋水仙碱的毒性与不良反应,目前临床上还是以非甾体类抗炎药应用较广泛。大多数强效非甾体抗炎药能迅速而有效地缓解疼痛,减轻炎症,特别是在痛风发作后不久服用其效果最好。在上述药物中,吲哚美辛是仅次于秋水仙碱的疗效较好的药物,一般在2～4小时内可缓解疼痛;其次是双氯芬酸、尼美舒利、布洛芬等。由于小剂量的阿司匹林可抑制尿酸的排泄而使痛风加重,故不宜使用。至于保泰松则因为不良反应较大,现临床已被淘汰;安乃近对急性痛风性关节炎效果不明显,故也不常用。

非甾体抗炎药的主要不良反应为胃肠道反应,会出现恶心、胃肠道不适,过量服用还有可能导致消化道溃疡、出血,甚至穿孔,并有白细胞减少、皮疹或偶见转氨酶升高等不良反应,以老年人特别是肾功能不全者危险性最大。因此,使用此类药物一定要向医生说明自己的既往病史,有消化道溃疡病史、相关药物过敏史或肝肾功能不全史的都要慎重使用。但应该指出的是,绝大部分非甾体抗炎药还是比较安全的,只要严格遵照医嘱用药,还是能够获得较好疗效的。

2. 秋水仙碱 迄今为止,秋水仙碱仍然是治疗急性痛风性关节炎发作的最有效的药物。其优点是作用迅速,镇痛效果好。缺点是毒性及不良反应较大,只能镇痛不降尿酸,治标不治本。秋水仙碱对于痛风有治疗和诊断两方面价值,因为急性痛风性关节炎对秋水仙碱的治疗很敏感,口服24~48小时和静脉注射12小时内即可达到最大效果,其他类型的关节炎诸如类风湿关节炎、强直性脊柱炎、骨关节炎等则没有如此可靠和良好的疗效。也因为这个特点,秋水仙碱可作为诊断性用药,虽然并非绝对可靠,但对约75%的急性痛风性关节炎的诊断是有效的。在急性发作的早期,用药疗效最好,如果治疗无效往往是用药的时机掌握不当,一般超过48小时以后再用药,则疗效大大降低。

秋水仙碱有着较大毒性和不良反应,此药毒性与不良反应主要有以下几方面:①胃肠道反应,这是秋水仙碱最常见也是最早出现的不良反应。患者常在服用秋水仙碱后出现恶心、呕吐、食欲缺乏,甚至出现腹痛、腹泻等,严重者可有出血性肠炎。"有的患者因上吐下泻是不会起效果的",这句话生动地反映了秋水仙碱的疗效与消化道不良反应之间的关系。②骨髓抑制,主要是对骨髓的造血功能有抑制作用,导致白细胞减少、再生障碍性贫血等。③肝脏损害,可引起肝功能异常,严重者可发生黄疸。④肾脏损害,可出

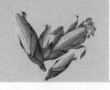

现蛋白尿现象,但一般不会引起肾衰竭。⑤还有脱发、皮肤过敏、精神抑郁、呼吸抑制等。

秋水仙碱治疗急性痛风的有效剂量与其引起胃肠道反应的剂量相近。通常开始单剂口服 1 毫克,随后每隔 2 小时口服 0.5 毫克,直至产生腹部不适、腹泻或总量达 6 毫克为止。18 小时后大多数患者的疼痛可以得到缓解,24 小时则出现腹泻,75%~90%的患者关节炎症状在 48 小时内逐渐消退。秋水仙碱不良反应的发生,一方面与用药的剂量有关,剂量越大,发生的概率越大;另一方面与每个人对药物的敏感性有关,也就是个人的体质状态。为避免以上不良反应的发生,必须注意以下几点:①用药剂量以能控制病情为宜,不能过量,用药时间不宜太久,关节炎发作一旦控制,就立即停药。②用药前及用药期间定期检查血常规、肝功能。③一般宜饭后立即服药,或服药前进入少量食物,以减少胃肠道反应。出现严重胃肠道反应必须立即停药。

3. 激素类药物 此类药物临床应用范围很广,可用于治疗多种疾病,特别是变态反应性疾病、结缔组织病、自身免疫性疾病及某些血液病,也常用于一些急性重症疾病,往往能起到抢救生命的作用。但由于它的诸多不良反应,又限制了它的临床应用,所以临床使用要十分慎重,必须在医师的指导下应用。痛风性关节炎急性发作时,原则上首选非甾体类抗炎药物;如果这些药物无明显效果时,可以使用秋水仙碱;若上述这些药物均没有产生明显效果,或这些药物有严重的不良反应而不能坚持使用,或患者有其他严重疾病时,才可考虑改用肾上腺皮质激素。另外,当患者有高热、一般状况很差时,为了改善患者的全身应激能力、有效地降低体温以减少身体之消耗,可考虑在使用非甾体类抗炎药或秋水仙碱的同时,加用肾上腺皮质激素,这样能使病情迅速好转。

临床常用的肾上腺皮质激素有泼尼松、地塞米松、氢化可的松等。泼尼松为口服制剂,地塞米松有口服及静脉滴注,氢化可的松主要为静脉滴注。一般常用口服制剂,必要时可静脉滴注,使用的剂量应由医生决定。使用的时间以症状控制后即停药为宜,一般5～7日,不宜长时间应用。当痛风并发有高血压、糖尿病、消化性溃疡病、感染及出血倾向的患者,应禁用肾上腺皮质激素。如病情确实需要,则必须在充分控制上述疾病的前提下应用。肾上腺皮质激素类药物的不良反应较多,对某些疾病停药后有反跳和恶化的倾向,故用药宜谨慎,用药期间应严密观察。常用的不良反应有并发感染、消化道溃疡出血或穿孔、骨质疏松、满月脸、多毛、痤疮、色素沉着等。对兼有细菌感染,病毒感染(带状疱疹、单纯疱疹、水痘等),真菌感染及结核病等患者应该慎用,必要时须配合相关抗感染治疗。

(十二)中西医结合治疗痛风

痛风临床治疗要求达到以下4个目的:①改变生活方式是防治痛风的必要条件;②尽快终止急性关节炎发作;③防止关节炎复发;④纠正高尿酸血症,防止尿酸盐沉积于肾脏、关节等引起各种并发症。

1. 防止尿酸盐肾结石形成 就目前的医疗水平而言,痛风尚属无法根治的疾病,其容易反复发作的特点决定其需要长期的药物治疗。因此,防治痛风性关节炎的药物势必要求有较高的安全性。而现代医学治疗痛风性关节炎主要有:急性期的非甾体类抗炎药、秋水仙碱、糖皮质激素,缓解期的降尿酸药物。虽然上述药物的临床疗效可靠,但长期应用时可以引起骨髓抑制、肝细胞破坏及神经系统的毒性,糖皮质激素易引起免疫抑制、消化性溃疡、库欣综合征;非甾体类抗炎药的消化道反应、潜在的心血管系统安全性问题及降尿酸药物别嘌醇、苯溴马隆的肝肾毒性、消化道反应等缺点都限制了其在临床上的应用。特别是大部分患者常伴发有高血压、糖尿病、高脂血症、心脑血管疾病、肾功能不全等基础疾病,

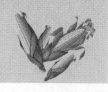

更是难以耐受上述药物的长期治疗。而中医具有复杂的药理作用,可以在很多方面起作用,既可以降低血尿酸,又可以平衡各种化学因子,控制发作,防止尿酸盐沉积于肾脏,保护肾功能,同时以其高效、低毒、个体化的优点,在痛风的防治方面具有显著的优势。尽管如此,应该承认的是,中医中药目前对于痛风急性期的控制及保护肝肾功能、调节人体总体状况来说相对比较容易做到,但就降低血尿酸特别是迅速、平稳地控制血尿酸水平方面,中医中药的疗效不如西药疗效明显,而采用中西医结合的方法不失为治疗的最佳方案。

2. 改变生活方式是防治痛风的必要条件　由于暴饮暴食、缺乏运动引起肥胖,代谢异常,进而造成人体功能低下,并发多种生活方式病。近年来研究表明,脂肪细胞能够分泌激素等生物活性物质,其中被称为"脂联素"的一种物质备受关注,它具有修复血管壁损伤、防止动脉硬化的作用。脂联素在接近标准体重的人体中含量很高,但是一旦脂肪堆积于内脏,人体分泌的脂联素就开始减少,动脉硬化的危险性增大,极易诱发高血压、高脂血症、高尿酸血症等生活方式病。生活方式病一旦转化为慢性,就很难彻底治愈。例如,慢性肝炎、慢性胃炎、慢性高尿酸血症、慢性高脂血症、慢性肾炎、慢性心脏病、慢性糖尿病等。这些都是典型的难以治愈的生活方式病。

高尿酸血症转化为慢性后,应避免暴饮暴食、过量饮酒,要终身坚持食疗和药物疗法。人体对食欲的感知一般要经历以下过程:下丘脑的饥饿中枢感到饥饿,促使分泌唾液和胃液,产生食欲。开始进食后,胃肠开始消化吸收摄入的食物,血液中的葡糖糖增加,这些信息被送到下丘脑的饱食中枢后,食欲受到抑制,我们就会感到"吃饱了"。但是,从开始进食到血液中葡萄糖增加、饱食中枢发挥作用,这一过程需要 10～15 分钟。如果吃饭太快,在饱腹的信号还没有传到大脑之前就已经吃下太多食物,久而久之就会导致肥胖。如果吃饭时细嚼慢咽，就能在吃得过多以前感到自己已经吃饱了，从而预防肥胖。感到吃饱后应尽快停止进食，做到"七分饱"即可。

总而言之，节制饮食，防止过胖，避免进食高嘌呤食物，如动物肝、肾、心、脑、鱼卵、沙丁鱼、豆类、发酵的食物等。严格戒酒，避免过度劳累、紧张、受寒、关节损伤，宜多饮水。不宜使用抑制尿酸排出的药物。对患者家族进行普查，及早发现无症状的高尿酸血症者，定期复查，如血尿酸高达420微摩/升以上时，应使用促进尿酸排泄或抑制尿酸生成的药物，以使血尿酸恢复正常而防止痛风的发生。痛风关节炎急性发作时应卧床休息，将患肢抬高以减轻疼痛，病情好转后方可逐渐活动。要注意保暖及避寒，宜素食，忌肥脂油腻及辛辣食物。

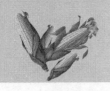

二、痛风患者宜吃的食物

（一）主食及淀粉类

主食及淀粉类食物为人体提供了大多数的热能，是生命活力的主要能源。人体所必需的糖类广泛存在于大米、面粉、薯类与豆类中，糖类不仅能促进蛋白质、激素、核糖、核酸等的合成，也能防止脂肪分解产生酮体，从而有助于尿酸盐的排出。

大多数主食与淀粉类的嘌呤含量很低，适宜痛风患者食用，比如大米、小米、玉米、土豆、芋头、甘薯、面条、馒头、麦片、米粉等。不过，这类食材多呈酸性，而且含糖量比蔬菜、水果高，过多食用会阻碍嘌呤的代谢，减少尿酸盐的排出，有些强酸食材，如饼干、蛋糕，还是慎吃为好。另外，对痛风患者来说，应多吃细粮少吃粗粮，这些食物嘌呤含量更低一些（以下食物按嘌呤含量由低至高为序）。

1. 红薯

（1）嘌呤含量：2.6毫克/100克，碱度：★★★。

（2）防治痛风关键点：低嘌呤、富含维生素C。红薯嘌呤含量很低，在体内形成碱性环境，能减少尿酸盐的沉积，便于排出体外。红薯富含维生素C能抵抗氧化反应，从而保护细胞，减少嘌呤的含量。红薯性平，味甘，具有补中和血、益气生津、健脾胃、通便秘的作用。

（3）防治痛风吃法：红薯可做成红薯稀饭，宜趁热吃，不宜吞咽过急，以防噎着。红薯也可以磨成红薯粉，做成粉条。红薯所含蛋白质质量高，可弥补大米、白面中缺失的营养，适合与主食搭配。

（4）食用宜忌：红薯含有"气化酶"，吃多会产生腹胀、胃灼热、吐酸水、肚胀排气等现象,因此一次不能吃得过多,而且最好与米、面或蔬菜搭配着吃。有黑斑的红薯不能食用。

(5)营养成分:每 100 克红薯中含蛋白质 1.1 克,脂肪 0.2 克,糖类 23.1 克,膳食纤维 1.6 克,维生素 A 125 微克,维生素 C 26 微克,维生素 E 0.28 毫克,钾 130 微克,钙 23 毫克,磷 39 毫克,硒 0.48 微克。

(6)搭配宜忌:红薯宜与莲子做成粥,适宜大便干燥、习惯性便秘、慢性肝病、癌症患者食用,还有美容的功效。红薯忌与西红柿一起吃,容易形成结石,出现呕吐、腹痛、腹泻等症状。

红薯小米粥(总嘌呤含量＜10 毫克)

【原　料】　红薯 200 克,小米 30 克。

【制　作】　将红薯洗净,切块,小米洗净,一同放入锅内,加适量水,用大火煮沸,改为小火煮至红薯绵软、小米至熟即成。

【功　效】　补脾益胃,生津止渴,通利大便,润肺滑肠。适用于痛风患者食用,而且能够防治高血压、高脂血症,有效预防乳腺癌和结肠癌的发生。

2. 土豆

(1)嘌呤含量:3.6 毫克/100 克,碱度:★★★。

(2)**防止痛风关键点:**低嘌呤、高钾。土豆低嘌呤、高钾低钠、呈碱性,是一种理想的防治痛风的食材,不仅能有效促进体内尿酸的排出,减少血尿酸含量,而且有助于减肥瘦身,还能降低血压、降低胆固醇,缓解痛风并发症的症状。

(3)**防治痛风吃法:**土豆可凉拌、烹炒、炖煮,还可磨成粉制成粉条。食用土豆前要去皮,有芽的地方一定要处理干净,以免中毒。切好的土豆丝或片不能长时间浸泡,否则会造成水溶性维生素等营养的流失。

(4)**食用宜忌:**土豆健脾和胃,适用于消化不良、胃不适患者食用。土豆容易产生气体,因此腹痛、腹胀患者忌食。土豆含糖多,

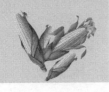

故糖尿病患者不可过多食用,同时还含有大量的维生素 C 和丰富的钾盐。土豆中所含的膳食纤维可促进胃肠蠕动并加速胆固醇在肠道内的代谢,因此伴有高脂血症的痛风患者尤为适宜。

(5)营养成分:每 100 克土豆中含蛋白质 2 克,脂肪 0.2 克,糖类 17.2 克,膳食纤维 0.7 克,胡萝卜素 30 毫克,维生素 A 30 微克,维生素 B_1 0.08 毫克,维生素 B_2 0.04 毫克,维生素 C 27 毫克,钾 342 毫克。

(6)搭配宜忌:土豆宜与醋及牛奶合用,土豆营养丰富且养分平衡,但含有微量有毒物质龙葵素,若加入醋可有效分解有毒物质;土豆富含糖类和维生素,牛奶富含蛋白质和钙,两者同食,营养更全面。

醋熘土豆丝(总嘌呤含量<10 毫克)

【原　料】　土豆 200 克,辣椒、醋、食盐、生抽各适量。

【制　作】　将土豆洗净,切丝,放入水中浸泡片刻,尽量洗掉淀粉。热油锅内放入辣椒翻炒,再放入土豆丝,最后加入醋、食盐、生抽,略微翻炒即成。

【功　效】　和中养胃,健脾利湿。适用于痛风患者食用,易于消化吸收,能够补充身体所需能量,而且能够减肥美容,调整虚弱体质。

3. 小米

(1)嘌呤含量:7.3 毫克/100 克,碱度:★★★。

(2)防治痛风关键点:低嘌呤、碱性。小米嘌呤含量低,呈碱性,有助于体内的尿酸盐溶解,而且其含钾高含钠少,能促进体内电解质平衡,便于尿素盐的排泄。除此之外,小米所含的维生素 E 能抗氧化,清除体内自由基,减少游离的嘌呤含量,是痛风患者理想的主食之一。

(3)防治痛风吃法:小米具有可蒸饭、煮粥,也可磨成粉后制成饼、发糕等食品,还可以酿酒。小米的氨基酸组成不够理想,宜与大豆或肉类食物混合食用。

(4)食用宜忌:小米具有健脾和胃、滋养肾气、补益虚损的功能,富含铁和磷,补血健脑,故小米粥有"代参汤"之美称。小米也适用于高血压、皮肤病、炎症患者食用。胃寒呕吐者应少食。

(5)营养成分:每100克小米中含蛋白质9克,脂肪3.1克,糖类73.5克,膳食纤维1.6克,钙41毫克,磷229毫克,铁5.1毫克,维生素A 100微克,维生素B_1 0.33毫克,维生素B_2 0.1毫克,维生素E 3.63毫克。

(6)搭配宜忌:胡萝卜与小米合用,因为两者都富含类胡萝卜素,在体内可转变成维生素A,有助于保护眼睛与皮肤,延缓老化。桂圆与小米合用,再稍加点儿红糖,可补血养颜、安神益智,适用于心脾虚损、气血不足、失眠健忘、惊悸等病症。

小米南瓜粥(总嘌呤含量＜80毫克)

【原　料】 小米100克,南瓜300克,冰糖或蜂蜜适量。

【制　作】 将小米洗净,南瓜去皮、瓤,切成丁。两者放入砂锅中用中火煮约30分钟,稍凉片刻,加入适量冰糖或蜂蜜拌匀即成。

【功　效】 清热解暑,补虚益气,滋阴润燥,养血补血,而且热能低,可降血压、降血脂。适用于并发肥胖症、高血压或高脂血症的痛风患者食用。

4. 玉米

(1)嘌呤含量:9.4毫克/100克,碱度:★★。

(2)防治痛风关键点:低嘌呤、含钾及膳食纤维。玉米味甘,性平,具有利湿、降血压、消脂等功能。嘌呤含量低,钾含量较高,可促进尿酸盐的溶解和排泄。玉米所含的膳食纤维和镁元素,能促进胃肠蠕动,排出体内毒素,促进脂肪和胆固醇的排出而对减肥非常有利,也可防止痛风并发高脂血症。

(3)防治痛风吃法:玉米可以煮食,也可以加工成玉米面、玉米

43

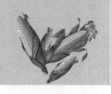

片粥、玉米茶、玉米蒸糕,可制成面包、糕点、饮料,对减肥瘦身、降血压、降血脂都有好处。玉米中缺乏色氨酸,与豆类搭配可补充不足。

(4)食用宜忌:尤其适合脾胃虚弱、眼睛老化的老年人。但不可长期把玉米作为主食,否则会导致营养不良。另外,发霉玉米能产生致癌物。

(5)营养成分:每 100 克玉米中含蛋白质 8.8 克,脂肪 3.8 克,糖类 66.7 克,膳食纤维 2.9 克,镁 32 毫克,钙 10 毫克,磷 244 毫克,钾 238 微克,铁 2.2 毫克,维生素 B_1 0.27 毫克,维生素 B_2 0.07 毫克,烟酸 2.3 毫克。

(6)搭配宜忌:洋葱与玉米合用,洋葱能舒张血管、降低血压,与玉米搭配同食,有生津止渴、降血糖和降血脂的功能。山药与玉米合用,更有利于营养的吸收,有补中益气、健脾胃、消脂减肥的功效。

玉米胡萝卜粥(总嘌呤含量＜60 毫克)

【原　料】　玉米粒、胡萝卜各 100 克,大米 200 克,食盐、高汤各适量。

【制　作】　将胡萝卜洗净,切丁,玉米粒、大米均淘洗干净。玉米粒、胡萝卜丁与大米同入锅内,用中火煮至粥成后加入食盐调味,并加入高汤同煮至黏稠即成。

【功　效】　玉米所含的膳食纤维和维生素有利于血尿酸的平稳;胡萝卜含丰富的胡萝卜素,能调节新陈代谢,增强抵抗力。

5. 高粱

(1)嘌呤含量:9.7 毫克/100 克,碱度:★★★。

(2)防治痛风的关键点:低嘌呤、含钾及膳食纤维。高粱所含的矿物质钾,不仅可舒张血管,维持血压稳定,还有助于尿酸盐排出体外。而且,高粱富含膳食纤维,可防止多余的脂肪在肠道沉积,并促使其随粪便排出体外,起到减肥和控制血脂的作用,而且嘌呤含量低,含有丰富的抗氧化剂,适合痛风及其并发症患者食用。

(3)防治痛风吃法:高粱米可用来做干饭、稀粥、糕点,还可磨成高粱粉制作成各种面食,有健脾益胃、充饥养身的功效。高粱一定要煮烂,否则不利于消化。

(4)食用宜忌:高粱能有效防治癞皮症、腹泻便溏。脾胃虚弱、消化不良者也适宜食用,有和胃健脾、益气消积的作用。

(5)营养成分:每 100 克高粱中含蛋白质 10.4 克,脂肪 3.1 克,糖类 70.4 克,膳食纤维 4.3 克,维生素 B_1 1.6 毫克,维生素 B_2 0.1 毫克,维生素 E 1.6 毫克,烟酸 1.6 毫克,钙 22 毫克,镁 110 毫克,磷 329 毫克,铁 6.3 毫克。

(6)搭配宜忌:冰糖与高粱合用,高粱米煮烂后加入适量冰糖,有健脾益胃、生津止渴的功效。甘蔗与高粱合用,高粱粥中加入适量甘蔗浆,可起到滋阴润燥、和胃止呕、清热解毒作用。

高粱米红枣粥(总嘌呤含量<15 毫克)

【原　料】　高粱米 50 克,大枣 5 枚。

【制　作】　将大枣洗净,用热水浸泡至软,切开去核;高粱米洗净控干水分,入炒锅内,小火翻炒至微黄盛出,然后把炒好的高粱米和大枣按常法同煮成粥即成。

【功　效】　温中益气,缓解脾胃虚弱、便溏腹泻症状,而且滋养补血,强壮身体。

6. 芋头

(1)嘌呤含量:10.1 毫克/100 克,碱度:★★★。

(2)防止痛风关键点:低嘌呤、碱性、高钾。芋头是一种嘌呤含量低的碱性食物,能预防血尿酸值升高,防止尿酸性结石的产生。芋头含钾元素丰富,能保护血管,增加尿酸盐的排出量,也有助于平稳血压。

(3)防治痛风吃法:芋头可煮、可蒸,也可烤;既可以作为主食

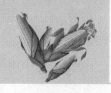
直接蘸糖食用,也可以加工成芋粉及芋泥馅来制作菜肴、点心。芋头一定要煮熟,否则味苦且会使皮肤过敏。

(4)食用宜忌:熟芋头容易消化吸收,能补中益气,适用于身体虚弱者。痰多、过敏体质、糖尿病患者要少食;食滞胃痛、肠胃湿热者忌食。

(5)营养成分:每100克芋头中含蛋白质2.2克,脂肪0.2克,糖类18.1克,膳食纤维1克,维生素A 27微克,维生素C 6毫克,镁23毫克,钙36毫克,钾378毫克,钠33毫克。

(6)搭配宜忌:牛肉与芋头合用,两者同食,营养互补,更加补血养血。香蕉与芋头不宜合用,如果两者同食,易引起胃部胀痛等症状。

葱香芋头(总嘌呤含量<35毫克)

【原　料】　芋头300克,香葱50克,食盐适量。

【制　作】　将葱洗净,切葱花;芋头煮熟剥皮,切大块。锅中油热后放一半葱花爆香,放芋头块,炒片刻后加适量水、食盐,煮25分钟左右加入剩下的葱花,关火盛盘即成。

【功　效】　芋头能补中益肝肾、添精益髓,它含有一种黏液蛋白,可提高机体的抵杭力。常吃这道菜有强身健体、预防疾病,甚至可以防治癌症的功效。

7. 小麦

(1)嘌呤含量:12.1毫克/100克,酸度:★★★。

(2)防治痛风关键点:低嘌呤、膳食纤维,含有淀粉酶、蛋白质分解酶、麦芽糖酶、卵磷脂酶。小麦可养心除烦、健脾益肾、除热止渴、补虚损、厚肠胃、强气力、止水痢,其富含膳食纤维,能增加饱腹感,有助减肥,而且能降低血清胆固醇,保护血管,避免痛风并发心血管疾病。小麦所含的B族维生素有助于改善能量代谢和血液循环,达到降血压的目的,适用于并发高血压的痛风患者食用。

(3)防治痛风吃法:小麦可以直接做粥,也可磨成面粉。面粉加工精度越高,嘌呤含量越低。

(4)食用宜忌:小麦尤其适宜心血不足导致的失眠多梦、心慌不安、悲观抑郁的人。常食小麦还能防治脚气病,预防食管癌。糖尿病患者不宜多食,因小麦含糖量高,多食会导致血糖升高。受黑霉病菌污染的小麦不得食用。

(5)营养成分:每 100 克小麦中含蛋白质 12 克,脂肪 1.1 克,糖类 76.1 克,膳食纤维 10.2 克,维生素 B_1 0.48 毫克,维生素 B_2 0.14 毫克,维生素 E 1.82 毫克,钙 30 毫克,镁 4 毫克,钾 289 毫克,钠 6.8 毫克,磷 325 毫克。

(6)搭配宜忌:大枣与小麦合用,两者同食、养心血、止虚汗、益气血、健脾胃,适用于气血两亏及脾胃不足所致的心慌、气短、失眠的痛风患者食用。山药与小麦合用,将小麦和山药捣碎后加水煮成糊状,加入蜂蜜调味,适用于脾虚衰弱患者食用。

大枣小麦粥(总嘌呤含量<35 毫克)

【原　料】　小麦、大米各 100 克,大枣 10 枚,红糖适量。

【制　作】　将小麦、大枣、大米洗净,入锅内加适量水,按常法煮至粥烂熟,加入红糖调味即成。

【功　效】　与大枣共同煮粥可养心血、补气血,改善心慌、失眠等症状。

8. 通心粉

(1)嘌呤含量:16.5 毫克/100 克,酸度:★★★。

(2)防治痛风关键点:低嘌呤、高钾。通心粉是选用蛋白质含量足够高的硬质小麦为原料,经过加工制成的一类面食,易消化。通心粉嘌呤含量低,钾含量丰富,而钠含量低,能有效减少体内尿酸盐含量。另外,通心粉能降低体内的胆固醇含量,适合想要减肥或有高血压并发症的痛风患者食用。

(3)防治痛风吃法:通心粉入锅反复加几次凉水煮至熟透,加入食盐、西红柿酱,小火煮至入味,捞出即成。

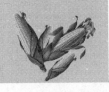

(4)食用宜忌：通心粉不会增加消化系统的负担，而且能改善贫血、增强免疫力、改善悲观情绪，适合大多数人食用。阴虚及瘀血体质者不宜食用通心粉。

(5)营养成分：每 100 克通心粉中含蛋白质 11.9 克，脂肪 0.1 克，糖类 75.8 克，膳食纤维 0.4 克，钙 14 毫克，钠 35 毫克，钾 209 毫克。

(6)搭配宜忌：鲜果酱与通心粉合用，通心粉富含糖类，添加鲜果酱，营养丰富，更能强身健体。

西红柿汁烩通心粉（总嘌呤含量＜100 毫克）

【原　料】　通心粉 150 克，猪瘦肉 50 克，西红柿 100 克，大蒜 3 小瓣，西红柿酱、胡椒粉、白糖、酱油、食盐、植物油各适量。

【制　作】　将猪瘦肉剁成肉末，加入除西红柿酱以外的所有调料，搅拌均匀；西红柿剥去外皮，切成小块，大蒜切成蒜蓉。热锅上火，加入植物油烧热，入蒜蓉，加入肉末翻炒，再入西红柿块，后入西红柿酱和少许水，盖上锅盖煮两三分钟，最后加入通心粉翻炒均匀即成。

【功　效】　富含蛋白质、维生素和钙、铁、磷、钾、镁等物质，具有养心益肾、健脾厚肠、除热止渴的功效。

9. 面粉

(1)嘌呤含量：17.1 毫克/100 克，酸度：★★★。

(2)防止痛风的关键点：低嘌呤。小麦经过加工磨制成的面粉，也称小麦粉，是人体获取能量的重要来源。面粉嘌呤含量低，含多种矿物质和维生素，有助于降低血尿酸的含量。面粉加工精度越高越精细，膳食纤维含量越低，同时嘌呤含量也越低。

(3)防治痛风吃法：面粉可做包子、饺子、面条、馒头等各式各样面食，要与其他食物搭配会使营养更加均衡。例如，制作馒头时搭配玉米面或黑米面（推荐搭配比例 6：1)会使馒头又香又健康。

(4)食用宜忌：面粉有养心益肾、健脾厚肠、除热止渴的功效，尤其适合消化不良及偏食者。如果存放时间长一些的面粉,比新鲜小麦磨出的面粉营养价值高。

(5)营养成分:每 100 克面粉中含蛋白质 11.2 克,脂肪 1.5 克,糖类 73.6 克,膳食纤维 2.1 克,磷 188 毫克,钠 3.1 毫克,钾 190 毫克。

(6)搭配宜忌:蔬菜与面粉合用,精制面粉嘌呤含量低,但膳食纤维少,可配搭蔬菜补充膳食纤维。

西红柿疙瘩汤(总嘌呤含量＜20 毫克)

【原　料】　西红柿 30 克,鸡蛋 1 个,面粉 50 克,食盐、香油、植物油各适量。

【制　作】　将面粉放在碗中,加适量水和成小疙瘩;西红柿洗净切小丁;鸡蛋在碗中打散。锅中加入植物油烧热,放入西红柿块翻炒,加适量水煮沸后改为小火,放入面疙瘩煮沸,打入鸡蛋液,加入食盐和香油调味即成。

【功　效】　营养丰富,既可补充身体能量,又能提供多种维生素和氨基酸,能治脾胃虚弱、滋养补虚、提高身体抵抗力。

10. 大麦

(1)嘌呤含量:17.7 毫克/100 克,酸度:★。

(2)防治痛风关键点:低嘌呤、膳食纤维。大麦滋补虚劳,实五脏,厚肠胃,利水通淋,治疗脾胃虚弱、胃满腹胀的功效显著。大麦所含的膳食纤维可降低血液中胆固醇的含量,阻碍机体对脂肪的吸收,有助于痛风患者减肥,并预防并发高脂血症。还含有消化酶及维生素等营养成分。

(3)防治痛风吃法:大麦可直接煮粥喝。大麦磨成的粉即大麦面,可制作饼、馒头等面食。大麦还可制作成麦片。

(4)食用宜忌:大麦镁含量丰富,适合冠心病患者。可健脾益气、补心养血,也适合食欲缺乏者。大麦芽回乳功效显著,因此孕妇及哺乳期妇女忌食。

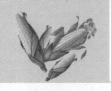

(5)营养成分：每 100 克大麦中含蛋白质 10.2 克，脂肪 1.4 克，糖类 9.9 克，膳食纤维 63.4 克，钙 66 毫克，镁 158 毫克，磷 381 毫克，钾 49 毫克，铁 6.4 毫克，维生素 B_1 0.43 毫克，维生素 B_2 0.14 毫克，烟酸 3.9 毫克。

(6)搭配宜忌：红糖与大麦合用，可以制成红糖大麦粥，益气调中、消积进食，适用于小儿消化不良、脾胃虚弱、面黄肌瘦、少气乏力等症。苹果与大麦合用，两者煮粥同食，可温中下气、消腹胀。

大麦薏米山楂粥（总嘌呤含量＜40 毫克）

【原　　料】　大麦 50 克，薏苡仁 100 克，山楂 10 克，白糖适量。

【制　　作】　将大麦、薏苡仁浸泡，入砂锅煮粥，用大火煮沸，加入山楂后再改为小火煮至粥将成时，加入白糖调味即成。

【功　　效】　经常食用能益气调中、消积进食。适用于脾胃虚弱、面黄肌瘦、少气乏力者。

11. 糯米

(1)嘌呤含量：17.7 毫克/100 克，酸度：★★。

(2)防止痛风关键点：低嘌呤、高钾。糯米味甘，性温，具有补中益气、暖胃止泻、止汗、缩小便等功效。糯米是一种温和的滋补品，其主要功能是温补脾胃，固涩治腹泻，补虚治气短疲乏。糯米嘌呤含量低，钾含量较高而钠含量低，能调节体内电解质平衡，有助于体内尿酸盐的排出。糯米常被加工成甜食，痛风患者要控制热能的摄入，故糯米制品要少量食用。

(3)防治痛风吃法：糯米可以用来煮粥，制作成粽子或年糕。糯米制品要加热后食用。

(4)食用宜忌：老少咸宜，尤其适合脾虚泄泻者及需益血安胎的产妇。糯米不易消化，消化功能减退者应少食；胃炎者不宜多食；糯米升糖指数高，痛风并发糖尿病患者要慎食；阴虚内热者不宜食用。

(5)营养成分：每 100 克糯米中含蛋白质 7.3 克，脂肪 1 克，糖类 77.5 克,膳食纤维 0.8 克,铁 1.4 毫克,镁 49 毫克,锌 1.5 毫克,磷 113 毫克,钾 137 毫克,钠 1.5 毫克,钙 26 毫克,维生素 B_1 0.04 毫克,维生素 E 1.3 毫克,烟酸 2.3 毫克。

(6)搭配宜忌:大枣与糯米合用,两者搭配,再适量添加一点党参,有健脾益气的作用,适用于体虚气弱、心悸失眠等病症。莲子与糯米合用,两者一起煮食,钙与磷结合形成磷酸钙,可强健骨骼及牙齿;还有益气和胃、补养脾肺的功效。

糯米百合莲子粥(总嘌呤含量<80 毫克)

【原　料】　糯米 200 克,百合 50 克,莲子 20 克,冰糖或蜂蜜适量。

【制　作】　将糯米、百合、莲子洗净浸泡,砂锅内加入适量水,煮沸后加入食材,大火煮沸后,改用小火继续熬煮约 1 小时,加入冰糖或蜂蜜调味即成。

【功　效】　补虚强身,清热祛火,润肺去燥。适用于胃脘疼痛、心烦不眠及痛风患者。

12. 大米

(1)嘌呤含量:18.4 毫克/100 克,酸度:★★。

(2)**防治痛风关键点**:低嘌呤、B 族维生素。大米是痛风患者主要能量来源之一。除此之外,大米所含氨基酸组成人体容易吸收。其所含的 B 族维生素能平衡糖类、蛋白质、脂肪在人体中的代谢平衡。

(3)**防止痛风吃法**:大米一般被做成米饭或米粥,可以与各种食材搭配,如小米、香米、燕麦、各种豆类、多种蔬菜和水果,可依据胃口和体质灵活添加。

(4)**食物宜忌**:淘洗大米时次数不宜太多,否则会造成大米营养价值的流失。做米粥时不宜放碱,因为碱会破坏大米中的维生素 B_1。

(5)**营养成分**:每 100 克大米中含蛋白质 7.7 克,脂肪 0.6 克,

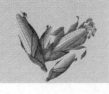

糖类 77.4 克,膳食纤维 0.6 克,钙 11 毫克,镁 34 毫克,磷 121 毫克,钾 97 毫克,钠 3.8 毫克,锌 1.7 毫克,锰 1.3 毫克,烟酸 1.9 毫克。

(6)搭配宜忌:杏仁与大米合用,杏仁和大米一起煮粥,可止咳定喘、祛痰润燥。苋菜与大米合用,两者一起熬粥,具有清热止痢的功效,尤其适用于年老体虚者。常吃则可以益脾胃、强身体。

桑葚粥(总嘌呤含量<20 毫克)

【原　料】 桑葚 20 克,大米 70 克。

【制　作】 将桑葚浸泡片刻后,与洗净的大米共入锅内,加入适量水按常法同煮成粥即成。

【功　效】 滋阴补血,生津止渴。适用于痛风并发糖尿病及骨质疏松症患者。

13. 糙米

(1)嘌呤含量:22.4 毫克/100 克,酸度:★★。

(2)防治痛风关键点:低嘌呤、膳食纤维。糙米是除了外壳之外都保留的全谷粒,营养价值高。糙米富含膳食纤维,可增加饱腹感,能控制食量,有助于减肥。另外,糙米富含维生素 E,能保护细胞减少游离的嘌呤含量。

(3)防治痛风吃法:糙米煮粥,用小火慢慢熬,熬至黏稠,表面会有一层厚厚的粥皮。粥皮滋阴补阳,使人气色好。发芽的糙米营养价值更高,更能保健康,预防疾病。

(4)食用宜忌:老少咸宜,尤其适合有过敏症的儿童、高血压者及肥胖者。

(5)营养成分:每 100 克糙米中含蛋白质 7.4 克,脂肪 0.8 克,糖类 77.9 克,膳食纤维 0.7 克,钙 13 毫克,磷 110 毫克,钾 103 毫克。

(6)搭配宜忌:芥菜与糙米合用,做成糙米粥,可补虚明目、健脾益胃、利尿消肿。牛奶与糙米不宜合用,牛奶与糙米同食,会使维生素 A 大量损失。

糙米茶(总嘌呤合量＜50毫克)

【原　料】　糙米200克。

【制　作】　将平底锅上火,不加油,直接将糙米放进去翻炒,直至金黄色。同时,用另外一个锅加入适量水煮沸,放入炒好的糙米,马上停火。过滤掉糙米,留水即成。

【功　效】　可预防高血压与脑卒中,保证血液畅通,并有通利小便、降低血糖的功效。

14. 面包

(1)嘌呤含量:22.5毫克/100克,酸度:★★★。

(2)防治痛风关键点:低嘌呤。面包是一种主要以小麦粉为原料、添加多种辅料、经烘焙而成的食品。添加五谷及水果的面包,使机体获得了更多的膳食纤维及其他必需营养素,营养更加均衡,更加全面,只要添加的辅料嘌呤含量不高,甜度不过大,低嘌呤含量的面包是痛风患者很好的选择。

(3)防治痛风吃法:痛风患者最好选择含糖、盐和油脂少的面包,也可以在家自己烘焙以控制辅料含量。

(4)食用宜忌:一般的面包都质地柔软,容易消化吸收,健脾和胃、祛火益肾。但面包含糖量高,且常添加奶油、奶酪等饱和脂肪酸,不适宜减肥者及糖尿病、高血压患者食用。五谷面包会添加多种豆类,嘌呤含量高,痛风患者不宜食用。

(5)营养成分:每100克面包中含蛋白质8.3克,脂肪5.1克,糖类58.6克,膳食纤维0.5克,钙49毫克,钠230.4毫克,钾88毫克。

(6)搭配宜忌:牛奶与面包合用,面包富含糖类,缺少氨基酸,搭配富含氨基酸、嘌呤含量低的牛奶,营养更充分。果酱与面包合用,新鲜果酱富含维生素C和矿物质,与面包搭配,营养又美味。

面包黄油布丁(总嘌呤含量＜45毫克)

【原　料】　白面包150克,牛奶200毫升,黄油、葡萄干各30克,鸡蛋、柳橙各1个,红糖适量。

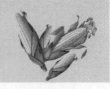

【制　作】　将柳橙皮擦成碎屑,面包片切丁,黄油加热化成汁,淋在面包丁上撒上葡萄干和橙皮屑;鸡蛋加红糖打至松软;牛奶加热后倒入蛋糖混合液,浇在面包丁上加热 4 分钟,待布丁凝固成形后取出,静置 5 分钟后即成。

【功　效】　营养丰富,温中和胃,强健身体。本品糖含量高,痛风并发糖尿病、肥胖症者要少吃。

15. 燕麦

(1)嘌呤含量:24.5 毫克/100 克,酸度:★★★。

(2)防治痛风关键点:高钾低钠、膳食纤维。燕麦常被加工成燕麦片。燕麦片膳食纤维含量高,有利于胆固醇的排泄,增加饱腹感,稳定血糖水平,还能促进排便排毒,对痛风的并发症有全面的预防功效。另外,燕麦钾含量高,能促进血尿酸排出体外。

(3)防治痛风吃法:可做成麦片粥或燕麦饭食用。麦片粥可在煮好后加入适量牛奶。燕麦片在蒸煮过程中不宜时间太长,否则会导致维生素流失。

(4)食用宜忌:燕麦老少咸宜,味甘,性温,有补益脾胃、滑肠催产的功能,现代研究表明,燕麦含嘌呤低,富含氨基酸、植物蛋白,更适合高血压、糖尿病、水肿、便秘患者。但一次不宜食用太多,且内火旺盛、肝肺热燥者不可过食。

(5)营养成分:每 100 克燕麦中含蛋白质 15 克,脂肪 6.7 克,糖类 61.4 克,膳食纤维 5.3 克,维生素 B_1 0.3 毫克,维生素 B_2 0.13 毫克,烟酸 1.2 毫克,磷 291 毫克,钾 356 毫克,钙 186 毫克,铁 7 毫克。

(6)搭配宜忌:山药与燕麦合用,两者同食,具有健身益寿的作用,更是痛风并发高血压、高脂血症患者的膳食佳品。红薯与燕麦不宜合用,如果两者同食,可能导致胃痉挛、胀气。

水果燕麦粥(总嘌呤含量＜20 毫克)

【原　料】　燕麦片 60 克,苹果、猕猴桃各 1 个,香蕉 1 根,葡萄干适量。

【制　作】 将葡萄干洗净;苹果洗净,切小块;猕猴桃、香蕉去皮切丁。锅中加适量水煮沸,将燕麦片倒入煮粥,粥成后盛出,把苹果、猕猴桃、香蕉混入粥中,再撒上葡萄干即成。

【功　效】 补益肠胃,除瘀消积,美容瘦身。本品膳食纤维和维生素 C 含量丰富,能有效减少体内的嘌呤含量,起到缓解痛风不适的作用。

16. 荞麦

(1)嘌呤含量:24.5 毫克/100 克,酸度:★★★。

(2)防治痛风关键点:高钾低钠、膳食纤维。荞麦,味甘,性凉,具有开胃宽肠、下气消积、清热解毒等功效。荞麦的钾含量高,钠含量低,有利于体内的酸碱平衡,有利于尿酸的排泄。而且,荞麦的膳食纤维能够减脂瘦身,适合肥胖的痛风患者减肥。另外,荞麦中含有丰富的维生素 E、镁、类黄酮等物质能减少体内的嘌呤含量。荞麦中所含芦丁,也可有效地降低血脂和胆固醇。尼泊尔人喜食荞麦,他们的高血压患病率极低。

(3)防治痛风吃法:荞麦去壳后可直接蒸煮做成荞麦饭,荞麦磨成粉可做糕饼、面条、凉粉等,荞麦与鸡蛋、蔬菜搭配,营养丰富。

(4)食用宜忌:荞麦适合肥胖、高血压、糖尿病、便秘患者食用。荞麦易造成消化不良,脾胃虚弱者忌食。

(5)营养成分:每 100 克荞麦中含蛋白质 9.3 克,脂肪 2.3 克,糖类 66.5 克,膳食纤维 6.5 克,钠 4.7 毫克,磷 297 毫克,锌 3.62 毫克,铜 14 毫克,镁 193 毫克,硒 1.3 微克,钾 401 毫克,钙 47 毫克,维生素 A 20 微克,维生素 B_1 0.28 毫克,维生素 B_2 0.16 毫克,烟酸 2.22 毫克。

(6)搭配宜忌:蜂蜜与荞麦合用,用水调匀后食用,有引气下降、止咳的功效,适用于咳嗽的食疗。牛奶与荞麦合用,荞麦蛋白质缺少精氨酸、酪氨酸,而牛奶富含这两种氨基酸,两者搭配营养

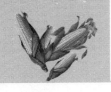

更丰富。

荞麦小米浆（总嘌呤含量＜20 克）

【原　料】　荞麦、小米各 50 克，白糖适量。

【制　作】　将荞麦、小米洗净，放入豆浆机，加水搅拌煮熟成浆，加入适量白糖调和均匀即成。

【功　效】　补中益气，消食化滞，解除疲劳，能减肥瘦身，也能预防高脂血症、高血压，适用于并发症的痛风患者食用。

17. 藕粉

(1)嘌呤含量：＜25 毫克/100 克，酸度：★★★。

(2)防治痛风关键点：低嘌呤。藕粉是用干燥的莲藕磨成的一种不带麸质的粉末。其主要含淀粉，能为痛风患者提供足够能量。藕粉还含有丰富的黏液蛋白，有助于胃肠中的胆固醇及三酰甘油排出体外，有助于减肥，痛风并发高脂血症患者可经常食用。

(3)防治痛风吃法：藕粉多直接用开水冲调，也可在汤或炒菜中作为黏稠剂。

(4)食用宜忌：藕粉能够益气补血、清热去燥、养胃滋阴、健脾益气、养血止血。身材矮小、身体虚弱的儿童、孕妇及老年人宜食藕粉，胃肠病患者也可多食。但藕粉含淀粉量高，肥胖者、并发糖尿病的痛风患者谨慎食用。

(5)营养成分：每 100 克藕粉中含蛋白质 0.2 克，脂肪 0.1 克，糖类 93 克，膳食纤维 0.1 克，钙 8 毫克，钾 3.5 毫克，钠 10.8 毫克，铁 17.9 毫克，锌 0.1 毫克，铜 0.2 毫克。

(6)搭配宜忌：水果与藕粉合用，水果富含膳食纤维及多种维生素、矿物质，与性温平和的藕粉搭配能养血补血、健脾和胃、瘦身美容。大枣与藕粉合用，藕粉温中补虚，大枣补铁补血，两者搭配，更适合虚弱体质者，可益气。

桂花藕粉羹（总嘌呤含量＜25 毫克）

【原　料】　藕粉 100 克，干桂花 1 克，冰糖适量。

【制　作】　将藕粉放入大碗中,加入冰糖、少量凉开水搅拌均匀,缓慢倒入沸水中,搅拌后加入少许干桂花调和均匀即成。

【功　效】　滋润去燥,养胃滋阴,清热除烦,可治血虚,有非常好的安神助眠的功效。

18. 蛋糕

(1)嘌呤含量:＜25毫克/100克,酸度:★★★。

(2)防治痛风关键点:低嘌呤。蛋糕主要用鸡蛋、糖、油、面粉为原料,经烘焙或蒸制而成的糕点。蛋糕的嘌呤含量低,如果是添加了咖啡粉、蔬菜汁、坚果、水果等碱性辅料的蛋糕,则不仅降低了嘌呤含量,而且营养也更加全面。但蛋糕甜度高,不利于尿酸盐的溶解及排出,因此痛风患者应慎吃。

(3)防治痛风吃法:痛风患者最好食用脱脂、低糖、添加了果蔬的蛋糕。蛋糕含糖量高,不宜一次性大量食用。

(4)食用宜忌:蛋糕松软易消化,养心益肾,润燥消烦,适合大多数人食用。但是,蛋糕高糖、高热能,特别是口感细腻润滑的是添加了油脂所致,并发肥胖症、糖尿病、高脂血症的痛风患者应忌食。家里可以做蛋糕最好,可以选择低糖脱脂的食材,人为地控制各种成分的摄入量,也可以自己加入果蔬制作。如果选购蛋糕,要尽量选择低脂低糖的,但不管哪种蛋糕,都要控制食用量。

(5)营养成分:每100克蛋糕中含蛋白质8.6克,脂肪5.1克,糖类67.1克,膳食纤维0.4克,镁24毫克,钙39毫克,钠67.8毫克,钾77毫克,磷130毫克,铜1.2毫克,锌1.1毫克,维生素E 2.8毫克,维生素A 86微克。

(6)搭配宜忌:红葡萄酒与蛋糕合用,红葡萄酒是碱性饮品,痛风患者可少量饮用,其富含抗氧化因子,能减少酸性蛋糕对细胞带来的损害,还可预防心血管疾病。蔬菜与蛋糕合用,蛋糕是由精细面粉制成,人体必需的膳食纤维含量低,需要食用蔬菜加以补充。

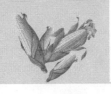

牛奶蛋糕（总嘌呤含量＜40 毫克）

【原　料】　鸡蛋 4 枚,酸奶 1 杯(100 克),面粉 70 克,白糖 40 克,白醋、植物油各适量。

【制　作】　将蛋白和蛋黄分别放在干净干燥的盆里。拌蛋黄糊:在蛋黄里加入一半白糖,2 勺油,一盒鲜牛奶;再加入 70 克面粉拌均匀;把蛋黄糊放一边,再来打蛋白。在蛋白中放入几滴醋,朝同一个方向开始打发,打到起粗泡时加入剩余白糖的一半,打到湿性发泡时再加入剩下的白糖在打发,打到呈直立的小尖角就可以了,把蛋白和蛋黄糊拌一起。把蛋白分 3 次拌入蛋黄糊中,像炒菜一样上下翻拌,转动盆子 倒入蛋糕模中,震 2 下,让气泡跑出来;包好保鲜膜,放入锅中蒸 30 分钟,蒸好后,倒出来即成。

【功　效】　含有钙、维生素、乳铁蛋白和共轭亚油酸等多种抗癌因子,具有抗癌、防癌和增加营养的功效。

19. 饼干

(1)嘌呤含量:＜52 毫克/100 克,酸度:★★★★★。

(2)防治痛风的关键点:低嘌呤。饼干多以精制小麦粉为原料,经烘焙而成,口感酥松,嘌呤含量低,可以为痛风患者提供能量。若饼干内添加牛奶、果蔬、坚果或膳食纤维,则中和了饼干的酸性,对控制碱性、控制体内尿酸含量有益。而纯以小麦粉制成的饼干则属于强酸性食品,不利于尿酸盐的排泄,痛风患者应少吃为宜。

(3)防治痛风吃法:痛风患者最好选择含糖、盐和油脂少,添加牛奶、蔬果等有益食材的饼干,也可以在家自己烘焙以控制各种辅料的添加。

(4)食用宜忌:适合脾胃虚弱、体虚瘦弱的人食用。但是,饼干高糖、高热能,一些饼干还添加了饱和脂肪酸甚至反式脂肪酸的起酥油,对身体不利,并发肥胖症、糖尿病的痛风患者更应忌食。

(5)营养成分:每 100 克饼干中含蛋白质 9 克,脂肪 12.7 克,糖类 71.7 克,膳食纤维 1.1 克,钙 73 毫克,钠 204.1 毫克,钾 85 毫克。

(6)搭配宜忌:酸奶与饼干合用,饼干富含糖类,缺少氨基酸,搭配酸奶,营养全面且易吸收。蔬菜与饼干合用,饼干的膳食纤维含量低,痛风患者要多食蔬菜加以补充。

饼干玉米汁(总嘌呤含量<45 毫克)

【原　料】　甜玉米粒 200 克,钙奶饼干 50 克,葡萄干 20 克。

【制　作】　将葡萄干洗净沥干水,钙奶饼干切碎备用;甜玉米粒放入豆浆机中,加适量热开水,榨汁待稍凉后把葡萄干及钙奶饼干碎放入搅拌即成。

【功　效】　玉米、葡萄干富含维生素、矿物质和膳食纤维,加上钙奶饼干,能量营养两不误。

（二）豆类及其制品

豆类及其制品的蛋白质含量很高,而且含有五谷杂粮中较为缺乏的赖氨酸,被称为"植物肉"。豆类的脂肪多为不饱和脂肪酸,而且所含的亚油酸和磷脂,能防治冠心病、高血压、动脉粥样硬化等病症。常食豆类,还可以减肥消脂,增强抗病能力。因此可以说,豆类不仅可避免营养不良,也不易导致营养过剩。

然而,豆类及其制品因嘌呤含量较高,对于痛风患者来说,属于食物限制范畴。可是,也不必将豆类拒之门外,痛风间歇性,血尿酸值降到 300 毫摩/升时,炒菜中加点豆腐、豆腐乳,粥里加一点蚕豆、绿豆、红小豆、黑豆,每日早上喝口豆浆也不会升高血尿酸值,只是,当日肉类的摄入要减量。有些豆类,如大豆、扁豆、青豆、豌豆等,嘌呤含量过高,痛风患者还是忌食为宜。豆类及其制品,应与肉类一样,是痛风患者摄取蛋白质的辅助来源,主要来源还是应以牛奶和鸡蛋为主(以下食物按嘌呤含量由低至高为序)。

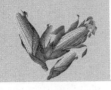

1. 豆浆

(1)嘌呤含量:27.75毫克/100克,碱度:★★★。

(2)防治痛风关键点:碱性、植物蛋白、矿物质。豆浆含有丰富的植物蛋白质、不饱和脂肪酸、大豆皂苷及异黄酮,能强身壮体,降血压,降血脂,优化心血管能力,还能有效地减少脂肪的堆积,有助于减肥。其所含的多种矿物质能够调节体内水液平衡,从而保持血压、血脂及尿酸盐含量的稳定。

(3)防治痛风吃法:要喝煮熟的豆浆。大豆可与其他豆类、五谷杂粮搭配磨成豆浆或米糊,营养更加丰富。

(4)食用宜忌:豆浆老少咸宜,特别适合女性食用,其所含的植物雌激素等物质,能美容养颜,预防妇科疾病。豆浆的嘌呤含量稍高,痛风患者可每日少量饮用。

(5)营养成分:每100克豆浆中含蛋白质1.8克,脂肪0.7克,糖类1.1克,胡萝卜素90毫克,钙10毫克,钠3毫克,钾48毫克。

(6)搭配宜忌:菜花与豆浆合用,菜花含有丰富的蛋白质、糖类及多种维生素,与富含蛋白质的豆浆同食,有很好的美容、降压效果。鸡蛋与豆浆不宜合用,鸡蛋中的黏液性蛋白易和豆浆中的胰蛋白酶结合,会产生一种不能被人体吸收的物质,因此两者不宜同食。

芝麻大米豆浆(总嘌呤含量<30毫克)

【原　料】大豆、大米各40克,黑芝麻20克,生姜3片。

【制　作】将大豆浸泡10～12小时,捞出洗净;大米洗净;芝麻碾碎;生姜切碎。将上述食材一起放入豆浆机中,加适量水,启动豆浆机,把榨好的芝麻大米豆浆煮熟后过滤出滤液即成。

【功　效】易消化,补中益气,减轻疲劳,美容养颜,也可以降血压、降血脂,帮助睡眠。

2. 红小豆

(1)嘌呤含量:53.2毫克/100克,碱度:★★★。

（2）防治痛风关键点：碱性、高钾、皂角苷、膳食纤维。红小豆是一种富含钾元素的碱性食物，适量食用有助于痛风患者降低血尿酸值。红小豆含有较多的皂角苷，具有良好的利尿、消肿功效，能防治肾炎、肾结石。另外，红小豆的膳食纤维能够润肠通便、健美减肥，还能起到降血压、降血脂的功效。

（3）防治痛风吃法：红小豆可煲汤、煮粥、炖菜，或做成豆沙馅食用。与大米、燕麦片煮粥，有祛脂降压、健脾和胃的功效。但是，红小豆的嘌呤含量相对较高，痛风患者宜少量食用。

（4）食用宜忌：红小豆具有消肿止泻、健脾胃、清热消渴、降压、补血的功效，水肿、肾炎患者适宜食用。

（5）营养成分：每 100 克红小豆中含蛋白质 20.2 克，脂肪 0.6 克，糖类 63.4 克，膳食纤维 7.7 毫克，钙 74 毫克，磷 386 毫克，铁 4.5 毫克，钠 2.2 毫克，钾 860 毫克。

（6）搭配宜忌：百合与红小豆合用，富含维生素的百合，与富含蛋白质和铁的红小豆搭配，有补充气血、安定神经的功效。茶叶与红小豆不宜合用，红小豆中含有丰富的铁，与茶叶中的单宁酸成分相遇，会形成不溶解的铁，因而降低人体对铁的吸收。

红小豆莲藕粥（总嘌呤含量＜50 毫克）

【原　料】　红小豆 50 克，莲藕 20 克，大米 100 克。

【制　作】　将红小豆提前冷水浸泡，洗净；大米洗净，莲藕去皮洗净后切片。所有食材放入砂锅中，加入适量水，按常法煮至粥黏稠即成。

【功　效】　能刺激肠道，解酒解毒，尤其适合深秋吃，能滋阴润肺，通便利尿。

3. 豆腐

（1）嘌呤含量：55.5 毫克/100 克，碱度：★★★。

（2）防治痛风关键点：维生素 E、植物雌激素。豆腐呈碱性，钾含量约为钠的 1.8 倍，有助于尿酸盐的溶解和排泄。豆腐所含的

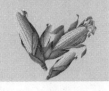

维生素 E 和植物雌激素,能消除活性氧,减少细胞受损率,从而降低游离的嘌呤含量。但是,豆腐嘌呤含量较高,痛风患者要少食。

(3)防治痛风吃法:豆腐的食用方法很多,烹调前用盐水将豆腐焯一下,既可使一部分嘌呤溶解于水中,又可保证豆腐在做菜时不易碎。

(4)食用宜忌:豆腐性偏寒,适合体热、便秘、肥胖者、高血压及高血脂患者食用,而体寒、腹泻、腹胀及脾虚者忌食。豆腐不宜与碳酸饮料同食,有损营养的吸收。

(5)营养成分:每 100 克豆腐中含蛋白质 8.1 克,脂肪 3.7 克(低),糖类 4.2 克,膳食纤维 0.4 毫克,钙 164 毫克,钠 7.2 毫克,钾 125 毫克,维生素 E 2.71 毫克,锌 1.1 毫克,磷 119 毫克。

(6)搭配宜忌:海带与豆腐合用,豆腐中含有多种皂角苷,会促进人体碘的排泄,而海带含碘丰富,两者搭配可使营养得到互补。蜂蜜与豆腐不宜合用,蜂蜜性凉滑利,如果与豆腐同时食用,易导致腹泻。

红烧黄金豆腐(总嘌呤含量＜200 毫克)

【原　料】　豆腐 300 克,橄榄油、葱花、蒜末、胡萝卜丁、青椒丁、香油、食盐、白糖、酱油、食醋、豆腐乳各适量。

【制　作】　将豆腐切成正方形片,大约 1 厘米厚,在开水中煮两三分钟,捞出放凉;香油、食盐、蒜末、葱花、白糖、酱油、食醋、豆腐乳混合调成酱汁。平底锅中抹上橄榄油,小火煎豆腐片,直至两面呈金黄色,撒上胡萝卜丁和青椒丁,盛出摆盘,将酱汁撒在豆腐上即成。

【功　效】　具有补虚益气、健脾利湿、清热解毒的功效,豆腐为低脂低糖,有助减肥、补钙、提高注意力。

4. 豆腐干

(1)嘌呤含量:66.5 毫克/100 克,碱度:★★★。

(2)防治痛风关键点:碱性、大豆蛋白、高钙、皂苷。豆腐干是一种富含大豆蛋白的碱性食品,有利于人体吸收,可减少毒素累积,还有助于抑制胆固醇的摄入,有效预防心血管疾病的发生。豆腐干钙含量很高,能够保护骨骼的生长。另外,豆腐干所含的皂苷能有效地清除体内自由基,具有抗氧化的作用,使抗病能力增强。

(3)防治痛风吃法:豆腐干可以直接食用,还可以凉拌、炒制,还能加入汤、粥中。豆腐干嘌呤含量较高,痛风患者不宜多吃。

(4)食用宜忌:豆腐干可补体虚气虚,体弱者常食能改善体质,肥胖者也可多食。因其含钠量高,痛风、糖尿病、高血压、肾病患者不宜多食。

(5)营养成分:每 100 克豆腐干中含蛋白质 16.2 克,脂肪 3.6 克,糖类 11.5 克,膳食纤维 0.8 毫克,钙 308 毫克,钠 76.5 毫克,钾 140 毫克。

(6)搭配宜忌:芹菜与豆腐干合用,芹菜可降压,安神镇静,利尿消肿,与豆腐干搭配,可清热解毒,润肠通便。碳酸饮料与豆腐干不宜合用,碳酸饮料中的碳酸会与豆腐干中的钙结合,影响人体对钙的吸收。

炒干丝(总嘌呤含量<200 毫克)

【原　料】　将五香豆腐干 200 克,榨菜 50 克,青椒 150 克,蒜蓉 15 克,红辣椒 1 个,橄榄油、香油、白糖、生抽、食盐各适量。

【制　作】　将五香豆腐干、红辣椒、青椒切丝;榨菜切片,用水浸 5 分钟后切丝,加入白糖拌匀。锅中倒入橄榄油,下入蒜蓉、豆腐干炒透,放入榨菜片、红辣椒丝青椒丝炒匀,加入食盐、生抽至汁干,调入香油即成。

【功　效】　豆腐干含有丰富的大豆蛋白、钙质、磷脂,有助于儿童发育,且低脂低糖,有助于减肥、降血压。

5. 绿豆

(1)嘌呤含量:75.1 毫克/100 克,碱度:★★★。

(2)防治痛风关键点:碱性、膳食纤维、高钾低钠。食用绿豆后

63

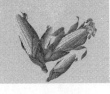

会在体内形成碱性环境,从而有助于尿酸盐的溶解。而且绿豆的膳食纤维能促使胆固醇和脂肪排出体外,有降低胆固醇和降脂减肥的功效。另外,绿豆的钾含量很高,是钠的 200 多倍,有利于尿酸盐的溶解和排泄,也有很好的降血压、降血糖的功效。

(3)防治痛风吃法:绿豆可煮粥,也可煲汤食用,煮粥时不宜加碱。其中绿豆与槐花、荷叶煮粥食用,可祛脂降压、清热解毒。但是,绿豆嘌呤含量稍高,痛风患者宜少量食用。

(4)食用宜忌:煮绿豆时不宜煮得过烂,以免其中的有机酸和维生素遭到破坏,降低其清热解毒的效果。绿豆不宜与温补性药物同食,因会降低其功效。

(5)营养成分:每 100 克绿豆中含蛋白质 21.6 克,脂肪 0.8 克,糖类 62 克,膳食纤维 6.4 毫克,磷 360 毫克,铁 6.8 毫克,钙 81 毫克,钠 3.2 毫克,钾 787 毫克。

(6)搭配宜忌:薏苡仁与绿豆合用,绿豆和薏苡仁都富含大量维生素 B_1,一起煮粥食用,可消肿利尿,改善肤质,辅助治疗脚气病。南瓜与绿豆合用,绿豆与南瓜同食,对夏季伤暑心烦、身热口渴、赤尿或头晕乏力等病症有一定疗效。

绿豆粥(总嘌呤含量 45 毫克)

【原　料】　大米 100 克,绿豆 30 克。

【制　作】　将大米洗净;绿豆去杂质,洗净。砂锅中加适量水,下入绿豆,用中火煮沸后倒入大米,按常法煮成粥即成。

【功　效】　绿豆粥清热祛火、清暑益气、止渴利尿、降血脂、降胆固醇,还能及时补充人体所需水分和矿物质。

6. 豆腐乳

(1)嘌呤含量:83.7 毫克/100 克,碱度:★★。

(2)防治痛风关键点:碱性、低聚糖、维生素 E、异黄酮。豆腐乳是发酵后的豆制品,除了含有大豆蛋白外,还生成了更易消化吸收的低聚糖类,具有抗衰老、降血脂等保健功能。豆腐乳所含的维

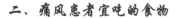

生素 E 和异黄酮抗氧化能力很强,能清除人体内的自由基,减少细胞受损率,从而有助于降低体内游离的嘌呤含量。

(3)**防治痛风吃法**:豆腐乳可以直接佐餐食用,也可用作调味品。豆腐乳虽然味美,但嘌呤含量较高,痛风患者不宜多吃。

(4)**食用宜忌**:一般人群均可食用。豆腐乳的钠含量非常高,痛风、肾病、高血压、心血管患者要少吃。

(5)**营养成分**:每 100 克豆腐乳中含蛋白质 10.9 克,脂肪 8.2克,糖类 4.8 克,胡萝卜素 130 毫克,钙 61 毫克,钠 2 460 毫克,钾84 毫克,维生素 E 8.4 毫克。

(6)**搭配宜忌**:菠菜与豆腐乳不宜合用,菠菜中的草酸和豆腐乳中的钙结合成草酸钙,形成人体不易吸收的物质。

豆腐乳炒空心菜(总嘌呤含量＜200 毫克)

【原　料】　空心菜 300 克,豆腐乳 2 块,红椒、蒜蓉、橄榄油、食盐、白糖、腐乳汁各适量。

【制　作】　将空心菜洗净,掐成段;红椒切丝;豆腐乳在碗里与腐乳汁搅拌均匀。炒锅上火,加入橄榄油,将蒜蓉爆香,加入红椒丝、搅匀的腐乳,再将空心菜入锅翻炒,盖上锅盖,3 分钟后,加入食盐、白糖调味即成。

【功　效】　此道菜开胃健脾、清热解毒、润肠通便,有助于降血脂、降血压、抗体内氧化、防衰老、增强体质。

7. 蚕豆

(1)**嘌呤含量**:100～150 毫克/100 克,碱度:★★★。

(2)**防治痛风关键点**:高蛋白、高钾、磷脂。蚕豆含有 8 种必需氨基酸,而且低热能,不含胆固醇,营养价值高,并能预防心血管疾病。蚕豆的钾含量高,有助体内电解质的平衡,能促进体内尿酸盐的溶解和排泄,也能有效预防高血压、高血脂等。蚕豆还含有丰富的磷脂和胆碱,能健脑、增强记忆力。

(3)**防治痛风吃法**:蚕豆有很多食用方法,可选择煮、炒、油炸

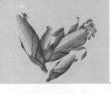

等方式食用,也可浸泡后去皮做炒菜或汤。蚕豆的嘌呤含量较高,痛风急性发病期要忌食,间歇期要少食。

(4)食用宜忌:蚕豆能辅助治疗肾炎水肿,适宜肾炎、水肿患者。蚕豆补脾和胃、涩精实肠,适合脾虚气弱、便秘者。消化不良或对蚕豆过敏者不宜食用蚕豆。

(5)营养成分:每 100 克蚕豆中含蛋白质 8.8 克,糖类 19.5克,脂肪 0.4 克,钾 1 117 毫克,磷 418 毫克,镁 57 毫克,钙 31 毫克,锌 3.4 毫克,维生素 C 2 毫克,维生素 E 1.6 毫克。

(6)搭配宜忌:雪里蕻与蚕豆合用,蚕豆清热利尿、补脾和胃,雪里蕻润肺祛痰、益气安神,两者搭配营养丰富,食疗效果也更好。韭菜与蚕豆合用,两者都含有丰富的膳食纤维,搭配食用能帮助消化、消除腹胀。

清炒蚕豆(总嘌呤含量＜200 毫克)

【原　　料】　鲜蚕豆 150 克,生姜末、食盐、植物油各适量。

【制　　作】　将锅上火放植物油烧至八成热,放入生姜末炒香,再倒入蚕豆翻炒;锅中加水焖煮,水要没过蚕豆;蚕豆绵软时表示蚕豆已熟,出锅前放入食盐调味即成(每次适量食用)。

【功　　效】　蚕豆补中益气,健脾益胃,清热利湿,能缓解便秘、水肿、体虚肾虚,也能健脑强身。

8. 芸豆

(1)嘌呤含量:137.4 毫克/100 克,碱度:★★★。

(2)防治痛风关键点:蛋白质、高钾、皂苷。芸豆富含蛋白质,能提高机体免疫力,促进脱氧核糖核酸的合成,从而减少游离的嘌呤含量。芸豆是难得的高钾、高镁、低钠食品,能促进体内尿酸盐的溶解和排泄,也有助于治疗高血脂、动脉硬化等病症。

(3)防治痛风吃法:芸豆可煮,可炖,也可作为豆馅、豆沙,还能制作罐头、冷饮、糕点、甜点等小吃。芸豆含有的有毒蛋白只有在高温下才能破坏,所以必须煮透后方可食用。芸豆嘌呤含量高,痛风患者要少吃。

（4）食用宜忌：芸豆一般人均可食用，尤其适合肾病、高血压患者。但是，芸豆不宜消化，肠胃功能不良者需慎食。

（5）营养成分：每 100 克芸豆中含蛋白质 21.4 克，糖类 62.5克，膳食纤维 2.1 克，磷 218 毫克，镁 164 毫克，钙 176 毫克，钠 0.6毫克，钾 1 215 毫克，锌 5.4 毫克，硒 4.6 微克，维生素 E 7.7 毫克，烟酸 2 毫克。

（6）搭配宜忌：猪肉与芸豆合用，芸豆中的维生素 B_{12} 是脂溶性的，与猪肉同食，能提高脂溶性维生素的吸收率。

五香芸豆（总嘌呤含量＜200 毫克）

【原　料】　芸豆 150 克，桂皮、香叶、花椒、丁香、食盐、白糖、料酒、葱、生姜各适量。

【制　作】　将食盐、白糖、料酒、葱、生姜加入水中，调成浓汤汁；桂皮、香叶、花椒、丁香制作成香料包，与芸豆一起同入锅中，浸泡一夜。取原汤汁加水煮 30 分钟后捞出即成。

【功　效】　芸豆温中下气、利肠胃、益肾补元，是一种滋补食疗佳品，能促进机体排毒，缓解皮肤、头发的干燥状态。

9. 黑豆

（1）嘌呤含量：137.4 毫克/100 克，碱度：★★★。

（2）防治痛风关键点：高蛋白、高钾、维生素 E。黑豆高蛋白、低热能，含有 8 种人体必需氨基酸，而且基本不含胆固醇，适合高脂血症、高血压、肥胖者食用。黑豆还含有多种矿物质，其中钾含量非常高，能促进水-钠平衡，有助于降低血压。黑豆皮所含的花青素也是非常好的抗氧化剂，能增强人体抗病能力。

（3）防治痛风吃法：黑豆可榨成豆浆食用，或与其他谷类食品一起食用，其营养价值更容易被吸收。具有补脾养胃、养血安神之功效，对脾虚乏力、形体消瘦有辅助治疗作用。

（4）食用宜忌：黑豆补虚，适宜体虚肾虚、腰膝酸软者食用。但

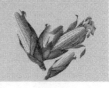

黑豆不宜消化,消化不良者需慎食,黑豆嘌呤含量高,痛风患者要少食或慎食。

(5)营养成分:每 100 克黑豆中含蛋白质 36 克,糖类 33.6 克,膳食纤维 10.2 克,镁 243 毫克,锌 4.8 毫克,硒 6.8 微克,磷 500 毫克,钙 224 毫克,钾 1 377 毫克,维生素 A 5 毫克,维生素 E 17.4 毫克。

(6)搭配宜忌:谷类与黑豆合用,各种谷类都适合与黑豆煮粥,不仅味道好,还可增加营养价值,是一种科学的食用方法。柿子与黑豆不宜合用,黑豆中钙含量较丰富,与含鞣酸过多的柿子同食,会生成不溶性结合物,长期食用易产生结石。

大蒜黑豆粥(总嘌呤含量<80 毫克)

【原　　料】　黑豆 40 克,大米 100 克,大蒜 2 头。

【制　　作】　将黑豆、大米洗净,大蒜剥去外皮,按常法同煮成粥即成。

【功　　效】　大蒜黑豆粥能补肾益气、消除疲劳、延缓人体衰老、降低血液黏稠度,具有降血压、降血脂的功效。

(三)蔬菜及菌菇类

蔬菜是一种低嘌呤、低糖、低脂的健康食物,人体必需的 90% 维生素 C 和 60% 维生素 A 来自日常食用的蔬菜。大部分蔬菜的嘌呤含量低于 20 毫克/100 克,痛风患者可以放心食用。如圆白菜、苋菜、西红柿、芹菜、苦瓜、葫芦、黄瓜、茄子、冬瓜、丝瓜、香瓜等。而且,很多蔬菜可以用来防治痛风并发症。如胡萝卜可防治痛风并发心血管疾病及肥胖症;西红柿能减少细胞受损而释放出的尿酸量;茄子有阻止脂肪吸收的作用,适用于痛风并发肥胖症的患者;葱蒜类蔬菜不仅能防治心血管疾病,还能消炎杀菌。也有一些蔬菜每 100 克的嘌呤含量高于 25 毫克且低于 150 毫克,也是痛风急性发作期禁止食用而间歇期应少食的,如冬笋、菠菜、韭菜、茼蒿及带根的豆芽菜。

　　菌菇类营养丰富,但大多数嘌呤含量稍高。属慎用食物,痛风患者可在非极性发作期少量食用(以下食物按嘌呤含量由低至高为序)。

　　1. 冬瓜

　　(1)嘌呤含量:2.8毫克/100克,碱度:★★★。

　　(2)防治痛风关键点:低嘌呤、水分含量高、丙醇二酸。冬瓜味甘淡,性寒凉,具有清热解毒、利小便、止渴除烦、祛湿解暑、解鱼毒等功效。冬瓜的嘌呤含量很低,又含有大量的水分,有利于尿酸盐的溶解和排泄。而且,冬瓜含有的丙醇二酸除降血压外,也能抑制淀粉、糖类转化为脂肪,适用于并发高血压、高脂血症、肥胖症的痛风患者。冬瓜中含有的丙醇二酸,能防止体内脂肪堆积,故有利于减肥。

　　(3)防治痛风吃法:冬瓜和薏苡仁搭配煮汤,消肿利尿,排除尿酸盐和降血脂的效果更佳,尤其适合肥胖型痛风患者。

　　(4)食用宜忌:夏天闷热不舒服时可食冬瓜。热病口干烦渴,小便不利者也适合吃冬瓜。但是,冬瓜性寒凉,脾胃虚寒易泄泻者要慎用;久病与阳虚肢冷者忌食。

　　(5)营养成分:每100克冬瓜中含蛋白质0.4克,脂肪0.2毫克,糖类2.9克,膳食纤维0.7克,胡萝卜素80毫克,维生素B_1 0.01毫克,维生素C 18毫克,维生素B_2 0.01毫克,维生素A 13微克,烟酸0.3毫克,钙19毫克,磷12毫克,铁0.2毫克,钠1.8毫克,钾78毫克。

　　(6)搭配宜忌:白菜与冬瓜合用,冬瓜与白菜一起吃,不但能提供丰富的营养,还可清热解毒、减肥润燥。鲫鱼与冬瓜不宜合用,两者皆为利水利尿的食物,同食容易导致机体失水过多。

小白菜冬瓜汤(总嘌呤含量<30毫克)

　　【原　料】 小白菜200克,冬瓜50克,食盐适量。

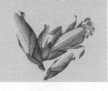

【制　作】　将小白菜洗净,去根,切段;冬瓜去皮,切块。锅中加适量水,加入小白菜段、冬瓜块,小火炖煮 10 分钟,加入适量食盐调味即成。

【功　效】　此道汤富含维生素,健脾补钙、消肿利尿,能降血压、降血脂,还能美容养颜。

2. 洋葱

(1)嘌呤含量:3.5 毫克/100 克,碱度:★★。

(2)防治痛风关键点:低嘌呤、碱性、前列腺素 A、皮苦素。洋葱嘌呤含量低,而且其特有的前列腺素 A 具有降低血压和预防血栓形成的作用,特别适合痛风并发高血压、高脂血症的患者。另外,洋葱中的大蒜素等杀菌素能抑菌杀菌,全面提高机体免疫力。它还能生成具有利尿作用的皮苦素,有助于尿酸盐的排泄。

(3)防治痛风吃法:洋葱可生吃,也可炒菜。将洋葱洗净,切薄片,再加几片莴苣叶子,然后倒入苹果醋(淹没洋葱即可),可治疗便秘,稳定血压,还能改善睡眠状况。

(4)食用宜忌:洋葱一次不宜食用过多。同时,皮肤瘙痒性疾病、患有眼疾及胃病患者应慎食。

(5)营养成分:每 100 克洋葱中含蛋白质 11 克,脂肪 0.2 克,糖类 9 克,膳食纤维 0.9 克,维生素 C 8 毫克,镁 1.5 毫克,钾 147 毫克。

(6)搭配宜忌:大蒜与洋葱合用,适量的洋葱与大蒜同食,能降低胆固醇、降低血压、降低心脏病的发病率。蜂蜜与洋葱不宜合用,蜂蜜与洋葱搭配食用,容易引起眼睛不适。

洋葱粥(总嘌呤含量<15 毫克)

【原　料】　洋葱 100 克,大米 50 克,食盐、香油各适量。

【制　作】　将洋葱洗净,切碎,大米淘洗干净。把切碎的洋葱和大米入锅内,加适量水,按常法煮粥,粥熟后用食盐、香油调味调味。

【功　效】　具有降压降脂、止泻止痢的作用,且能提高机体免疫能力,防癌抗癌。

3. 山药

(1)嘌呤含量:3.6 毫克/100 克,碱度:★★★。

(2)防治痛风关键点:低嘌呤、含钾。山药是嘌呤含量低、富含钾元素的碱性食物,而且它含有丰富的淀粉、胆碱、黏液质等成分,能预防心血管系统的脂肪沉积,预防血管粥样硬化过早发生,减少皮下脂肪沉积,适合有肥胖症和心血管疾病的痛风患者。

(3)防治痛风吃法:山药可蒸、炸、炒、炖。想要减肥、降血糖的人可以将山药代替主食来食用,如配以白面制成山药饼或直接蒸食。

(4)食用宜忌:山药老少咸宜,但山药有收涩作用,便秘者不宜多食。

(5)营养成分:每 100 克山药中含蛋白质 1.9 克,脂肪 0.2 克,糖类 12.4 克,膳食纤维 0.8 克,维生素 C 5 毫克,钙 16 毫克,镁 20 毫克,磷 34 毫克,钠 18.6 毫克,钾 213 毫克。

(6)搭配宜忌:苦瓜与山药合用,苦瓜和山药均有减肥、降血糖的功效,一起食用可增强减肥的效果。鲫鱼与山药不宜合用,山药与鲫鱼一起吃,容易引起水肿。

山药南瓜蒸大枣(总嘌呤含量<30 毫克)

【原　料】　山药、南瓜各 300 克,大枣 100 克,红糖适量。

【制　作】　将山药去皮,洗净,切成 3 厘米见方的小块;南瓜去皮、瓤,也切成相同大小的块;大枣洗净,去核。把山药块、南瓜块、大枣及红糖一同放入蒸锅中,用大火蒸 30 分钟取出即成。

【功　效】　本道菜具有温中补气、健脾养颜、帮助消化的功效,适用于糖尿病痛风患者。

4. 西红柿

(1)嘌呤含量:4.6 毫克/100 克,碱度:★★。

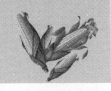

（2）防治痛风关键点：低嘌呤、番茄红素、含钾。西红柿钾含量丰富，能减少嘌呤代谢产物尿酸的生成。其含有的番茄红素，可清除体内自由基，减少细胞受损而释放出游离的嘌呤，也能起到预防心血管疾病及防癌抗癌的功效。西红柿性平，味甘酸，具有生津止渴、健胃消食、凉血平肝、清热解毒的功效。

（3）防治痛风吃法：西红柿可生吃，也可炒菜，做汤。西红柿的番茄红素遇热能被人体更好吸收。不过，若要治牙龈出血，可生食，连吃半个月。

（4）食用宜忌：西红柿老少咸宜，多食西红柿可治肾虚、贫血，也有美容防衰老的功效。但不要空腹食用西红柿，否则易导致胃部胀痛。另外，西红柿性微寒，脾胃虚寒的人不宜多吃。不吃青色番茄及带皮番茄。

（5）营养成分：每 100 克西红柿中含蛋白质 0.9 克，脂肪 0.2 克，糖类 3.5 克，膳食纤维 0.5 克，胡萝卜素 0.55 毫克，维生素 A 92 微克，维生素 B_1 0.03 毫克，维生素 B_2 0.03 毫克，烟酸 0.6 毫克，维生素 C 19 毫克，钙 10 毫克，磷 2 毫克，铁 0.4 毫克，维生素 E 0.57 毫克，钾 163 毫克。

（6）搭配宜忌：鸡蛋与西红柿合用，西红柿富含维生素 C，鸡蛋富含蛋白质，两者同食，营养丰富，经常食用具有滋补、美容功效。芹菜与西红柿合用，芹菜和西红柿都有降压作用。另外，芹菜还含有丰富的膳食纤维，与西红柿搭配可健胃消食。

西红柿苹果饮（总嘌呤含量＜20 毫克）

【原　料】　西红柿、苹果各 200 克，蜂蜜适量。

【制　作】　将西红柿、苹果分别洗净，切块，放入榨汁机一同榨汁，加入适量蜂蜜调味即成。

【功　效】　西红柿含有果酸、柠檬酸，可促进胃酸分泌，帮助消化；富含维生素 C 的西红柿与苹果榨汁饮用，可调理肠胃，增进体力，还可预防贫血。

5. 西葫芦

（1）嘌呤含量：7.2毫克/100克，碱度：★★★。

（2）防治痛风关键点：低嘌呤、碱性。西葫芦在体内消化后形成碱性环境，易于尿酸盐的溶解，从而减少尿酸盐的沉积。其所含的维生素 E 能防止细胞破损，从而避免尿酸盐含量的升高。西葫芦还是低热能、低脂肪、低糖蔬菜，是痛风并发糖尿病、肥胖症、高脂血症患者的优选食物。

（3）防治痛风吃法：西葫芦可炒食，可做汤饮。但是，西葫芦忌生吃，烹调时也不宜煮得太烂，以免损失营养。

（4）食用宜忌：西葫芦能清热祛火、润肺止咳、消肿散结，但脾胃虚寒的人应少吃。

（5）营养成分：每 100 克西葫芦中含蛋白质 0.8 克，脂肪 0.2 克，糖类 3.8 克，膳食纤维 0.6 克，维生素 C 6 毫克，维生素 E 0.3 毫克，钙 15 毫克，镁 9 毫克，钾 92 毫克。

（6）搭配宜忌：黄瓜与西葫芦合用，黄瓜和西葫芦都含多种维生素，两者同食，具有抗氧化之功效。韭菜与西葫芦合用，韭菜和西葫芦都具有清热解毒、利水消肿的功效，两者同食对腹胀、水肿患者有很好的调养功效。

西红柿炒西葫芦（总嘌呤含量＜30 毫克）

【原　料】　西葫芦 200 克，西红柿 150 克，食盐、蒜、植物油各适量。

【制　作】　将西葫芦洗净，去瓤，切片；西红柿洗净，切小块；大蒜切片。锅上火，烧热后放入植物油，加入蒜片爆香，放入西葫芦片，待西葫芦软塌时放入西红柿，加入食盐调味，大火翻炒；待西红柿变软后，加入适量水小火焖 2 分钟即成。

【功　效】　此道菜营养丰富，能利水利肾，便于尿酸排出体外，还能润泽肌肤，提高身体免疫力。

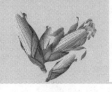

6. 莴苣

(1)嘌呤含量:7.2毫克/100克,碱度:★★★★★。

(2)防治痛风关键点:低嘌呤、碱性、含钾。莴苣钾含量丰富,有调节体内水及电解质平衡的作用,可促进尿液中尿酸的溶解,增加尿酸的排出量。莴苣还含有非常丰富的氟元素,可参与骨骼的生长,能防治风湿性疾病和痛风性关节炎。

(3)防治痛风吃法:莴苣可生吃,也可炒食。莴苣叶营养也很丰富,且具有降压、降脂功效,建议凉拌、煲汤或炒食。

(4)食用宜忌:莴苣含有烟酸,可降低体内胆固醇和三酰甘油,降低血压,适合高血压患者。莴苣还可增强胃液和胆汁的分泌,对消化功能减弱、消化道中酸性降低和便秘患者尤其有利。

(5)营养成分:每100克莴苣中含蛋白质1克,脂肪0.1克,糖类2.8克,膳食纤维0.6克,胡萝卜素2.2毫克,维生素C 4毫克,钙23毫克,镁19毫克,钾212毫克,钠36.5毫克。

(6)搭配宜忌:木耳与莴苣合用,莴苣与木耳一起食用,对高血压、高脂血症、糖尿病等有一定的防治作用。猪肉与莴苣合用,莴苣可消除猪肉的油腻,两者搭配食用能补虚强身、丰肌泽肤,痛风患者可适量食用。

莴苣木耳(总嘌呤含量<30毫克)

【原　料】　莴苣200克,木耳30克,花椒、葱花、食盐、植物油各适量。

【制　作】　将莴苣去叶去皮,洗净,切片略焯,凉水过凉,沥干;木耳泡发,撕小朵,开水焯一下捞出。锅中倒入植物油烧热,放入花椒炸香,下入葱花爆香,放入木耳、莴苣翻炒至熟,加入食盐调味即成。

【功　效】　莴苣有利五脏、通经脉、清胃热、清热利尿的功效,经常食用对痛风并发糖尿病、肥胖症的患者有较好的辅助治疗作用。

7. 白萝卜

(1)嘌呤含量:7.5毫克/100克,碱度:★★★★★。

(2)防治痛风关键点:低嘌呤、芥子油、水分含量高。白萝卜含水分多,而且有防治泌尿系统结石,改善排尿不畅的功效,对尿酸盐的排泄很有益处。另外,萝卜中所含的芥子油可促进胃肠蠕动,有助于胆固醇和脂肪随体内废物的排出,是减肥的痛风患者理想的食材。白萝卜性凉,味甘辛,无毒,具有消食顺气、醒酒化痰、治喘止渴、利尿散瘀、补虚等功效。

(3)防治痛风吃法:白萝卜可生食、调成凉菜,也可炒食或煲汤,能起到降气、化痰、平喘的作用。

(4)食用宜忌:白萝卜性寒凉,体质偏寒者、脾胃虚寒者不宜多食。另外,服用人参、西洋参、地黄时不要同时食用萝卜,会有损药效。白萝卜也不要与橘子、葡萄等水果同食,有诱发甲状腺肿大的可能。

(5)营养成分:每100克白萝卜中含蛋白质0.8克,脂肪0.1克,糖类4克,膳食纤维0.6克,维生素C 18毫克,胡萝卜素20毫克,维生素B_1 0.03毫克,维生素B_2 0.06毫克,烟酸0.6毫克,钙56毫克,镁16毫克,磷34毫克,铁0.3毫克,钾173毫克,钠61.8毫克。

(6)搭配宜忌:空心菜与白萝卜合用,连根空心菜和白萝卜一同榨汁,用蜂蜜调服,可以辅助治疗肺热出血、鼻出血或尿血。胡萝卜与白萝卜不宜合用,胡萝卜含有分解酶,会破坏白萝卜中的维生素C,使两种萝卜的营养价值大为降低。

芹菜白萝卜汤(总嘌呤含量<25毫克)

【原　料】　芹菜20克,白萝卜200克,鸡蛋2个,食盐适量。

【制　作】　将芹菜、白萝卜分别洗净,芹菜切成段,白萝卜去皮切成片。把芹菜、白萝卜放入汤锅内,同煮约1小时,鸡蛋打散,入锅中大火煮一下,加入适量食盐调味即成。

75

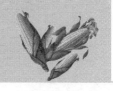

【功　效】　此道汤止咳治咽炎,消肿利尿,有助于胃肠蠕动,排除体内毒素,增强机体免疫力。

8. 青椒

(1)嘌呤含量:8.7毫克/100克,碱度:★★。

(2)防治痛风关键点:低嘌呤、维生素C、辣椒素。青椒是低嘌呤的碱性食物,它特有的辣椒素能促进脂肪新陈代谢,防止体内脂肪沉积,有助减肥。另外,青椒含有丰富的维生素C,能减少体内细胞的受损,促进嘌呤的利用,从而使血中尿酸盐含量降低。

(3)防治痛风吃法:青椒适用于炒、拌、炝,其富含维生素C,适合大火快炒,加热时间过长,会导致维生素C损失过多。

(4)食用宜忌:青椒所含的硒能降低或调解血糖和尿糖,改善糖尿病患者的症状。不过,凡有痔疮、溃疡、食管炎者,应忌食或少食辣味重的青椒。

(5)营养成分:每100克青椒中含蛋白质1克,脂肪0.2克,糖类5.4克,膳食纤维1.4克,维生素C 72毫克,维生素A 57微克,磷20毫克,钙14毫克,镁12毫克,钾142毫克。

(6)搭配宜忌:土豆与青椒合用,土豆有健脾补气和安神的功效,与富含多种维生素的青椒一起食用,可营养互补,功效加倍;另外,还有美白的功效。黄瓜与青椒不宜合用,青椒富含维生素C,而黄瓜则含有大量维生素C分解酶,两者搭配食用,易导致营养流失。

青椒炒肉(总嘌呤含量<80毫克)

【原　料】　青椒100克,猪肉50克,葱丝、姜丝、蒜片、食盐、生抽、淀粉、植物油各适量。

【制　作】　将青椒洗净,切成小块;猪肉洗净,切片,加入淀粉和生抽搅匀。锅中倒入植物油烧热,下入肉片,炒至发白,倒入葱丝、姜丝和蒜片炒香,下入青椒,加入生抽和食盐,炒至青椒变软即成。

【功　效】　青椒富含猪肉所缺少的多种营养素,并含有膳食纤维,可均衡营养,有益于痛风并发糖尿病患者,但痛风急性发病期忌食。

9. 芹菜

(1)嘌呤含量:8.7毫克/100克,碱度:★★★。

(2)防治痛风关键点:低嘌呤、含钾、膳食纤维。芹菜分为水芹和旱芹。水芹性凉,味甘辛,有清热利水作用;旱芹性凉,味甘苦,有清热、祛风、利湿之功效。芹菜的钾元素可促进尿液中的尿酸溶解,增加尿酸的排出量,防止结石的产生。另外,芹菜中的膳食纤维,既能降低血糖,又能降低体内的胆固醇含量,还有消脂减肥的功效,是痛风及痛风并发症患者理想的食物。

(3)防治痛风吃法:芹菜可凉拌、炒食,还可与其他蔬果一起榨汁。新鲜芹菜叶的维生素C含量更高,所以食用时最好不要扔掉芹菜叶。

(4)食用宜忌:脾胃虚寒、肠滑不固、血压偏低者不宜食用芹菜。备孕男性最好少吃芹菜,因其有杀精的可能。

(5)营养成分:每100克芹菜中含蛋白质0.8克,脂肪0.1克,糖类2.5克,膳食纤维1.4克,胡萝卜素60毫克,维生素$B_1$0.01毫克,维生素$B_2$0.08毫克,烟酸0.4毫克,维生素C 12毫克,钙48毫克,磷103毫克,铁0.8毫克,维生素A 57微克,维生素E 1.32毫克,钾206毫克。

(6)搭配宜忌:西瓜与芹菜合用,西瓜有除水肿、降血压的功能,芹菜可舒缓焦虑和压力,混合榨汁食用,既凉爽清心,又防病治病。醋与芹菜不宜合用,醋与芹菜同食,会加快钙的溶解速度,容易损害牙齿,也不利于人体对钙质的吸收。

芹菜百合饮(总嘌呤含量<35毫克)

【原　料】　芹菜300克,百合50克,蜂蜜、植物油各适量。

【制　作】　将芹菜、百合分别洗净,分别在沸水中焯2分钟。把芹菜、百合、植物油适量放入榨汁机中搅打,盛出后加入蜂蜜调

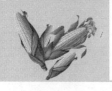

味即成。

【功　效】　芹菜的维生素多为脂溶性的,加些植物油有利于吸收。本道菜汁具有润肺防燥、防痛风、降血压、降血脂、美容瘦身的功效。

10. 木耳

(1)嘌呤含量:8.8毫克/100克,碱度:★★★★。

(2)防治痛风关键点:低嘌呤、植物胶原。木耳嘌呤含量低,其所含的植物胶原具有较强的吸附作用,能排出体内多余的脂肪,也有利于胆固醇的排出,还能清肠涤胃,适合痛风并发肥胖症、高血压患者。木耳对肾结石、胆结石等有明显的化解功效,是痛风并发结石症的理想食物。木耳性平,味甘,具有补气益智、滋养强壮、补血活血、凉血止血、护肤美容、滋阴润燥、养胃润肠等功效。

(3)防治痛风吃法:木耳常做辅料,可凉拌、炒食、做汤。不要食用鲜木耳,因其含有一种光感物质,太阳照射后可引起皮肤瘙痒、水肿。

(4)食用宜忌:木耳适用于心脑血管疾病、结石症、贫血患者食用。有出血性疾病、腹泻的人不宜食用木耳。

(5)营养成分:每100克木耳中含蛋白质12.1克,脂肪1.5克,糖类35.7克,膳食纤维29.9克,胡萝卜素0.1毫克,维生素B_1 0.17毫克,维生素B_2 0.44毫克,维生素C 1毫克,维生素E 7.51毫克,烟酸2.5毫克,钙247毫克,镁152毫克,铁97.4毫克,钾52毫克,钠48.5毫克。

(6)搭配宜忌:黄瓜与木耳合用,黄瓜有减肥的功效,木耳有滋补强壮、补血的作用,两者同食,可以平衡营养。茶叶与木耳不宜合用,富含铁质的木耳与含有单宁酸的茶叶同食,会降低人体对铁的吸收,不宜同食。

木耳大枣粥(总嘌呤含量<25毫克)

【原　料】　大米100克,木耳(干)15克,大枣(干)8克,冰糖

10克。

【制　作】将大米洗净,水中浸泡30分钟;木耳泡发去蒂,撕成小朵;大枣洗净,去核。锅中加适量水,放入大米,用大火煮沸,下入木耳、大枣,改用小火煮约45分钟;加入冰糖,再焖片刻即成。

【功　效】滋阴润肺。适用于肺阴虚咳嗽、气喘、内火旺者,还有防治贫血症、痛风并发高血压。

11. 胡萝卜

(1)嘌呤含量:8.9毫克/100克 碱度:★★★★★。

(2)防治痛风关键点:低嘌呤、强碱性、槲皮素、山柰酚。胡萝卜是强碱性食物,尿酸盐在碱性环境中易于溶解,从而有助于排出体外。胡萝卜含有丰富的胡萝卜素,不仅能治眼疾,防夜盲症,也能防止细胞破损,减少嘌呤释放。胡萝卜所含的槲皮素、山柰酚,能降血压,适用于痛风并发高血压患者。胡萝卜性平,味甘,无毒,具有健脾化滞、利肠胃、安五脏等功效。

(3)防治痛风吃法:胡萝卜和苦瓜一起榨汁,能瘦身美容,还能提高机体免疫力,防治多种痛风并发症。

(4)食用宜忌:胡萝卜不要一次吃得太多,过量食用会导致皮肤呈橙黄色。饮酒时不宜吃胡萝卜,两者作用会产生毒素,严重危害肝脏健康。胡萝卜素是一种脂溶性物质,食用胡萝卜时要多放些植物油,或与肉类一同烹调,以利于吸收。烹制时宜少加醋,以减少胡萝卜素的破坏。

(5)营养成分:每100克胡萝卜中含蛋白质1克,脂肪0.2克,糖类7.7克,膳食纤维1.1克,胡萝卜素4 010微克,维生素A 0.688毫克,维生素B_1 0.04毫克,维生素B_2 0.03毫克,烟酸0.6毫克,维生素C 13毫克,钙32毫克,磷27毫克,铁1毫克,钾190毫克。

(6)搭配宜忌:菊花与胡萝卜合用,菊花清热解毒,与胡萝卜做汤,营养丰富,可滋肝、养血、明目、清热,常食可防止眼花。大枣与

79

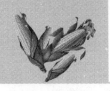

胡萝卜不宜合用,胡萝卜中含有维生素 C 抑制酶,这种物质可以破坏大枣中维生素 C,从而造成营养流失。

胡萝卜鸡蛋饼(总嘌呤含量＜50 毫克)

【原　料】　胡萝卜 300 克,鸡蛋 2 个,面粉 200 克,小葱 100 克,生抽、食盐、植物油各适量。

【制　作】　将胡萝卜、小葱洗净,切成末;把鸡蛋、小葱末、胡萝卜末及适量食盐、生抽、水放进面粉里充分搅拌。煎锅刷一层植物油,舀一勺面糊在煎锅里,煎至熟透即成。

【功　效】　此饼营养丰富,有助消化,可以增加人体免疫功能,还可调节血脂,增加冠状动脉血流量。

12. 大白菜

(1)嘌呤含量:9.7 毫克/100 克,碱度:★。

(2)防治痛风关键点:低嘌呤、维生素 C。大白菜含有的膳食纤维能润肠通便,增加饱腹感,排除体内毒素,适用于需要减肥的痛风患者。另外,大白菜含有的维生素 C 能减少体内尿酸的产生。大白菜可以延缓餐后血糖上升,是痛风并发糖尿病患者的理想食品。大白菜性平,味甘,具有养胃利窍、通利大便、解热除烦等功效。

(3)治痛风吃法:大白菜与肉类同食,可减少肉中的亚硝酸盐物质,从而起到防癌的效果。

(4)食用宜忌:适合肺热咳嗽、便秘、肾病患者,女性多食可以预防乳腺癌。但是,大白菜性偏寒凉,胃寒腹痛和大便溏泻者不可多食;腐烂的大白菜不能食用;不宜冷食。

(5)营养成分:每 100 克白菜中含蛋白质 1.4 克,脂肪 0.1 克,糖类 2.1 克,膳食纤维 0.9 克,胡萝卜素 80 微克,维生素 B$_1$ 10 毫克,维生素 B$_2$ 20 毫克,维生素 C 28 毫克,烟酸 0.4 毫克,钙 35 毫克,磷 28 毫克,铁 0.6 毫克,钾 75 毫克,钠 60 毫克,氯 58 毫克。

(6)搭配宜忌:蛋黄酱与大白菜合用,白菜中的维生素 C 与富含维生素 E 的蛋黄酱同食,可护肤、防衰老、抗癌,还可促进血液循环。黄瓜与大白菜不宜合用,黄瓜含有维生素 C 分解酶,会破坏大白菜中的维生素 C,致使营养流失。

醋熘白菜(总嘌呤含量＜20 毫克)

【原　料】　大白菜 100 克,醋、食盐、料酒、淀粉、植物油各适量。

【制　作】　将大白菜洗净,把嫩帮切成薄片;大白菜片在开水中焯一下,捞出沥水;将醋、食盐和料酒调成调味汁。锅内入植物油烧热,放入大白菜略煸炒后,倒入调味汁,翻炒后以淀粉勾芡,装盘即成。

【功　效】　本道菜的食材均是碱性的,尿酸盐在碱性环境下容易溶解,便于排出体外。另外,醋能软化血管,对痛风并发高血压患者有益。

13. 圆白菜

(1)嘌呤含量:9.7 毫克/100 克,碱度:★★★。

(2)防治痛风关键点:低嘌呤、维生素 C。圆白菜中 90％是水分,维生素及钾的含量高,既可减少尿酸的生成,又有利于尿酸的溶解和排泄。而且,圆白菜含糖量低,含膳食纤维高,适用于痛风并发糖尿病、肥胖病患者食用。

(3)防治痛风吃法:圆白菜可清炒、爆炒,也可与猪瘦肉稍炒后加入米粥中。

(4)食用宜忌:圆白菜适用于动脉硬化、肥胖症、胃溃疡患者及孕妇食用,并有防治癌症的功效。但是,圆白菜有少量致甲状腺肿的物质,不宜生吃,烹饪前最好用盐水浸泡 10 分钟,也可适量用含碘盐、海带来补充碘。

(5)营养成分:每 100 克圆白菜中含蛋白质 1.5 克,脂肪 0.2克,糖类 4.6 克,膳食纤维 1 克,维生素 E 0.5 毫克,维生素 C 40毫克,钙 49 毫克,镁 12 毫克,磷 26 毫克,钾 124 毫克,钠 27 毫克。

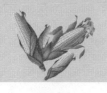

(6)搭配宜忌:西红柿与圆白菜合用,两者搭配食用,具有益气生津的功效,适用于痛风并发糖尿病患者食用。黄瓜与圆白菜不宜合用,黄瓜中含有维生素 C 分解酶,可破坏圆白菜中的维生素 C,降低营养价值。

圆白菜炒鸡蛋粉丝(总嘌呤含量<35 毫克)

【原　料】　圆白菜 200 克,鸡蛋 1 个,粉丝 50 克,葱、生姜、蒜、食盐、酱油、植物油各适量。

【制　作】　将圆白菜叶洗净,切丝;粉丝浸泡,剪短;鸡蛋打散,入锅炒熟备用。锅内加植物油,放入葱、生姜、蒜爆香,放入圆白菜丝炒软,加入粉丝、鸡蛋继续翻炒,调入食盐和生抽,翻炒均匀即成。

【功　效】　圆白菜含有丰富的胡萝卜素、维生素 C、钾、钙。本道菜消炎养胃,营养丰富,适用于间歇期的痛风患者经常食用。

14. 苦瓜

(1)嘌呤含量:11.3 毫克/100 克,碱度:★★★。

(2)防治痛风关键点:低嘌呤、含钾、苦瓜素。苦瓜钾含量较高,有利于尿酸的排出,减少血液中尿酸盐的含量。苦瓜中的苦瓜素、膳食纤维和果胶,具有降血脂的功效,并发高血压、高脂血症的痛风患者可经常食用。苦瓜味苦,生则性寒,熟则性温,无毒。生食具有清疏泄热、明目解毒的功效;熟食具有养血滋肝、润脾补肾的功效。

(3)防治痛风吃法:苦瓜可炒食,可做汤饮,可盐渍去苦味。将新鲜苦瓜切成片,晒干,痛风并发糖尿病患者可随时拿几片泡水喝。

(4)食用宜忌:苦瓜清热明目,适用于肝火上炎、目赤疼痛者。脾虚胃寒者不应生吃。苦瓜可引发流产,因此孕妇慎食;苦瓜还含有较多的草酸,不应与补钙药品同食,以防形成结石。

(5)营养成分:每100 克苦瓜中含蛋白质 1 克,脂肪 0.1 克,膳食纤维 1.4 克,糖类 3.5 克,胡萝卜素 0.1 毫克,维生素 B_1 0.03 毫克,维生素 B_2 0.03 毫克,烟酸 0.4 毫克,钙 14 毫克,磷 35 毫克,镁 18 毫克,钾 256 毫克,钠 2.5 毫克,铁 0.5 毫克,维生素 C 56 毫克。

(6)搭配宜忌:茄子与苦瓜合用,苦瓜清心明目、降血糖、降血压;茄子活血化瘀、消肿利尿,是心血管病患者的最佳饮食搭配。青椒与苦瓜合用,青椒富含维生素 C,苦瓜有解除疲劳、清心明目、延缓衰老的作用。两者搭配,是理想的健美、抗衰老菜肴。

苦瓜鸡蛋饼(总嘌呤含量<30 毫克)

【原　料】　苦瓜 200 克,鸡蛋 100 克,小葱、食盐、植物油各适量。

【制　作】　将苦瓜去子和白瓤,切片,用食盐拌匀,再入冰水浸泡 20 分钟,捞起切成细碎状。鸡蛋打散,加入葱花、食盐、苦瓜末搅拌。平底锅上火,烧热加入植物油,倒入苦瓜蛋汁,小火慢煎至熟即成。

【功　效】　此饼营养丰富,苦瓜含有的维生素 B_{17},可防癌;还含有铬和类似胰岛素的物质,有改善糖尿病的作用。

15. 丝瓜

(1)嘌呤含量:11.4 毫克/100 克,碱度:★★★。

(2)防治痛风关键点:低嘌呤、碱性、皂苷。丝瓜嘌呤含量低,在人体消化后呈碱性,有助于尿酸盐的溶解,从而防止其沉积。另外,丝瓜所含的皂苷、水溶性膳食纤维可将肠道内多余脂肪随粪便排出体外,减少体内血脂,维护心脑血管正常功能,适用于并发肥胖症、高脂血症的痛风患者食用。丝瓜味甘,性凉,无毒,具有祛暑清心、凉血解毒、通络行血、利肠下乳等功效。

(3)防治痛风吃法:丝瓜不宜生吃,可烹食、煎汤食用。丝瓜可搭配鸡蛋一同烹炒,使其营养功效发挥到最佳。

(4)食用宜忌:丝瓜中的黏液、皂苷有利于排便,适用于便秘者食用;丝瓜通经络、行血脉,也适用于月经不调者。但是,脾胃虚

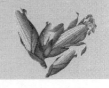

寒、腹泻者不宜过多食用。

(5)营养成分:每 100 克丝瓜中含蛋白质 1 克,脂肪 0.1 克,糖类 3.6 克,膳食纤维 0.6 克,胡萝卜素 90 毫克,维生素 B_1 0.02 毫克,维生素 B_2 0.04 毫克,烟酸 0.4 毫克,钙 14 毫克,磷 29 毫克,铁 0.4 毫克,维生素 C 5 毫克,镁 11 毫克,钾 115 毫克。

(6)搭配宜忌:菊花与丝瓜合用,两者搭配食用,具有祛风化痰、清热解毒、凉血止血的功效,常食还可养颜、洁肤、除雀斑。竹笋与丝瓜不宜合用,竹笋中的生物活性物质会破坏丝瓜中的类胡萝卜素,降低营养。

蒜蓉丝瓜蒸粉丝(总嘌呤含量<50 毫克)

【原　料】　丝瓜 300 克,粉丝 50 克,大蒜 20 克,香油、食盐、醋、植物油各适量。

【制　作】　将丝瓜去皮,切成段,放在盘中大火蒸 8 分钟;同时炒锅内加植物油,蒜蓉下锅爆香,出锅前滴上香油,撒上盐。将泡好的粉丝放在丝瓜盘中,再蒸 5 分钟后,把蒜蓉浇在粉丝上,加入醋继续蒸 1 分钟,出锅即成。

【功　效】　本道菜能化痰顺气,治痰热咳嗽,还有消肿利尿、保湿活血、通经活络的功效。

16. 芥菜

(1)嘌呤含量:12.4 毫克/100 克,碱度:★★。

(2)防治痛风关键点:低嘌呤、维生素 C、高钾。芥菜含有大量的膳食纤维,有较强的通便作用,有助于减肥。它含有大量的维生素 C,能降低毛细血管的通透性,促进胆固醇的转化,使血脂下降,适用于并发高血压、高脂血症的痛风患者。

(3)防治痛风吃法:芥菜主要用于配菜炒着吃,或煮成汤。芥菜不能生吃,也不宜多食。

(4)食用宜忌:芥菜中维生素 A 含量高,有助于明目,是眼科患者的食疗佳品。芥菜含有丰富的维生素 A、B 族维生素、维生素

C,能提神醒脑、解除疲劳。

(5)营养成分:每100克芥菜中含蛋白质1.8克,脂肪0.4克,糖类2克,膳食纤维1.2克,维生素A 283微克,维生素C 72毫克,钙230毫克,镁24毫克,磷47毫克,钾224毫克。

(6)搭配宜忌:魔芋与芥菜合用,两者搭配做汤有减肥、除便秘、降血脂的功效。鲫鱼与芥菜不宜合用,芥菜与鲫鱼同食,会产生某些刺激性物质,易使肺和肾宣导失常,引发水肿。

清炒芥菜(总嘌呤含量＜30毫克)

【原　料】　芥菜200克,酱油、姜汁、白糖、植物油各适量。

【制　作】　将芥菜择洗干净。炒锅上火,加植物油烧热,放入芥菜炒至断生,加适量水、姜汁煨片刻,捞出控水,码在盘内,将酱油、白糖调成的汁浇在芥菜上即成。

【功　效】　芥菜富含多种维生素,有助于清除痛风患者的血管内毒素,还是眼科患者和习惯性便秘患者的食疗佳品。

17. 菠菜

(1)嘌呤含量:13.3毫克/100克,碱度:★★★★。

(2)防治痛风关键点:维生素E、维生素C、高钾。菠菜含丰富的维生素E和维生素C,能促进体内细胞增殖,减少游离的嘌呤含量。钾元素能增加尿酸排出量,防止尿酸性结石的形成。菠菜中的维生素A、膳食纤维有助于减肥和降低血脂。其嘌呤含量虽然不高,但所含的草酸钙易引起肾结石,故还是慎食为好。

(3)防治痛风吃法:食用菠菜前先用沸水焯烫后再食用,可降低草酸含量,避免影响对钙的吸收。同时吃些碱性食物,可促使草酸排出体外。

(4)食用宜忌:菠菜中所含有的丰富膳食纤维可防治便秘。菠菜中含有草酸钙,肾结石患者忌食。菠菜性凉,脾胃虚寒、腹泻者不可多食。

(5)营养成分:每100克菠菜中含蛋白质2.6克,膳食纤维

85

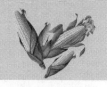

0.3 克,糖类 4.5 克,维生素 A 487 微克,维生素 C 32 克,维生素 E 1.74 毫克,钙 66 毫克,镁 58 毫克,磷 47 毫克,钾 311 毫克。

(6)搭配宜忌:大蒜与菠菜合用,菠菜中含有丰富的 B 族维生素,与富含大蒜素的大蒜搭配食用,可消除疲劳、滋养皮肤。食醋与菠菜不宜合用,菠菜含草酸,醋中含有多种有机酸,两者同食会阻碍钙质的吸收,还会损伤牙齿。

猪血菠菜汤(总嘌呤含量<70 毫克)

【原　料】　猪血 150 克,菠菜 200 克,食盐、植物油各适量。

【制　作】　将猪血用小火煮熟后捞起,切成片,再放回锅里,菠菜放入锅中煮熟后加入熟植物油、食盐调味即成。

【功　效】　此道汤有润肠通便、补血、降血糖的功效。适用于大便燥结、贫血及痛风并发糖尿病患者食用。

18. 茄子

(1)嘌呤含量:14.3 毫克/100 克,碱度:★★★。

(2)防治痛风关键点:低嘌呤、皂苷、维生素 P。茄子含有的皂苷,可促进核酸的合成,减少血液中游离的尿酸盐。所含的维生素 P 能强化血管,被称为"心血管之友",可治疗痛风并发症。另外,茄子消肿利水,低糖低热,适用于肥胖的痛风患者食用。茄子性寒、凉,味甘,无毒,具有清热活血、止痛消肿、祛风通络、利尿解毒等功效。

(3)防治痛风吃法:茄子可蒸、炸、炒、炖。茄子的紫皮中含有丰富的维生素 P 和维生素 E。

(4)食用宜忌:茄子老少咸宜。但是,茄子性寒,胃寒、慢性腹泻患者不宜多食。另外,秋后的老茄子不可多吃,因为其中含有较多茄碱,因此对人体有害。茄子有紫、青、黄、白色 4 种,以白、紫色为上品。

(5)营养成分:每 100 克茄子中含蛋白质 1.1 克,脂肪 0.2 克,糖类 3.6 克,膳食纤维 1.3 克,胡萝卜素 50 毫克,维生素 B_1 0.02

毫克,维生素 B$_2$ 0.04 毫克,烟酸 0.6 毫克,钙 24 毫克,磷 2 毫克,铁 0.5 毫克,维生素 C 5 毫克,维生素 P 8 毫克,钾 142 毫克。

(6)搭配宜忌:辣椒与茄子合用,辣椒中富含的维生素 C,可提高人体对茄子中所含维生素 P 的吸收率,同食可起到更好的抗压、美白的功效。螃蟹与茄子不宜合用,螃蟹肉性味咸寒,茄子甘凉滑利,两者药性同为寒性,同时食用有损肠胃,常食会导致腹泻。

西红柿烧茄子(总嘌呤含量＜60 毫克)

【原　料】　茄子 300 克,西红柿 150 克,蚝油、葱花、姜丝、食盐、生抽、白糖、植物油各适量。

【制　作】　将茄子洗净,切块,浸泡 10 分钟沥干水;西红柿去皮,切块。将茄子过油并用吸油纸将油吸净;锅中倒入植物油,下入葱花、姜丝略炒,倒入西红柿,放入生抽、白糖,炒至糊状,倒入茄子翻炒,加入蚝油,略炒,加入食盐调味,出锅即成。

【功　效】　本道菜有清热活血和消肿止痛之功效,还可稳定血液中血糖、胆固醇的水平。

19. 黄瓜

(1)嘌呤含量:14.6 毫克/100 克,碱度:★★。

(2)防治痛风关键点:低嘌呤、水分含量高。黄瓜的嘌呤含量很低,并且含水量很高,有利于尿酸盐的溶解和排泄。而且它热能低,含有丙醇二酸,可以抑制糖类转化为脂肪,既可以减肥,又能预防痛风并发高血压、冠心病 、糖尿病。带苦味的黄瓜中含有葫芦素,有抗肿瘤作用。黄瓜性寒,味甘,无毒,具有清热解毒、减肥利尿的功效。

(3)防治痛风吃法:用蒜和醋调味做成的凉拌黄瓜,可以抑制糖类转变为脂肪,降低胆固醇,对痛风的并发症有一定的食疗功效。

(4)食用宜忌:黄瓜能美容美颜,适用于爱美者食用。但是,脾胃虚弱、腹痛腹泻、肺寒者要少食黄瓜,因为其性凉,会加重虚寒,

87

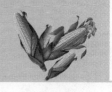

使病情加重。

(5)营养成分:每100克黄瓜中含蛋白质0.8克,脂肪0.2克,水分95.8克,糖类2.4克,膳食纤维0.3克,胡萝卜素90毫克,维生素B_1 0.2毫克,维生素B_2 0.03毫克,烟酸0.2毫克,钙24毫克,磷24毫克,铁0.5毫克,维生素C 9毫克,维生素E 0.49毫克,钾102毫克。

(6)搭配宜忌:黄花菜与黄瓜合用,两者搭配,含有丰富的维生素和膳食纤维,可补虚养血、利湿消肿,常用来调理孕期营养不良。大枣与黄瓜不宜合用,黄瓜中的维生素C分解酶会破坏大枣中的维生素C,导致营养流失,所以两者不宜同食。

黄瓜木耳汤(总嘌呤含量＜30毫克)

【原　　料】　黄瓜150克,干木耳20克,食盐、植物油各适量。

【制　　作】　将黄瓜洗净,切成小块;干木耳水发,去蒂。锅中倒入植物油,五成热时木耳下锅爆炒,加适量水煮沸,倒入黄瓜块,煮熟后加适量食盐调味即成。

【功　　效】　黄瓜有减肥功效,木耳有强身、补血的作用,两者同食可以美容养颜,减肥瘦身,还能降血脂、降血压。

20. 空心菜

(1)嘌呤含量:17.5毫克/100克,碱度:★★。

(2)防治痛风关键点:低嘌呤、碱性。空心菜清热凉血、利尿除湿,呈碱性,有助于尿酸的排泄。另外,空心菜含有胰岛素样成分,糖尿病患者、并发有糖尿病的痛风患者可经常食用。空心菜性寒而滑,味甘,具有清热解毒、凉血利尿之功效。

(3)防治痛风吃法:炒空心菜时宜加点蒜,蒜能降血脂及预防冠心病和动脉硬化,防止血栓的形成,对防治痛风并发糖尿病、血管疾病有帮助。

(4)食用宜忌:空心菜的维生素A含量很高,能明目去翳、细腻肌肤。但是,空心菜性寒,体质虚弱、腹泻者应慎用。

(5)营养成分:每100克空心菜中含蛋白质2.2克,脂肪0.3克,糖类2.2克,膳食纤维1.4克,胡萝卜素1.52毫克,维生素A 253微克,维生素 B_1 0.03毫克,维生素 B_2 0.08毫克,烟酸0.8毫克,维生素C 25毫克,钙99毫克,磷38毫克,铁2.3毫克,钾243毫克。

(6)搭配宜忌:红辣椒与空心菜合用,两者同食,味道甘爽鲜美,富含维生素和矿物质,还可降压、解毒、消肿。牛奶与空心菜不宜合用,牛奶富含钙质,而空心菜所含化学成分会影响钙的消化吸收。

蒜蓉空心菜(总嘌呤含量<40毫克)

【原　料】　空心菜200克,食盐、生抽、白醋、蒜瓣、红椒、植物油各适量。

【制　作】　将空心菜择去老茎、瓣成段;蒜瓣切末;红椒切圈。锅中加水、食盐和植物油煮沸,放入空心菜,滴几滴白醋,焯熟盛盘;将蒜末、红椒圈放在空心菜上,淋上生抽,浇上热油即成。

【功　效】　此道菜开胃健食,促进食物消化,而且有预防感冒、炎症的功效,夏季食用清凉去热,能防治痛风及其并发症。

21. 芥蓝

(1)嘌呤含量:18.5毫克/100克,碱度:★★。

(2)防治痛风关键点:低嘌呤、维生素C、含钙。芥蓝中的维生素C有利于体内尿酸的排泄,其所含的膳食纤维既能稳定血压,又能减肥瘦身,适用于并发糖尿病、肥胖症的痛风患者食用。另外,芥蓝所含的钙可保护血管弹性,降低血管通透性,能预防高血压的发生。

(3)防治痛风吃法:芥蓝可凉拌、炒食,也可做配料、汤料使用。炒芥蓝的时间要长些,加入的汤水要多些,因为芥蓝梗粗,不易煮熟透,烹制时水分挥发的也会比其他蔬菜多。

(4)食用宜忌:芥蓝特别适合食欲缺乏、便秘、眼病、高胆固醇

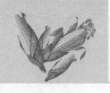

的患者食用。

（5）营养成分：每 100 克芥蓝中含蛋白质 2.8 克，脂肪 0.4 克，糖类 2.6 克，膳食纤维 1.6 克，维生素 A 575 微克，维生素 C 76 毫克，钾 104 毫克，钙 128 毫克。

（6）搭配宜忌：牛肉与芥蓝合用，芥蓝是蔬菜中含维生素较多的蔬菜，与富含蛋白质的牛肉一起食用，既营养丰富，又温中利气。牛肝与芥蓝不宜合用，牛肝中含有丰富的铜、铁离子，极易使芥蓝中的维生素 C 氧化，失去原有的营养价值，所以不宜同食。

白灼芥蓝（总嘌呤含量＜50 毫克）

【原　料】　芥蓝 200 克，老姜 5 克，红菜椒、葱、生抽、白糖、食盐、植物油各适量。

【制　作】　将芥蓝择洗干净；葱、红菜椒、老姜切细丝；生抽、白糖、部分姜丝加水煮沸制成调味汁。另起锅，加入适量水、食盐、植物油，把芥蓝煮熟装盘，淋上调味汁，摆上葱丝、红椒丝，用热油浇一下即成。

【功　效】　芥蓝维生素 A 含量高，能明目。它还有助消化、消暑解热、通便利尿、降低胆固醇、软化血管的功效。

22. 香菜

（1）嘌呤含量：20 毫克/100 克，碱度：★★。

（2）防治痛风关键点：低嘌呤、维生素 C、含钾。香菜的维生素 C 和维生素 A 的含量很高，能清除体内多余的自由基，减少游离的嘌呤量。香菜的钾元素含量也高，能平衡体内的电解质，促进尿酸盐的溶解。所以，香菜是非常适用于痛风患者食用。

（3）防治痛风吃法：香菜常做配菜，以增加菜品香味；亦可做凉菜、面和汤的调料。

（4）食用宜忌：香菜适用于消化不良、高血压、麻疹、脱肛患者。但是，其多食或久食，会耗气损神；口臭、胃溃疡等患者不宜食用；香菜不宜与黄瓜、动物肝脏同时食用。

(5)营养成分:每 100 克香菜中蛋白质 1.8 克,脂肪 0.4 克,糖类 6.2 克,膳食纤维 1.2 克,维生素 A 193 微克,维生素 C 48 毫克,钙 101 毫克,镁 33 毫克,磷 49 毫克,钾 272 毫克。

(6)食用宜忌:豆皮与香菜合用,香菜含有蛋白质、脂肪和多种维生素,与豆皮一起食用,可健脾胃、驱风寒,但痛风的急性发作期要慎食豆皮。猪肉与香菜不宜合用,香菜辛温,多食会耗气伤神;猪肉滋腻,助湿热而生痰,故两者不宜一起食用。

香菜土豆丝(总嘌呤含量<20 毫克)

【原　料】　土豆 200 克,香菜 20 克,蒜 3 瓣,辣椒油、食盐各适量。

【制　作】　将土豆去皮,切丝,泡水;香菜切长段;蒜切末。把土豆丝放沸水锅中焯约 2 分钟至熟,捞出,沥干水分,盛入碗里,放入食盐、蒜末、香菜、辣椒油,拌匀后装盘即成。

【功　效】　本道菜健脾利湿,宽肠通便,降糖降脂。能增强机体免疫力,适合痛风并发高血压患者食用。

23. 苋菜

(1)嘌呤含量:23.5 毫克/100 克,碱度:★★。

(2)防治痛风关键点:低嘌呤、高钾、含钙。苋菜富含钙质,对骨骼的生长有促进作用,可预防尿酸盐对骨骼的损害。苋菜还富含镁,镁元素可改善糖耐量,适用于痛风并发糖尿病患者食用。另外,苋菜中的叶酸能促进人体内脂肪氧化,将人体多余脂肪排出体外,有助于减肥。苋菜性寒凉,味甘,具有清热解毒、清肝利胆、补血止血、止泻、利尿除湿、通利二便等功效。

(3)防治痛风吃法:苋菜可炒食,也可煮汤。苋菜炒熟食用性味偏于平和,煮汤吃有清热通利作用。

(4)食用宜忌:苋菜适用于脾胃虚弱的高脂血症患者食用,不过苋菜性寒凉,最好不要多食。苋菜最好晚上吃,因为它含光敏性物质,出门后被太阳一晒,有可能患上植物日光性皮炎。

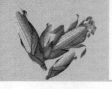

(5)营养成分:每 100 克苋菜中含蛋白质 2.8 克,脂肪 0.3 克,膳食纤维 2.2 克,糖类 2.8 克,胡萝卜素 2.11 毫克,维生素 A 0.352 毫克,维生素 B_1 0.03 毫克,维生素 B_2 0.12 毫克,烟酸 0.8 毫克,维生素 C 47 毫克,磷 59 毫克,铁 5.4 毫克,钾 340 毫克,钙 187 毫克,镁 38 毫克。

(6)食用宜忌:大米与苋菜合用,两者熬粥,具有清热止痢的功效,尤其适用于年老体虚者食用。常食可益脾胃、强身体。鸡蛋与苋菜合用,苋菜和鸡蛋含有丰富的矿物质,同食可以增强人体免疫功能。

苋菜鸡蛋(总嘌呤含量<60 毫克)

【原　料】　苋菜 200 克,蒜 5 瓣,鸡蛋 2 个,食盐、植物油各适量。

【制　作】　将苋菜择去老梗,冲洗干净;蒜捣成蒜蓉;鸡蛋打散,在热油锅中煸炒后盛出。炒锅大火烧热,放植物油至六成热,放入蒜蓉爆香,加入苋菜翻炒,放入鸡蛋接着翻炒,加入食盐,炒至苋菜变软后即成。

【功　效】　苋菜能清热解毒、明目利咽、瘦身美容。适用于痛风并发糖尿病、肥胖症患者食用。

24. 菜花

(1)嘌呤含量:25 毫克/100 克,碱度:★★★。

(2)防治痛风关键点:低嘌呤、维生素 C、钾、类黄酮。菜花含嘌呤低、含钾较高,同时也含丰富的维生素 C,能减少尿酸盐的生成,并有助于尿酸盐的溶解和排泄。另外,菜花所含的类黄酮能阻止胆固醇的堆积,膳食纤维则能吸收肠道中多余的胆固醇和脂肪,能防治痛风并发的高脂血症、肥胖症。

(3)防治痛风吃法:菜花可炒食。菜花茎营养丰富,最好不要扔掉。菜花不宜烹煮时间过长,以免造成维生素损失。

(4)食用宜忌:菜花适用于心脏病、卒中患者,但红斑狼疮、尿少或无尿者要忌食;菜花含少量的致甲状腺肿物质,需要通过食用碘盐来中和。

(5)营养成分:每 100 克菜花中含蛋白质 2.1 克,脂肪 0.2 克,糖类 4.6 克,膳食纤维 1.2 克,维生素 C 61 毫克,维生素 A 5 微克,磷 47 毫克,钙 23 毫克,镁 18 毫克,钾 200 毫克。

(6)搭配宜忌:玉米与菜花合用,菜花与补中健胃、除湿利尿的玉米搭配,可健脾益胃、补虚、助消化,还可延缓衰老。牛奶与菜花不宜合用,牛奶含钙丰富,而菜花所含的化学成分会影响人体对钙的吸收,降低牛奶的营养价值。

小炒菜花(总嘌呤含量<65 毫克)

【原　料】　菜花 200 克,胡萝卜 100 克,木耳 10 克,青蒜 20克,蒜、生抽、食盐、湿淀粉、植物油各适量。

【制　作】　将菜花洗净,切小朵,开水中焯一下;木耳泡软去蒂,撕小朵;胡萝卜切片,蒜切末,青蒜切段。锅上火,放植物油烧热,爆香蒜末,放入胡萝卜片炒至软,入菜花和木耳,大火煸炒,加适量生抽和水,10 分钟后放入青蒜,加入食盐调味,淋入湿淀粉勾芡即成。

【功　效】　此道菜能排毒减肥,提高机体免疫力。还可减少痛风、高血压、卒中的发病率。

25. 韭菜

(1)嘌呤含量:25 毫克/100 克,碱度:★★★★。

(2)防治痛风关键点:低嘌呤、强碱性、含钾。韭菜虽然嘌呤含量不高,钾含量却很丰富,有助于降低体内尿酸盐的含量,有益于已生成的尿酸盐溶解,但韭菜中含有大量的草酸,多食会诱发肾结石,而痛风患者肾脏脆弱,易因尿酸盐结晶而产生肾结石,故韭菜对痛风患者来说还是要慎食。韭菜性温,味甘辛,无毒,具有健脾提神、温肾阳、暖腰膝、散瘀解毒、活血止血、调和脏腑的功效。

(3)防治痛风吃法:韭菜可炒,可拌,也可做配料,做馅。初春

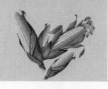

的韭菜品质最佳,晚秋次之,夏季最差。

(4)食用宜忌:韭菜适用于通便利尿、寒性体质者,能改善男子阳痿、女子痛经症状。但韭菜不宜消化且容易上火,所以阴虚火旺、有眼疾和胃肠虚弱者不宜食用韭菜。

(5)营养成分:每100克韭菜中含蛋白质2.4克,脂肪0.4克,糖类3.2克,膳食纤维1.4克,胡萝卜素1.41毫克,维生素B_1 0.02毫克,维生素B_2 0.09毫克,烟酸0.8毫克,钙42毫克,磷38毫克,铁1.6毫克,维生素C 24毫克,钾247毫克,钠8.1毫克。

(6)搭配宜忌:鸡蛋与韭菜合用,韭菜具有温补肝脏和助阳固精的功效;鸡蛋具有养心安神、补血、滋阴润燥的作用。两者搭配,既营养又美味。牛奶与韭菜不宜合用,韭菜中含有较多的草酸,能与牛奶中的钙结合,形成草酸钙,危害人体健康。

韭菜鸡蛋饼(总嘌呤含量<60毫克)

【原　料】　韭菜200克,鸡蛋2个,橄榄油、食盐各适量。

【制　作】　将韭菜洗净,切碎;鸡蛋加适量食盐,打散。平底锅上火烧热,倒入橄榄油,铺满锅底;倒入鸡蛋液,摊成圆形的蛋饼,将韭菜撒在还未凝固的蛋液上,待蛋饼能在锅内移动时,把蛋饼翻过来再煎约1分钟即成。

【功　效】　此道菜能清毒减脂,润肠通便,还能降低血脂。适用于痛风并发心脑血管病和高血压患者食用。

26. 豇豆

(1)嘌呤含量:25~75毫克/100克,碱度:★★。

(2)防治痛风关键点:膳食纤维、磷脂。豇豆所含的膳食纤维能促消化,排除体内毒素,便于脂肪的排泄。另外,豇豆的磷脂能促进胰岛素分泌,是糖尿病患者的理想食品,适合痛风并发糖尿病患者食用。

(3)防治痛风吃法:豇豆可炖、可炒,也可以焯熟后凉拌。豇豆不宜烹调过长时间,以免营养有所损失。

（4）食用宜忌：老少咸宜，尤其适合糖尿病、肾虚及妇科功能性疾病患者。气滞、便秘者不宜多食，因其嘌呤含量稍高痛风患者也不宜多食。

（5）营养成分：每 100 克豇豆中含蛋白质 2.7 克，脂肪 0.2 克，糖类 5.8 克，膳食纤维 1.8 克，维生素 C 18 毫克，维生素 E 0.65 毫克，钙 42 毫克，镁 1 毫克，磷 50 毫克，钾 145 毫克。

（6）搭配宜忌：冬瓜与豇豆合用，两者搭配不但能去燥消炎，美容润肤，更有消肿利尿，补肾益气的作用，对肾炎、腰痛和水肿症状有一定的疗效。木耳与豇豆合用，两者搭配能补肾止泻、凉血止血和降脂减肥，对高血压、高脂血症、糖尿病、心血管病有一定的防治作用。

姜汁豇豆（总嘌呤含量＜150 毫克）

【原　料】　豇豆 200 克，老姜 50 克，醋、食盐、香油适量。

【制　作】　将豇豆切成 5 厘米长的段，在沸水中焯熟；老姜切碎、捣烂，挤汁，与醋、食盐、香油一起调匀后浇在豇豆上即成。

【功　效】　此道菜具有健胃补肾、和五脏的功效，可补充机体必需营养素，提高身体抗病毒的能力。

27. 四季豆

（1）嘌呤含量：29.7 克/100 克，碱度：★★。

（2）治痛风关键点：胡萝卜素、皂苷类物质、膳食纤维。四季豆所含的维生素 E 与胡萝卜素，有抗氧化、防止细胞破损的功效，从而增加嘌呤的利用率，减少尿酸盐的生成。四季豆中的皂苷类物质能促进脂肪代谢；其所含的膳食纤维通便去脂，适用于肥胖的痛风患者。

（3）防治痛风吃法：四季豆可炖、可炒，也可以焯熟后凉拌，还可晒干制作干豆。四季豆一定要沸水焯透或热油炒熟，否则容易中毒腹泻。

（4）食用宜忌：老少皆宜，尤其适合减肥者、急性肠胃炎者、皮

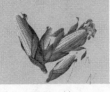

肤瘙痒者。腹胀者不宜多食;其嘌呤含量较高,痛风患者要慎食。

(5)营养成分:每 100 克四季豆中含蛋白质 2 克,脂肪 0.4 克,糖类 5.7 克,膳食纤维 1.5 克,胡萝卜素 210 微克,维生素 E 1.24 毫克,维生素 C 6 毫克,钙 42 毫克,镁 27 毫克,磷 51 毫克,钾 123 毫克。

(6)搭配宜忌:花椒粉与四季豆合用,四季豆中的维生素 K 能强化人体对花椒粉中钙的吸收,帮助血液正常代谢,促进骨骼生长。醋与四季豆不宜合用,四季豆中的类胡萝卜素能被醋破坏掉,从而使营养流失。

橄榄菜炒四季豆(总嘌呤含量<75 毫克)

【原　料】　四季豆 200 克,橄榄菜 30 克,食盐、植物油各适量。

【制　作】　将四季豆掐成段,锅里加水、食盐,将四季豆焯熟。炒锅上火,倒入植物油烧热,下入四季豆煸炒一会儿,加入适量的橄榄菜,炒匀至熟即成。

【功　效】　本道菜能开胃消食,明目养颜,促进机体排毒。适用于痛风并发高血压、心血管疾病患者食用。

28. 油菜

(1)嘌呤含量:30.2 克/100 克,碱度:★★。

(2)防治痛风关键点:碱性、维生素 C、含钾。油菜是钾含量较高的碱性食物,能促进尿酸的溶解,减少尿酸沉淀,防治尿酸性结石的形成。油菜的维生素 C、胡萝卜素含量丰富,能减少尿酸盐的生成,增强机体免疫力。油菜的膳食纤维能减少人体对脂类的吸收,适用于痛风并发高脂血症的患者。

(3)防治痛风吃法:油菜可炖、可炒,也可以焯熟后凉拌。但是,凉拌过夜后的熟油菜,会产生大量亚硝酸盐,易引发癌症,忌食。

(4)食用宜忌:老少皆宜,尤其适合产后瘀血腹痛的女性,以及便秘患者。但是,油菜性凉,滑利通肠,有泻下作用,故肠虚腹泻者过多食用会加重病情。

(5)营养成分:每 100 克油菜中含蛋白质 1.8 克,脂肪 0.5 克,糖类 3.8 克,膳食纤维 1.1 克,维生素 C 36 毫克,维生素 A 103 微克,钙 108 毫克,镁 22 毫克,磷 39 毫克,钾 210 毫克。

(6)搭配宜忌:鸡肉与油菜合用,两者同食,可强化肝脏,美化肌肤,非常适宜肥胖者及高血压、冠心病、脑血管病、骨质软化等患者食用。胡萝卜与油菜不宜合用,胡萝卜所含的维生素 C 分解酶会破坏油菜中的维生素 C,影响人体对维生素 C 的吸收。

浇汁小油菜(总嘌呤含量<80 毫克)

【原　料】　油菜心 200 克,枸杞子 10 克,葱丝、姜丝、蒜、生抽、白糖、熟白芝麻、植物油各适量。

【制　作】　将枸杞子温水泡发,洗净;油菜择洗干净,在开水中焯熟,凉开水中过凉,码在盘内。炒锅上火,倒入植物油烧热,爆香蒜片、葱丝、姜丝,加入白糖、生抽,调成味汁。将味汁淋在油菜上,撒上泡发的枸杞子和熟白芝麻即成。

【功　效】　油菜富含膳食纤维,能够防治便秘;还含有丰富的钙、铁和维生素 C、胡萝卜素,能吸附体内有毒物质,防癌抗癌。

29. 茼蒿

(1)嘌呤含量:33.4 克/100 克,碱度:★★★。

(2)防治痛风关键点;碱性、维生素 A、含钾。茼蒿维生素 A 含量很高,不仅能保护视力,也能清除体内的自由基,保护细胞,从而减少体内游离嘌呤。茼蒿通利小便,有利于尿酸盐的排泄。茼蒿还有助于脂肪的分解,适用于并发肥胖症、高血压的痛风患者。茼蒿中含有挥发油、胆碱等物质,能开胃、降压、补脑,对咳嗽、消化不良、记忆力减退、便秘、心血管疾病有辅助治疗作用。茼蒿性平,味辛,无毒,具有和脾胃、安心气、利二便、消痰饮之功效。

(3)防治痛风吃法:茼蒿可炒、可凉拌,凉拌茼蒿时加入蒜末,清淡爽口,润肠通便,低脂低热,还有开胃健脾和降压补脑的功效。

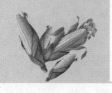

（4）食用宜忌：老少皆宜。能补脾胃，助消化，祛痰湿，适合高血压患者降血压、降血脂。但是，茼蒿性滑利，脾胃虚寒、便溏、腹泻者不宜食用，多食易引起气满腹胀。

（5）营养成分：每 100 克茼蒿中含蛋白质 1.9 克，脂肪 0.3 克，糖类 2.7 克，膳食纤维 2.2 克，胡萝卜素 1.5 毫克，维生素 A 252 微克，维生素 B_1 0.04 毫克，维生素 B_2 0.09 毫克，烟酸 0.6 毫克，维生素 C 18 毫克，钙 73 毫克，磷 36 毫克，铁 2.5 毫克，叶酸 114 微克，钾 220 毫克。

（6）搭配宜忌：蜂蜜与茼蒿合用，两者加水熬汤，有润肺化痰、止咳去热的功效，用于咳嗽、肺燥或痰浓稠等。马齿苋与茼蒿不宜合用，马齿苋性寒，味酸，能减少茼蒿中钙、铁的吸收，故两者不宜同食。

粉蒸茼蒿（总嘌呤含量＜90 毫克）

【原　料】　茼蒿 200 克，玉米面 100 克，食盐、葱、蒜、干辣椒各适量。

【制　作】　将葱、蒜切末，干辣椒切段；茼蒿洗净，稍晾干，把玉米面均匀裹在茼蒿上，加入食盐拌匀，放盘中入蒸锅蒸 10 分钟取出，把葱蒜末、干辣椒撒在茼蒿上，用烧热的植物油浇在上面拌匀即成。

【功　效】　此道菜能够调胃健脾、降压补脑，大量的膳食纤维能有效改善便秘。

30. 平菇

（1）嘌呤含量：25～75 毫克/100 克，碱度：★★★★。

（2）防治痛风关键点：碱性、膳食纤维。平菇是一种低脂肪、低糖、膳食纤维丰富的食物，有助于降低痛风患者体内尿酸盐含量、血脂含量，从而舒筋活络、瘦身消肿，改善痛风患者带来的不适症状。但是，平菇的嘌呤含量稍高，痛风患者不应过多食用。

（3）防治痛风吃法：平菇可以炒、烩、烧，其口感好、营养高。平菇与冬瓜炒菜,有助痛风患者体内尿酸盐的排泄,并能减肥消脂,控制血脂水平。

(4)食用宜忌:老少皆宜。平菇补虚,尤其适合体质虚弱、气血不足、营养不良者食用。

(5)营养成分:每100克平菇中含蛋白质1.9克,脂肪0.3克,糖类4.6克,膳食纤维2.3克,维生素C4毫克,硒1.07微克,钙5毫克,镁14毫克,磷86毫克,钾258毫克。

(6)搭配宜忌:猪肉与平菇合用,两者搭配,再适当加点料酒,有改善人体新陈代谢、增强体质之功效。牛肉与平菇合用,两者搭配,可提供丰富的蛋白质及多种维生素,常食能增强人体免疫力。

平菇蛋花汤(总嘌呤含量<80毫克)

【原　料】 平菇50克,鸡蛋2个,小青菜2棵,料酒、食盐、植物油各适量。

【制　作】 将平菇洗净,撕成条,略焯一下;鸡蛋加料酒、少许食盐搅匀;小青菜洗净。锅中倒入植物油烧热,下入青菜略炒,放入平菇,加适量水、食盐煮沸,然后倒入鸡蛋液,再煮沸即成。

【功　效】 此道汤膳食纤维丰富,开胃促消化,滋补强壮,利尿消肿,是老年人、痛风患者及心血管疾病、肥胖患者的保健食品。

31. 草菇

(1)嘌呤含量:26.7克/100克,碱度:★★★。

(2)防治痛风关键点:强碱、膳食纤维。草菇能在体内形成碱性环境,有助于尿酸的溶解。草菇含有的膳食纤维可促进肠蠕动,解除便秘,减少血糖的含量,对痛风并发糖尿病患者有利。

(3)防治痛风吃法:草菇可炒、可烧、可蒸等,适合于做汤或素炒。

(4)食用宜忌:老少皆宜。草菇能补脾益气、清暑热。适用于体质虚弱、高血压、糖尿病患者,经常食用能提高机体免疫力,解毒美容。但是,草菇性凉,脾胃虚寒者食用会加重病情。

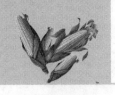

(5)营养成分:每 100 克草菇中含蛋白质 2.7 克,脂肪 0.2 克,糖类 4.3 克,膳食纤维 1.6 克,维生素 B_2 0.34 毫克,维生素 E 0.4 毫克,烟酸 8 毫克,钙 17 毫克,磷 33 毫克,钾 179 毫克。

(6)搭配宜忌:猪肉与草菇合用,炖猪肉的时候搭配些草菇,不但鲜香宜人,还有补脾益气的功效。冷水与草菇不宜合用,草菇的鲜香味只有用 80℃ 的热水才能释放出来,用冷水浸泡会使草菇的鲜香味大减。

彩椒草菇(总嘌呤合量＜80 毫克)

【原　料】　草菇 200 克,青、红、黄椒各半个,食盐、白糖、五香粉、香油、老抽、植物油各适量。

【制　作】　将草菇洗净切段,彩椒切小片,加入食盐和白糖腌至入味。锅上火,倒入植物油烧热,放入草菇,炒草菇至软,加入老抽、五香粉、彩椒片,出锅前滴几滴香油调味即成。

【功　效】　此道菜益气开胃、补肾滋阴、健脾胃,常吃可强正气、轻松肠胃、美容防衰老及增强人体防病能力。但是,草菇嘌呤含量稍高,痛风患者要少吃。

32. 竹笋

(1)嘌呤含量:53.6 克/100 克,碱度:★★。

(2)防治痛风关键点;碱性、含钾。竹笋是一种呈碱性、钾含量较丰富的食材,有助于尿酸盐的溶解和排泄。竹笋低脂肪、低淀粉,适用于肥胖的痛风患者。竹笋中所含的膳食纤维,能平稳血压,降低血脂,防治痛风并发高血压、高脂血症。不过,竹笋嘌呤含量稍高,痛风患者要少食,急性发作期则不宜食用。

(3)防治痛风吃法:竹笋吃法多样,单独烹调时有苦涩味,最好与肉共同烹制。烹调前先用开水焯一下,可去除竹笋中的草酸。

(4)食用宜忌:竹笋适宜食欲缺乏、胃口不开、胸闷、肥胖者食用。竹笋中含有草酸,会影响人体对钙的吸收,故儿童不宜多食;过敏者应忌食。

（5）营养成分：每100克竹笋中含蛋白质2.6克，脂肪0.2克，糖类3.6克，膳食纤维1.9克，维生素C 5毫克，磷64毫克，钙9毫克，镁1毫克，钾389毫克。

（6）搭配宜忌：鸡肉与竹笋合用，两者同食有利于暖胃、益气、补精、填髓，还具有低脂肪、低糖类、多纤维的特点，适合减肥的人群食用。胡萝卜与竹笋不宜合用，竹笋含有一些黄酮、植物甾醇等生物活性物质，与含有类胡萝卜素的胡萝卜搭配同食，会破坏类胡萝卜素，降低营养价值。

清炒竹笋（总嘌呤含量＜100毫克）

【原　料】　竹笋180克，香葱10克，鸡精、料酒、生抽、白糖、植物油各适量。

【制　作】　将竹笋用刀背拍松，切成4厘米长的段；香葱切成段。炒锅内加植物油烧至七成热，倒入竹笋段炒4分钟，放入料酒、生抽和白糖翻炒几下，再焖3分钟，加入鸡精，撒入葱花即成。

【功　效】　此道菜能排毒，减油脂，开胃促消化，适合肥胖的痛风患者，而且此菜还能抑制癌细胞产生，防止胰腺退化。

33．海带

（1）嘌呤含量：96.6克/100克，碱度：★★★★★。

（2）防治痛风关键点：强碱性、含钾、海带多糖。海带是一种强碱性食物，能为尿酸盐的溶解创造良好环境。另外，海带钾含量较高，能增加尿酸的排泄。海带特有的海带多糖，能明显降低血糖，是一种适合痛风并发糖尿病患者的保健食品。但是，海带嘌呤含量稍高，不宜多食。

（3）防治痛风吃法：海带可凉拌、荤炒、煲汤。

（4）食用宜忌：尤其适合内分泌失调的女性、发质差者及心脑血管疾病患者。但是，孕妇和哺乳期的母亲不宜多吃，甲状腺功能亢进者忌食；且吃海带后不应立即喝茶，也不宜吃葡萄、山楂等酸味水果。

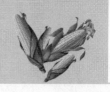

（5）营养成分：每 100 克海带中含蛋白质 1.1 克，脂肪 0.1 克，糖类 3 克，膳食纤维 0.9 克，维生素 B_2 0.1 毫克，钙 241 毫克，镁 25 毫克，磷 22 毫克，钾 222 毫克。

（6）搭配宜忌：冬瓜与海带合用，冬瓜有益气强身、延年益寿、美容减肥的功能，与海带搭配，可清热利尿，去脂降压。柿子与海带不宜合用，海带富含钙，与含鞣酸较多的柿子一起食用，钙与鞣酸结合成沉淀物，降低食物的营养价值。

香辣海带丝（总嘌呤含量＜110 毫克）

【原　料】　海带丝 100 克，辣椒、小葱、花椒、蒜、食盐、白糖、香油、植物油各适量。

【制　作】　将干海带丝泡发；小葱、蒜切末。锅中倒入植物油，油烧热后加入花椒，等油温稍降时加入辣椒、蒜末、食盐和白糖，再加入海带丝搅拌均匀后撒入葱末、香油调和即成。

【功　效】　此道菜能促进体内胆固醇的排泄，降低放射性物质在体内的积累，增加钙质的吸收。

34. 银耳

（1）嘌呤含量：98.9 克/100 克，碱度：★★。

（2）防治痛风关键点：高钾、膳食纤维、银耳多糖。银耳的嘌呤含量稍高，急性发病期的痛风患者要少食。但是，银耳钾含量高，又是碱性食物，有助于尿酸的溶解和排泄。而且，银耳膳食纤维丰富，能减少机体对脂肪的吸收，有助减肥。另外，银耳所含的银耳多糖，能促进骨髓的造血功能，增强身体抵抗力，以对抗多种痛风并发症的发生。

（3）防治痛风吃法：银耳主要以煲汤、煮粥为主，与冰糖、山楂和大米搭配煮粥，可滋阴生津、补虚益气。适用于并发高血压、高脂血症的痛风患者食用。

（4）食用宜忌：老少皆宜，尤其适合肿瘤、高血压患者及爱美人士，银耳能清肺热，但体内有风寒者忌食。

（5）营养成分：每 100 克银耳中含蛋白质 10 克，脂肪 1.4 克，糖类 67.3 克，膳食纤维 30.4 克，钙 36 毫克，磷 369 毫克，钾 1 588 毫克，锌 3.03 毫克，硒 2.95 微克。

（6）搭配宜忌：木耳与银耳合用，银耳补肾润肺、生津提神；木耳益气润肺、养血美容。两者同食，对久病体弱，肾虚腰背痛辅助治疗效果很好。菠菜与银耳合用，银耳清肺热、益气补脾，菠菜则含有丰富的维生素、铁、钙等营养元素。两者炖汤，可滋阴润燥、补气利水。

银耳雪梨汤（总嘌呤含量＜80 毫克）

【原　料】　雪梨 1 个，银耳 15 克，冰糖适量。

【制　作】　将雪梨洗净，切块；银耳水泡发，去蒂，洗净，撕成小朵。锅置火上，加适量水，放入雪梨块和银耳，加入冰糖煮沸，撇去浮沫，用小火熬 10 分钟即成。

【功　效】　此汤营养丰富，滋阴养肺，能壮筋骨，长期食用可以美容瘦身，有利于控制血液内尿酸盐的含量。

（四）水 产 类

水产品包括鱼虾、蟹贝，种类繁多，营养丰富。很多人认为患上痛风，鱼肉、海鲜再也不能品尝了，实际上并非如此。水产类能补充多种人体所需的氨基酸、矿物质和维生素，可增强痛风患者的免疫力，更能强身壮骨，而且还能缓解高脂血症、高血糖带来的不适症状。痛风患者也可以吃海鲜，但是要吃对，要控制食量。

海蜇皮、海参的嘌呤含量很低，在痛风急性发作期也可适量食用。痛风间歇性、缓解期，痛风患者的选择更多，草鱼、鲫鱼、比目鱼、鲈鱼、鲤鱼、梭鱼、刀鱼、鳗鱼、黄鳝、鱼丸、香螺均可适量食用，连鲢鱼、鱼翅也可以适量食用。当然，还有很多水产品是不能食用的，例如，鱼类有沙丁鱼、鱼干、鱼皮、凤尾鱼、乌鱼、鲢鱼、吻仔鱼、带鱼、鲳鱼、鲨鱼；贝类有蛤蜊、牡蛎、蚬子、淡菜、干贝；虾类有小

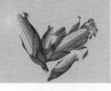

虾、虾米、草虾、金钩虾（以下食物按嘌呤含量由低至高为序）。

1. 海参

（1）嘌呤含量：4.2 毫克/100 克，碱度：★★★★★。

（2）防治痛风关键点：低嘌呤、海参蛋白、海参黏多糖。海参低嘌呤、高蛋白、低脂肪、低胆固醇，其所含的海参蛋白能生血养血，促进钙质吸收，是天然的补钙佳品，可防治骨质疏松。其所含的海参黏多糖能增强痛风患者抗病能力，还能防治痛风并发高脂血症、糖尿病等。

（3）防治痛风吃法：海参可凉拌、煮粥、炒食、红烧和煲汤。夏天进补的最好方法是凉拌。购买海参时要选择干燥的，以免变质；烹调海参时不宜加醋。

（4）食用宜忌：海参含有硫酸软骨素，能延缓肌肉衰老，适合老年人进补。另外，海参低脂肪、低胆固醇，适合高血压、冠心病、肝炎患者。但是，海参性滑利，脾胃虚弱、经常腹泻者忌食。

（5）营养成分：每 100 克海参中含蛋白质 16.5 克，脂肪 0.2 克，糖类 2.5 克，胆固醇 51 克，钙 285 毫克，镁 149 毫克，钠 502.9 毫克，钾 43 毫克。

（6）食用宜忌：木耳与海参合用，两者搭配同食，可滋阴养血、润燥滑肠，适用于产妇血虚津亏、大便燥结者。醋与海参不宜合用，酸性环境会让海参中的蛋白质分子出现不同程度的凝集和紧缩。因此，烹制时不宜加入醋。

海参木耳汤（总嘌呤含量＜200 毫克）

【原　料】　海参、木耳、猪瘦肉各 100 克，银耳 50 克，大枣 40克，香油、食盐、生姜各适量。

【制　作】　将海参洗净，切片；猪瘦肉洗净，切小块；木耳、银耳泡发；大枣洗净。把所有食材倒入砂锅内煲汤，煲 30～50 分钟后，放入香油、食盐和生姜煲 5 分钟后即成。

【功　效】　此道菜补血养精，滋阴补肾，补钙强身，增强免疫力,还能延缓衰老。

2. 海蜇皮

(1)嘌呤含量:9.3毫克/100克,碱度:★★。

(2)防治痛风关键点:低嘌呤、低脂肪、含碘。海蜇皮的嘌呤含量很低,含有多种营养成分,其中的活性肽有降压作用。另外,其含有一种类似乙酸胆碱的物质,可扩张血管,能降低血压。海蜇皮脂肪含量很少,痛风患者食用可减肥瘦身。另外,海蜇皮是补碘的理想食材,碘参与能量代谢,促进体格和神经系统发育,是不可缺少的"智慧元素"。

(3)防治痛风吃法:海蜇皮的烹调方法中以凉拌为主。新鲜海蜇不宜食用,其含有毒素,能引起细菌性食物中毒。

(4)食用宜忌:从事纺织、粮食加工等与粉尘接触较多的工作人员应常吃海蜇皮,可以去积尘,洗肠胃。海蜇皮性凉,脾胃虚寒者不宜食用。另外,海蜇皮富含碘,甲状腺功效亢进者食用,会加重病情。

(5)营养成分:每100克海蜇皮中含蛋白质3.7克,脂肪0.3克,糖类3.8克,胆固醇8克,钙150毫克,碘132微克,钠325毫克,钾160毫克。

(6)搭配宜忌:荸荠与海蜇皮合用,海蜇皮清热滋阴、软坚化痰,荸荠清热生津、凉血解毒,两者搭配,可清热生津、滋养胃阴。芝麻与海蜇皮合用,芝麻富含脂肪、蛋白质和多种维生素,与海蜇皮同食,可提供全面而丰富的营养,还可润肠通便。

凉拌海蜇皮(总嘌呤含量<30毫克)

【原　料】　海蜇皮200克,黄瓜50克,醋、白糖、食盐,香油、甜椒各适量。

【制　作】　将海蜇皮浸泡8小时,洗净,切丝,热水略烫,沥干放凉;黄瓜洗净,切丝;把醋、白糖、食盐、香油调成小料。海蜇皮装盘,放上黄瓜丝,浇上小料即成(可用甜椒做装饰)。

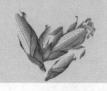
【功　效】　此道菜能为机体补充碘元素,也可防治阴虚肺燥、高血压、大便燥结等病症。

3. 海藻

(1)嘌呤含量:44.3毫克/100克,碱度:★★★。

(2)防治痛风关键点:膳食纤维、含钙。海藻属于高蛋白、低脂肪、低热能食物,而且富含膳食纤维,能吸附体内毒素,并产生饱腹感从而减少进食量,非常适合痛风患者控制体重。海藻富含硼和钙元素,有助于骨骼的愈合,维持骨密度,有助于痛风患者保护骨骼强健。另外,海藻含有的烟酸、维生素C、蛋氨酸、组氨酸能防治痛风并发高血压、高脂血症等。但是,海藻嘌呤含量略高,痛风患者在急性发作期应少吃或不吃。

(3)防治痛风吃法:海藻可凉拌,做汤或做粥。

(4)食用宜忌:海藻适宜淋巴结节、甲状腺肿大、睾丸肿痛的患者食用,适宜痛风并发高血压、高脂血症、动脉硬化及肥胖患者食用。但是,脾胃虚弱、慢性腹泻患者忌食,服用甘草时忌食海藻。

(5)营养成分:每100克海藻中含蛋白质3.7克,脂肪0.3克,糖类3.8克,胆固醇8克,钙150毫克,钠325毫克,钾160毫克。

(6)搭配宜忌:海带与石花菜及海藻合用,三者同食具有清热解毒、化痰散结之功效。

海藻绿豆粥(总嘌呤含量<100毫克)

【原　料】　大米100克,糯米80克,绿豆50克,海藻20克。

【制　作】　将海藻用清水浸泡15分钟,洗去表面浮盐,切碎;大米、糯米、绿豆洗净,放入锅中,大火煮沸后改用小火,煮至大米、糯米和绿豆熟软,加入海藻,再煮5分钟即成。

【功　效】　此款粥能清热祛火、利水祛湿、养颜排毒、强健骨骼,还能增强免疫力,并有降血压、降血脂的功效。

4. 鲈鱼

(1)嘌呤含量:50～75毫克/100克,碱度:★★★。

（2）防治痛风关键点：蛋白质、不饱和脂肪酸。鲈鱼含有丰富的蛋白质、矿物质及多种维生素，脂肪含量低，产生热能少，是一种既补身、又不会造成营养过剩而导致肥胖的营养佳品。鲈鱼含有的不饱和脂肪酸，能降低体内血脂浓度，清理血栓，还能补脑健脑，减缓关节炎不适症状。

（3）防治痛风吃法：鲈鱼肉质白嫩、清香，没有腥味，肉为蒜瓣形，最宜清蒸、红烧或炖汤。

（4）食用宜忌：鲈鱼老少咸宜，尤其适合术后需要伤口愈合的患者、铜元素缺乏症患者、肝肾不足者及安胎的孕妇。不过，皮肤病、疮肿患者多食会发疮，痛风患者多食会使体内尿酸盐含量升高，容易形成结石。

（5）营养成分：每 100 克鲈鱼中含蛋白质 18.6 克，脂肪 3.4 克，胆固醇 86 克，镁 37 毫克，钙 138 毫克，磷 242 毫克，钠 144.1 毫克，钾 205 毫克，锌 2.8 毫克，硒 33 微克。

（6）搭配宜忌：南瓜与鲈鱼合用，南瓜中富含类胡萝卜素，与鲈鱼中的维生素 D 搭配食用，可辅助预防感冒。奶酪与鲈鱼不宜合用，奶酪味酸性寒，鲈鱼富含蛋白质，两者同食，易使人消化不良而导致腹泻。

清蒸鲈鱼（总嘌呤含量＜400 毫克）

【原　料】　鲜鲈鱼 1 条，香菜、姜片、葱丝、食盐、料酒、酱油各适量。

【制　作】　将鲈鱼去内脏，洗净，控净水放入蒸盘内；姜片、葱丝放鱼盘中，加入食盐、酱油、料酒；香菜择洗干净，切段。把蒸锅中水煮沸后放入鱼盘，大火蒸 8～10 分钟，取出拣出姜片、葱丝，撒上香菜段即成。

【功　效】　鲈鱼性温，有补中益气、滋阴润肺、开胃健食、催乳等功效。

107

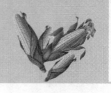

5. 螃蟹

（1）嘌呤含量：81.6毫克/100克，碱度：★★★。

（2）防治痛风关键点：蛋白质、维生素 A、维生素 D。螃蟹营养十分丰富，蛋白质含量比猪肉、鱼肉都要高出几倍，钙、磷、铁的含量也较高。蟹中含有丰富的维生素 A 和维生素 D，能促进钙、磷的吸收和储存，维持骨骼的正常发育，能明目，抑制肿瘤生长。

（3）防治痛风吃法：螃蟹味道鲜美，可用来蒸、煮、炸或制成馅。煮食螃蟹时，最好加入一些紫苏叶、生姜，可减其寒性。不可食死蟹、生蟹、存熟蟹。螃蟹嘌呤含量较高，痛风患者要少量食用。

（4）食用宜忌：螃蟹性寒，脾胃虚寒、消化道炎症者忌食；体质过敏、心血管病患者忌食，因易引起旧病复发。

（5）营养成分：每100克螃蟹中含蛋白质17.5克，脂肪2.6克胆固醇267克，磷182毫克，钙126毫克，钠193.5毫克，钾181毫克，维生素 A 389微克。

（6）搭配宜忌：茶叶与螃蟹不宜合用，茶叶中的单宁酸与螃蟹中的蛋白质易凝结，而使肠道蠕动变慢，甚至造成便秘。因此，两者不可同食。火腿与螃蟹不宜合用，火腿中所含的维生素 B_1，会被鲜蟹中的维生素 B_1 分解酶破坏，两者同食，易导致营养流失。

姜葱螃蟹（总嘌呤含量＜450毫克）

【原 料】 螃蟹500克，料酒、食盐、胡椒粉、葱段、姜末、淀粉、香油、植物油各适量。

【制 作】 将上述辅料加水调成汤汁，留一些葱段，螃蟹切成块。锅上火，倒入植物油烧热后放入螃蟹，稍炸捞出；锅内留底油，下葱段，倒入螃蟹，烹入料酒，迅速盖上锅盖稍焖，倒入调好的汤汁，翻炒出锅即成。

【功 效】 此道菜能清热解毒、补骨添髓、滋肝补阴、强身健体，但嘌呤含量稍高，痛风患者要少吃。

6. 鳝鱼

（1）嘌呤含量：92.8毫克/100克，碱度：★★★。

（2）防治痛风关键点：蛋白质、维生素A、卵磷脂。鳝鱼脂肪含量低，营养丰富，食用者不用担心增加脂肪含量。鳝鱼的钙、铁含量在淡水鱼中居首位，能补钙补血，保证骨质健康。鳝鱼含有较多的维生素A，可以预防视力减退，增强免疫力，促进骨骼强壮。但是，鳝鱼嘌呤含量较高，痛风患者应少吃。

（3）防治痛风吃法：鳝鱼可炒食，也可煲汤。小暑前后一个月的鳝鱼最具滋补作用，味道也最为鲜美。

（4）食用宜忌：鳝鱼要现杀现烹，不可食用死鳝鱼。死鳝鱼体内组氨酸会转化为有毒物质，易引起中毒。鳝鱼是发物，有顽疾宿病者应慎食。

（5）营养成分：每100克鳝鱼中含蛋白质18克，脂肪1.4克，胆固醇126克，磷206毫克，钙42毫克，钠70.2毫克，钾263毫克，维生素A 50微克。

（6）搭配宜忌：青椒与鳝鱼合用，鳝鱼含蛋白质、磷、铁等成分，与青椒搭配，可补充维生素和膳食纤维，营养更加全面。莲藕与鳝鱼合用，两者同食，可保持酸碱平衡，对身体有较高的滋养功效。

栗子鳝鱼煲（总嘌呤含量＜200毫克）

【原　料】　鳝鱼200克，栗子50克，生姜、食盐、料酒各适量。

【制　作】　将鳝鱼宰杀，去内脏，洗净后用热水烫去黏液，切段，放入食盐、料酒拌匀；栗子洗净，去壳；生姜洗净，切片。将鳝鱼段、栗子、姜片一同放入锅内，加适量水用大火煮沸后，改用小火再煲1小时，加入食盐调味即成。

【功　效】　此道菜能补虚祛寒、通血脉、利筋骨，能使身体强健、面色红润，也能削弱强劳动带来的疲劳。痛风患者可每次少量食用。

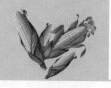

7. 鳕鱼

(1)嘌呤含量:100～150毫克/100克,碱度:★★★。

(2)防治痛风关键点:蛋白质、不饱和脂肪酸、含镁。鳕鱼蛋白质含量高,易吸收,是体虚、瘦身者的理想选择。鳕鱼富含不饱和脂肪酸,能降低血液黏稠度,预防卒中;其所含的不饱和脂肪酸能够润滑关节,缓解关节炎症状。鳕鱼还含有丰富的镁元素,对心血管系统有很好的保护作用,有利于预防痛风并发症。

(3)防治痛风吃法:鳕鱼可清蒸,也可炖汤食用。但是,鳕鱼热能较高,嘌呤含量也很高,痛风及尿酸过高患者不可食用过多。

(4)食用宜忌:鳕鱼低脂肪、高蛋白,而且刺少,是适合老年人和儿童食用的营养食品。其含有儿童发育必需的多种氨基酸,更适合儿童食用。

(5)营养成分:每100克鳕鱼中含蛋白质20.4克,脂肪0.5克,糖类0.5克,胆固醇114克,钙42毫克,磷150毫克,钠130.3毫克,钾321毫克,镁84毫克。

(6)搭配宜忌:草菇与鳕鱼合用,草菇富含维生素C,与营养丰富的鳕鱼搭配,对心血管系统有很好的保护作用。西蓝花与鳕鱼合用,两者同食具有增强身体免疫力、补虚强身、补脑健脑的功效。

柠檬煎鳕鱼(总嘌呤含量＜200毫克)

【原　料】　鳕鱼100克,柠檬1个,鸡蛋清、食盐、淀粉各适量。

【制　作】　将鳕鱼洗净,切块,加食盐腌制片刻,挤入少许柠檬汁;鳕鱼块裹上鸡蛋清和淀粉。锅内放植物油烧热,放入鳕鱼煎至金黄色,将多余的油挤出来,装盘时点缀柠檬片即成。

【功　效】　此道菜营养丰富,能够活血祛瘀、补血止血、清热消炎,有助于青少年发育成长;也能有效降血糖、降血压。

8. 鳗鱼

(1)嘌呤含量:113.1毫克/100克,碱度:★★★。

(2)防治痛风关键点:维生素A、维生素E、不饱和脂肪酸。鳗鱼富含蛋白质,其所含的丰富维生素 A 能明目去翳,维持骨骼正常发育。维生素 E 含量较高,能清除体内自由基,保护细胞,增强机体活力。鳗鱼还富含不饱和脂肪酸,可起到降低血脂的作用,同时也降低心血管疾病发病率。

(3)防治痛风吃法:鳗鱼分为河鳗和海鳗,海鳗的嘌呤含量比河鳗高,痛风患者最好选择河鳗。鳗鱼可做成料理食用,也可烧菜或者烤食。

(4)食用宜忌:鳗鱼含有多种营养成分,具有补虚养血等功效,特别适合老年人、体弱者食用,可补虚养血。缺钙者食用鳗鱼能使血钙增加,对水产品过敏及慢性疾病者忌食鳗鱼。

(5)营养成分:每 100 克鳗鱼中含蛋白质 18.6 克,脂肪 10.8克,胆固醇 177 克,磷 248 毫克,钙 42 毫克,钠 58.8 毫克,钾 207毫克,维生素 E 3.6 毫克。

(6)搭配宜忌:山药与鳗鱼合用,两者搭配同食,可补中益气、温肾止泻,对肾虚所致的五更泄泻尤佳。

鳗鱼手卷(总嘌呤含量＜180 毫克)

【原　料】　寿司饭 100 克,烤鳗鱼 1 块,海苔 1 张,紫苏叶、鳗鱼酱、苦苣苗、芥末各适量。

【制　作】　将烤鳗鱼放入烤箱烤至香脆,切条;海苔切成两半。在海苔一角铺上少许寿司饭,压紧;饭上铺紫苏叶,挤少许芥末,摆上烤鳗鱼条、苦苣苗;卷紧成圆锥形,淋上鳗鱼酱即成。

【功　效】　此道菜富含人体必需氨基酸、矿物质和维生素,能补钙补碘,补血补气,排出体内毒素,使身体保持旺盛的精力。

9. 鲤鱼

(1)嘌呤含量:137.1 毫克/100 克,碱度:★★★。

(2)防治痛风关键点:不饱和脂肪酸、含钾。鲤鱼是一种高蛋白,易吸收,能为机体补充营养,而且低热能,不会产生多余脂肪,有助于减肥。鲤鱼的脂肪多为不饱和脂肪酸,能很好地降低胆固

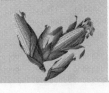

醇,可以防治痛风并发动脉硬化、冠心病。另外,鲤鱼可利水消肿,便于尿酸盐的排出。但是,鲤鱼嘌呤含量高,痛风患者要少食或慎食。

(3)防治痛风吃法:鲤鱼清蒸、红烧、煮汤均可。用盐水浸泡或涂些黄酒在鲤鱼身上,能去掉鲤鱼的腥味。

(4)食用宜忌:鲤鱼可利水消肿,尤其适宜肾炎水肿、肝硬化腹水及其他水肿患者食用。鲤鱼是发物,凡患有恶性肿瘤、淋巴结核、支气管哮喘、荨麻疹、皮肤湿疹等患者均忌食。

(5)营养成分:每 100 克含鲤鱼中含蛋白质 17.6 克,脂肪 4.1克,糖类 0.5 克,胆固醇 84 克,钙 50 毫克,钠 53.7 毫克,钾 334毫克。

(6)搭配宜忌:白菜与鲤鱼合用,两者搭配营养丰富,含有丰富的蛋白质、糖类、维生素 C 等多种营养素。甘草与鲤鱼不宜合用,鲤鱼和甘草性味相反,一起食用对身体健康不利,且甘草不宜与任何鱼类搭配食用。

冬瓜鲤鱼汤(总嘌呤含量<200 毫克)

【原　料】　鲤鱼 1 条,冬瓜 200 克,食盐、料酒各适量。

【制　作】　将鲤鱼宰杀,洗净,在肉厚处划几刀至胸骨;冬瓜去皮,洗净,切成条。炒锅烧热后加入植物油,烧至油冒烟时下入鲤鱼,两面煎至金黄色,烹入料酒,加入冬瓜条和适量水,煮 8～10分钟至熟,待汤浓白时加入食盐调味即成。

【功　效】　此道汤具有补脾健胃、利水消肿、通乳、清热解毒的功效,适合体虚气虚、肾炎水肿患者,也适宜孕期进补。

10. 草鱼

(1)嘌呤含量:140.2 毫克/100 克,碱度:★★。

(2)防治痛风关键点:含硒、不饱和脂肪酸。草鱼能补充人体必需氨基酸,是一种温中补虚养生食品。草鱼含有丰富的硒,能增强人体免疫力,促进维生素 C、维生素 E 的吸收,清除体内自由基,减少细胞受损率,草鱼富含不饱和脂肪酸,是心血管病患者的理想选择。

(3)防治痛风吃法:将草鱼与油条、蛋、胡椒粉同蒸,可明目益眼,温补健身。草鱼嘌呤含量较高,痛风患者要慎食,而且不能喝鱼汤。

(4)食用宜忌:老少皆宜,尤其适宜胃寒体质、久病虚弱、头痛患者。草鱼的维生素 A、维生素 C 含量很高,有利于肝、肾功能。

(5)营养成分:每 100 克草鱼中含蛋白质 16.6 克,脂肪 5.2克,胆固醇 86 克,磷 203 毫克,锌 9 微克,维生素 A 11 微克,维生素 E 2 毫克,钠 46 毫克,钾 312 毫克。

(6)搭配宜忌:鸡蛋与草鱼合用,草鱼含有丰富的不饱和脂肪酸,鸡蛋富含优质蛋白质,搭配食用适合老年人温补强身。含鞣酸过多的水果与草鱼不宜合用,鱼肉若与含鞣酸过多的水果如葡萄、柿子、山楂、橘子等同食,会使蛋白质变性,亦会生成鞣酸钙,降低食物的营养价值。

草鱼豆腐(总嘌呤含量<400 毫克)

【原　料】　草鱼 210 克,豆腐 100 克,青蒜 25 克,料酒、酱油、白糖、食盐、植物油各适量。

【制　作】　将草鱼切段,豆腐切小块,青蒜切段。锅上火,倒入植物油烧热,放鱼段煎炸,加入料酒、酱油、白糖和适量水,小火焖煮,鱼入味后,放入豆腐块,大火煮沸,改用小火焖煮,待豆腐浮起,放入青蒜后加入食盐调味即成。

【功　效】　草鱼豆腐能补充蛋白,补钙强身,美肤瘦身,经常食用能降压去脂。

11. 鲫鱼

(1)嘌呤含量:187 毫克/100 克,碱度:★★★。

(2)防治痛风关键点:含钾、不饱和脂肪酸。鲫鱼蛋白质含量高,而且易于人体吸收,是良好的蛋白质来源。鲫鱼钾含量高,钠

113

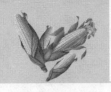

含量低,有助于体内电解质平衡,使尿酸盐容易溶解,并增加排出量。鲫鱼所含的不饱和脂肪酸不仅能减肥,还可以防治高血压、高脂血症,使人延年益寿。

(3)防治痛风吃法:鲫鱼可做粥、做汤,还可以做小吃。鲫鱼嘌呤含量稍高,痛风患者应少食,且不宜喝汤。

(4)食用宜忌:鲫鱼尤其适合慢性肾炎水肿、肝硬化腹水、营养不良等水肿者食用。另外,鲫鱼鱼子中胆固醇含量较高,高脂血症、高血压患者不宜食用。

(5)营养成分:每 100 克鲫鱼中含蛋白质 17.1 克,脂肪 2.7克,糖类 3.8,胆固醇 130 克,钙 79 毫克,钠 41.2 毫克,钾 290毫克。

(6)搭配宜忌:白萝卜与鲫鱼合用,白萝卜炖鲫鱼,不但味道鲜美,而且可以祛病益寿。芥菜与鲫鱼不宜合用,芥菜与鲫鱼一起吃,会产生某些刺激性物质,进入肺、肾易诱发水肿。

木瓜莲子煲鲫鱼(总嘌呤含量＜300 毫克)

【原　料】　木瓜、鲫鱼各 200 克,莲子 10 克,食盐、生抽各适量。

【制　作】　将鲫鱼洗净,去内脏,慢火稍煎至微黄;莲子洗净,浸泡后去心;木瓜洗净,去皮,切块。鲫鱼、莲子、木瓜放入砂锅内,加适量水,用大火煮沸,改用小火煮 2 小时,加入食盐、生抽即成。

【功　效】　此道汤能补虚补气、健脾养胃、清心润肺,能消水肿、利小便,也能清热解毒,增强身体抵抗力。痛风患者少量食肉,不宜喝汤。

(五)肉、蛋、奶类及其制品

痛风患者可以吃肉的,缺少了动物类蛋白质的摄入,反而会导致机体免疫力和修复力下降。痛风急性发作期可以选择猪血、鸭血等少数几种肉类,但在间歇性期间就有很多选择,鸡、鸭、鹅肉,猪、牛、羊肉,狗、兔、鹿肉,鸽肉、鹌鹑肉都可以少量进食。当然,也有一些必须要远离的,即各禽畜的肝、肠、肚、胃、肾、脑、胰等。

不管怎样,痛风患者吃肉要受到限制,幸好还有蛋类和牛奶提供蛋白质的供给,成为痛风患者最适宜的营养补充剂。它们的嘌呤含量非常低,而且营养丰富,痛风患者每日 1 个鸡蛋、2 瓶牛奶就可满足身体需求,即使荤菜吃得少,也不会营养不良(以下食物按嘌呤含量由低至高为序)。

1. 牛奶

(1)嘌呤含量:1.4 毫克/100 克,碱度:★★。

(2)防治痛风关键点:低嘌呤、碱性。牛奶含有人体所需的多种氨基酸,基本不含嘌呤,在人体中可产生碱性环境,有利于尿酸盐的溶解,是痛风患者理想的天然食品。牛奶大致分为全脂、低脂或脱脂 3 种,痛风患者常并发高脂血症,所以最好选择脱脂牛奶。牛奶味甘,性平,具有补虚羸、益肺气、润皮肤、解毒热、润肠道、通便等功效。

115

(3)防治痛风吃法:最好不要空腹喝牛奶,应先吃一些面包或馒头类的含糖类的食物,有利于人体对蛋白质的吸收。袋装牛奶可加热饮用,但不要煮沸。

(4)食用宜忌:老少咸宜,尤其适合营养不良、失眠、工作压力大者。但不要饮用刚刚挤出的牛奶,因其含有对人体有害的细菌。另外,乳糖不耐受者肠道内缺乏乳糖酶,不能分解牛奶中的乳糖,饮用牛奶后会发生腹泻、腹胀,可以改喝酸奶,但酸奶要少吃慎食。牛奶煮沸过程中若发现颜色变化,说明有不同菌种污染;如有沉淀变质的牛奶不可食用。

(5)营养成分:每 100 克牛奶中含蛋白质 3 克,脂肪 3.2 克,糖类 3.4 克,钙 104 毫克,磷 73 毫克,铁 0.3 毫克,锌 0.42 毫克,维生素 A 24 微克,维生素 B_1 0.03 毫克,维生素 B_2 0.14 毫克,烟酸 0.1 毫克,维生素 E 0.21 毫克,钠 37.2 毫克,钾 109 毫克。

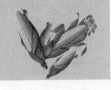

（6）搭配宜忌：杧果与牛奶合用，杧果含类胡萝卜素，与含有维生素 D 的牛奶，两者搭配，榨汁同饮，能保护眼睛、防癌、抗老化。牛奶与滋补中药不宜合用，两者同食会产生不良的刺激或过敏反应。

牛奶葡萄汁（总嘌呤含量＜50 毫克）

【原　料】　牛奶 500 毫升，葡萄汁 250 毫升，白糖适量。

【制　作】　将洗净的葡萄入锅内，加适量水煮沸，加入白糖调味，晾凉后，装入容器内，再加入煮沸的牛奶，搅拌均匀即成。

【功　效】　强筋健体，降低尿酸。适用于各型痛风患者。

2. 皮蛋

（1）嘌呤含量：皮蛋白 2 毫克/100 克，皮蛋黄 6.6 毫克/100 克，碱度：★★★。

（2）防治痛风关键点：低嘌呤。皮蛋的营养成分与一般的蛋很相近，营养丰富，嘌呤含量很低，有助于痛风患者控制血尿酸的含量。另外，皮蛋经过强碱的作用，蛋白和油脂分离，人体更易吸收，而且胆固醇含量减少了。

（3）防治痛风吃法：皮蛋的吃法主要有煮粥、做汤和凉拌 3 种。皮蛋皮里面还含有铅，最好去壳蒸煮后食用。

（4）食用宜忌：皮蛋含重金属铅，儿童不宜食用。皮蛋的钠含量很高，对高血压患者不利；皮蛋还不宜与甲鱼、李子、红糖同食。

（5）营养成分：每 100 克皮蛋中含蛋白质 14.2 克，脂肪 10.7 克，糖类 4.5 克，胆固醇 608 毫克，钠 542.7 毫克，钾 152 毫克。

（6）搭配宜忌：姜末与醋及皮蛋合用，凉拌皮蛋时配以姜末和醋，不仅美味爽口，还能清热消炎、养心安神、滋补健身。李子与皮蛋不宜合用，两者同食，有损五脏。

上汤娃娃菜（总嘌呤含量＜50 毫克）

【原　料】　娃娃菜 400 克，皮蛋 2 个，大枣 5 枚，青椒、红椒、枸杞子、蒜、姜、葱、食盐、湿淀粉、植物油各适量。

【制　作】　将皮蛋剥壳切成瓣；大枣、枸杞子洗净,泡发;娃娃菜切成两半;青红椒去蒂、子,切块。锅上火,倒入植物油烧热,炒香葱、姜、蒜,倒入青红椒块,加适量水、大枣和枸杞子煮沸,放入皮蛋和娃娃菜拌匀,加盖以中小火煮至娃娃菜变软,加入食盐、湿淀粉勾芡即成。

【功　效】　此道菜能增进食欲,促进消化吸收,润肺降压,养阴止血,缓解疲劳,增强抗病能力。

3. 鸭蛋

(1)嘌呤含量:鸭蛋白 3.4 毫克/100 克,鸭蛋黄 3.2 毫克/100克,蛋黄碱度:★★★,蛋白碱度:★★。

(2)防治痛风关键点:低嘌呤、高蛋白。鸭蛋有大补虚劳、滋阴养血、润肺美肤的功效。鸭蛋和鸡蛋一样几乎不含嘌呤,蛋白质含量也相当,适合痛风患者补充氨基酸及其他营养素。

(3)防治痛风吃法:鸭蛋可水煮、可炒、可煎,水煮鲜鸭蛋至少要 15 分钟。常被腌制成咸鸭蛋食用,同样适合痛风患者,但因太咸,要少食。

(4)食用宜忌:鸭蛋味甘咸,性偏凉,无毒,有补肾养血、滋阴润燥的功效。但蛋黄的胆固醇含量较高,高血压病、高脂血症、动脉硬化及脂肪肝患者应忌食。

(5)营养成分:每 100 克鸭蛋中含蛋白质 12.6 克,脂肪 13 克,糖类 3.1 克,胆固醇 565 毫克,钙 62 毫克,磷 226 毫克,铁 2.9 毫克,锌 1.67 毫克,维生素 A 261 微克,维生素 B_1 0.17 毫克,维生素 B_2 0.35 毫克,烟酸 0.2 毫克,维生素 E 4.98 毫克,钠 106 毫克,钾 135 毫克。

(6)搭配宜忌:冬瓜与鸭蛋合用,鸭蛋含有丰富的钙,与冬瓜搭配食用,可增加人体对钙质的吸收和利用。苦瓜与鸭蛋合用,鸭蛋含有丰富的钙,苦瓜有大量维生素 C,两者同食,可提高钙收的吸收率。

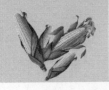

木耳炒鸭蛋（总嘌呤含量＜20毫克）

【原　料】　鸭蛋 100 克，木耳 150 克，香菜 12 克，葱花、食盐、花椒粉、酱油、香油、植物油各适量。

【制　作】　将木耳水发，洗净，撕小朵，入开水中焯一下；鸭蛋在碗内打散。先把鸭蛋油锅中炒熟出锅，再把葱花爆香，放入木耳翻炒，加入食盐、花椒粉、酱油调味，加入已经炒好的鸭蛋，撒上香菜，淋上香油即成。

【功　效】　木耳的生物碱有助于防治胆结石、肾结石，与鸭蛋搭配，可滋肾补脑，对痛风患者用脑过度、记忆力减退等有一定的疗效。

4. 鹌鹑蛋

（1）嘌呤含量：3.7 毫克/100 克，碱度：★★★★。

（2）防治痛风关键点：低嘌呤、高蛋白。鹌鹑蛋的嘌呤含量低，蛋白质含量高，含有丰富的卵磷脂，有健脑的作用。其营养分子娇小，比鸡蛋更容易被人体吸收利用，能为痛风患者补充营养。同时，鹌鹑蛋还含有维生素 P、芦丁等物质，可以降血压，适合痛风并发高血压患者食用。

（3）防治痛风吃法：鹌鹑蛋煮熟直接食用，也可做汤、煎炒，还可以腌渍，制作成松花蛋。

（4）食用宜忌：鹌鹑蛋补气益血、祛风湿，还能强筋壮骨，是老年人、产妇、小儿和体弱贫血者的滋补佳品。鹌鹑蛋蛋黄含有大量胆固醇，高脂血症患者不宜多食。

（5）营养成分：每 100 克鹌鹑蛋中含蛋白质 12.8 克，脂肪 11.1 克，糖类 2.1 克，胆固醇 515 毫克，硒 25 微克，维生素 A 337 微克，维生素 B_1 0.1 毫克，维生素 B_2 0.5 毫克，维生素 E 3.1 毫克，钙 47 毫克，磷 180 毫克，钠 106 毫克，钾 138 毫克。

（6）搭配宜忌：冰糖与鹌鹑蛋合用，用沸水和冰糖适量，冲鹌鹑蛋花食用，可辅助治疗肺结核或肺虚久咳。柿子与鹌鹑蛋不宜合用,鹌鹑蛋富含蛋白质,与含鞣酸较多的柿子同食,会使蛋白质变性,亦会生成鞣酸钙,降低食物的营养价值。

桂圆大枣炖鹌鹑蛋(总嘌呤含量＜30毫克)

【原　料】　大枣25克,桂圆肉10克,鹌鹑蛋10个,冰糖适量。

【制　作】　将大枣洗净去核,桂圆肉洗净;鹌鹑蛋用小火煮10分钟,取出过冷水,捞出去壳。将鹌鹑蛋、桂圆肉、大枣、冰糖放入炖盅内,加入开水隔水炖45分钟即成。

【功　效】　该汤补血补气、强筋健骨、益气生津、安神开胃,不过此汤糖分高、鹌鹑蛋蛋黄胆固醇高,痛风患者不要多食。

5. 鸡蛋

(1)嘌呤含量:鸡蛋白3.7毫克/100克,鸡蛋黄2.6毫克/100克,蛋黄碱度:★★★★★,蛋白碱度:★★。

(2)防治痛风关键点:低嘌呤、高蛋白。鸡蛋是低嘌呤食物。未受精的鸡蛋只是一个细胞,只有一个细胞核,只含很少的核酸,微量的嘌呤。另外,鸡蛋的氨基酸组成与人体组织蛋白质最为接近,吸收率相当高(可达99.7%),可为痛风患者提供足够的氨基酸。鸡蛋味甘,性平,可滋阴润燥,养血安神。

(3)防治痛风吃法:鸡蛋可做成水煮蛋、鸡蛋羹、炒鸡蛋、煎鸡蛋,也是常见的配菜。

(4)食用宜忌:蛋黄所含的油酸,对预防心脏病有益;所含的卵磷脂可降低胆固醇。但是,感冒发高热、肾衰竭及对蛋白过敏患者要忌吃鸡蛋;高血压、高胆固醇患者要少吃蛋黄;吃鸡蛋时要选择蛋壳完好的,一旦破壳,大肠埃希菌就会污染鸡蛋,食用后易生病。因此,鸡蛋应放在冰箱低温保存,不可在常温下长期保存。

(5)营养成分:每100克鸡蛋中含蛋白质12.8克,脂肪11.1克,糖类1.3克,胆固醇585毫克,钙44毫克,磷182毫克,铁1.6毫克,锌0.02毫克,硒14.3微克,维生素A 194微克,维生素B_1 0.13毫克,维生素B_2 0.2毫克,维生素E 0.29毫克,钠131.5毫

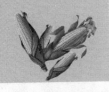
克,钾 154 毫克。

(6)搭配宜忌:兔肉与鸡蛋不宜合用,兔肉性味甘凉,鸡蛋性味甘平微寒,两者同食,会产生一种刺激胃肠道的物质而易引起腹泻。豆浆与鸡蛋不宜合用,鸡蛋中的黏液性蛋白易与豆浆中的胰蛋白酶结合,产生一种不能被人体吸收的物质,所以两者不宜同食。

西红柿鸡蛋汤(总嘌呤含量<15毫克)

【原　料】　西红柿 150 克,鸡蛋 2 个,食盐、姜粉、胡椒粉、植物油各适量。

【制　作】　将西红柿洗净,切小块,鸡蛋在碗里打散。锅上火,倒入植物油烧热,加入西红柿翻炒,炒软后加入开水煮沸,加入食盐、姜粉、胡椒粉,鸡蛋液均匀地倒入锅内,煮沸即成。

【功　效】　西红柿与鸡蛋是绝配,既可防治痛风,又是降血脂、降血压、降血糖的理想食品。

6. 猪血

(1)嘌呤含量:11.8 毫克/100 克,碱度:★。

(2)防治痛风关键点:低嘌呤、低脂、卵磷脂。猪血价廉物美,堪称“养血之王”,营养丰富,蛋白含量高于牛羊肉,且非常容易被人体消化吸收。它是一种低热能、低脂肪的食物,嘌呤含量低,适用于减肥的痛风患者食用。猪血所含的卵磷脂能降低胆固醇,有助于防止高脂血症、动脉硬化的发生,是痛风并发高脂血症、高血压患者的食疗佳品。猪血味咸、性平,可补益精血,强身健体。

(3)防治痛风吃法:猪血可与葱、姜、青蒜炒食;也可与粉丝、黄瓜丝等凉拌吃;最常见的是与青菜等相配做成汤。

(4)食用宜忌:猪血以排毒养血著称,它能清洁人体新陈代谢所产生的垃圾,患有缺铁性贫血的人常吃猪血能预防血虚头晕、精神不济等症状;正在长身体的儿童也适宜食用。

(5)营养成分:每 100 克猪血中含蛋白质 12.2 克,脂肪 0.3

克,糖类 0.9 克,胆固醇 51 毫克,维生素 B_1 0.03 毫克,维生素 B_2 0.04 毫克,烟酸 0.3 毫克,维生素 E 0.2 毫克,钙 4 毫克,镁 5 毫克,磷 16 毫克,铁 40 毫克,锌 0.28 毫克,钠 56 毫克,钾 56 毫克。

(6)搭配宜忌:大豆与猪血合用,两者搭配食用,会引起消化不良。海带与猪血不宜合用,猪血与海带同食,易导致便秘。

西红柿炒猪血(嘌呤含量<35 毫克)

【原　料】　猪血 200 克,西红柿 150 克,木耳 50 克,葱花、蒜末、料酒、食盐、醋各适量。

【制　作】　将猪血切薄片,西红柿切片,木耳泡发,洗净撕小朵。锅上火,倒入植物油烧热,炒香葱花、蒜末,放入猪血炒至两面变色,加适量水煮沸,放入西红柿、木耳,加入料酒,再煮 5 分钟,放入适量食盐、醋调味即成。

【功　效】　本道菜滋阴养血,润燥润肺,补中益气,能清除体内毒素,延缓衰老。

7. 奶酪

(1)嘌呤含量:7 毫克/100 克,碱度:★★★★。

(2)防治痛风关键点:低嘌呤、含钙。奶酪是浓缩的牛奶,1 000 克奶酪制品浓缩了 10 000 克牛奶的营养素。奶酪中的蛋白质有利于人体消化和吸收,其所含的钙能保护骨骼免受损害,但奶酪脂肪和热能含量很高,想减肥的痛风患者应少量食用。

(3)防治痛风吃法:奶酪常作为西式菜肴的配菜,但也可以切成小块,配上红酒直接食用,也可夹在馒头、面包、饼干里。

(4)食用宜忌:奶酪适合体弱气虚者,也适合儿童补钙。奶酪脂肪含量高,高脂血症、肥胖者应忌食。

(5)营养成分:每 100 克奶酪中含蛋白质 25.7 克,脂肪 23.5 克,糖类 3.5 克,胆固醇 11 毫克,维生素 A 152 微克,维生素 B_1 0.1 毫克,维生素 B_2 0.9 毫克,磷 326 毫克,钙 799 毫克,钠 584.6 毫克,钾 75 毫克。

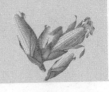

（6）搭配宜忌：白菜与奶酪合用，两者都含有丰富的钙和磷，搭配食用，可预防骨质疏松及肌肉抽筋等症状。菠菜与奶酪不宜合用，奶酪含丰富的钙质，与富含草酸的菠菜同食会形成草酸钙，影响钙的消化吸收。

奶酪紫薯（总嘌呤含量＜35 毫克）

【原　料】　紫薯 200 克，奶酪、杏仁各 20 克，葡萄干 30 克。

【制　作】　将杏仁用刀背压碎；紫薯蒸熟后，取其 1/4，挖取中间的紫薯制成泥，剩下的紫薯放入准备好的杏仁和葡萄干，然后放入奶酪，最后将紫薯泥盖住以上食材，放入微波炉高温使奶酪熔化即成。

【功　效】　此道点心富含膳食纤维、人体必需的油脂和维生素，有助肠道消化吸收，补中益气，强壮身体。

8. 鸭血

（1）嘌呤含量：11.8 毫克/100 克，碱度：★。

（2）防治痛风关键点：低嘌呤、低脂。鸭血能排毒补血，而且其蛋白质含量高，含有人体不能自身合成的氨基酸，还含有多种维生素和矿物质，能为痛风患者提供足够营养。同猪血一样，鸭血也是一种低热能、低脂肪的食物，嘌呤含量低，适用于肥胖的痛风患者食用。

（3）防治痛风吃法：食用鸭血时，一定要煮透以杀灭细菌。烹调时应配有葱、姜、辣椒等调料去除异味。

（4）食用宜忌：鸭血能排除体内毒素，还是补血佳品。贫血患者、老年人、妇女可用来补血或美颜。但是，食用过多会增加体内的胆固醇，故高脂血症、肝病、高血压和冠心病患者应少食。

（5）营养成分：每 100 克鸭血中含蛋白质 13.6 克，脂肪 0.4 克，糖类 12.4 克，胆固醇 95 毫克，钠 173.6 毫克，钾 166 毫克，铁 39.6 毫克，磷 127 毫克，钙 5 毫克，镁 8 毫克。

（6）搭配宜忌：海带与鸭血合用，鸭血具有促进血细胞生成的功效,搭配海带,对人体造血功能有促进作用,还能解毒、清肠、去脂,有助于减肥。丝瓜与鸭血合用,两者搭配能通经络、行血脉、清肠毒、养血补血,使人气色佳。

尖椒鸭血(总嘌呤含量＜35 毫克)

【原　料】　鸭血 200 克,尖椒 50 克,蒜、花椒、酱油、食盐、植物油各适量。

【制　作】　将鸭血切小块;尖椒切小块;蒜切片。锅中放入花椒和水,大火煮沸,放入鸭血氽 3 分钟去腥,捞出拣去花椒;锅上火,倒入植物油烧热,加入尖椒、蒜炒香,倒入鸭血,翻炒 2 分钟,加入适量酱油、食盐,翻炒几下即成。

【功　效】　鸭血低脂、低热能,含铁量高,营养丰富,有补血、护肝、清除体内垃圾、滋补养颜的功效。

9. 奶粉

(1)嘌呤含量:15.7 毫克/100 克,碱度:★★★。

(2)防治痛风关键点:低嘌呤、营养充足。奶粉嘌呤含量低,蛋白质含量虽比牛奶低,但也能满足人体需求,其富含人体必需的糖类、油脂多种营养素,是痛风患者补充能量和营养的不错选择。痛风患者可选择特殊配方的奶粉,如脱脂奶粉、糖尿病奶粉,在补充营养的同时也可预防痛风并发高脂血症、糖尿病等患者。

(3)防治痛风吃法:奶粉多冲开水后直接饮用,也可以做汤、粥的配料。

(4)食用宜忌:奶粉适合体弱体虚者食用,婴幼儿奶粉适合婴幼儿生长发育,特殊配方奶粉能满足不同人士需求。奶粉性温,体内有燥热者少食;肠胃消化功能差者慎食,以防腹泻。

(5)营养成分:每 100 克奶粉中含蛋白质 20.1 克,脂肪 21.2克,糖类 51.7 克,胆固醇 110 毫克,钙 676 毫克,镁 45 毫克,磷 260毫克,钠 260.1 毫克,钾 449 毫克。

(6)搭配宜忌:蔬菜与奶粉合用,奶粉虽然营养比较充足,但缺

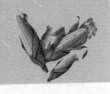
少膳食纤维,需要蔬菜加以补充。水果与奶粉合用,牛奶加工成奶粉之后,维生素 C 和 B 族维生素的含量降低,两者搭配,营养更均衡。

香蕉奶粉鸡蛋羹(总嘌呤含量<20 毫克/100 克)

【原　料】　香蕉 1 根,鸡蛋 2 个,奶粉 2 勺。

【制　作】　将香蕉去皮,用勺子压成泥;奶粉放大碗中,兑入 60 毫升的水,搅拌,然后把鸡蛋磕入碗中打散,搅拌均匀。蒸锅加水煮沸,将调好的香蕉蛋奶液入锅里,用中火蒸熟即成。

【功　效】　香蕉奶粉鸡蛋羹具有清肠胃、治便秘,对痛风患者有一定的疗效,并有清热润肺、止烦渴等功效。

10. 奶油

(1)嘌呤含量:0.4 毫克/100 克,碱度:★★★。

(2)防治痛风关键点:低嘌呤、维生素 A。痛风患者是可以食用奶油的,它的嘌呤含量非常低,而且富含维生素 A,有抗氧化、清除体内自由基的功效,避免细胞受损而减少游离的嘌呤含量。但是,奶油高脂肪、高热能,动物性奶油还富含胆固醇,并发肥胖症、高脂血症、高血压的痛风患者要少食。

(3)防治痛风吃法:奶油口感润滑细腻,可以与蔬菜搭配制作浓汤,也可以用作蛋糕、冰淇淋的配料。还可冲调咖啡,这些甜品和饮品只要不过量,无"三高"并发症的痛风患者就可以适量食用。

(4)食用宜忌:奶油有滋润皮肤的功效,爱美者可适量食用。高血压、高脂血症、糖尿病及肥胖症患者要忌食奶油。动物性奶油常含大量饱和脂肪酸,对身体健康非常不利。

(5)营养成分:每 100 克奶油中含蛋白质 0.7 克,脂肪 97 克,糖类 0.9 克,维生素 A 297 微克,维生素 E 1.99 毫克,钙 14 毫克,镁 2 毫克,铁 1 毫克,钠 268 毫克,钾 226 毫克。

(6)搭配宜忌:玉米粒与奶油合用,奶油营养成分不高,与玉米粒搭配,膳食纤维和维生素含量丰富,而且口感甜滑,非常美味。

二、痛风患者宜吃的食物

西红柿奶油汤（总嘌呤含量＜20毫克）

【原　料】　西红柿200克,淡奶油60毫升,洋葱10克,香叶1片,蒜、食盐、白糖、白葡萄酒、黑胡椒粉、植物油各适量。

【制　作】　将西红柿去皮,切块;蒜切片,洋葱切丝。锅上火,倒入植物油烧热,加入洋葱丝、蒜片炒香,加入香叶,翻炒后加西红柿,烹入白葡萄酒,加适量水,用大火煮沸,改用小火煮10分钟左右。煮好后稍放凉,在榨汁机中打碎,再倒回锅中,加入食盐、白糖、黑胡椒粉、淡奶油搅拌均匀即成。

【功　效】　此汤滑腻爽口,能迅速补充身体能量及必需维生素,还能安神静心、减轻身心压力。

11. 冰淇淋

(1)嘌呤含量:15.7毫克/100克,碱度:★★★

(2)防治痛风关键点:低嘌呤。冰淇淋的嘌呤含量低,其水含量超过70%,除此之外主要的成分是脂肪、蔗糖和蛋白质,能给痛风患者提供热能。但是,冰淇淋含糖量高,痛风并发高脂血症、糖尿病患者要少吃。

(3)防治痛风吃法:冰淇淋中添加各种坚果、水果块或咖啡等,会使营养更加全面。为防止冰淇淋添加剂过多,痛风患者可选择在家自制冰淇淋。

(4)食用宜忌:患有龋齿、喉痉挛、冠心病、贫血及肝炎等患者应该慎吃或不吃冰淇淋,糖尿病及肥胖症患者要忌吃。

(5)营养成分:每100克冰淇淋中含蛋白质2.4克,脂肪5.3克,糖类17.3克,钙126毫克,钠54.2毫克,钾125毫克。

(6)搭配宜忌:水果与冰淇淋合用,冰淇淋维生素含量低,与水果搭配,既能补充能量又能增加膳食纤维和必需维生素。坚果与冰淇淋合用,坚果热能虽然也很高,但能补充冰淇淋所没有的营养素。

125

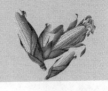
奶油冰淇淋（总嘌呤含量＜50 毫克）

【原　料】　鸡蛋黄、牛奶、淡奶油、白糖、食盐各适量。

【制　作】　将蛋黄、白糖和牛奶全部倒入奶锅中，用手动打蛋器或筷子不停地转圈搅拌，小火稍微沸腾后将奶锅端下来；迅速把淡奶油倒入，加入约 0.5 克食盐，搅拌均匀后静置至锅中液体彻底冷却；将奶液过滤到容器内，放入冰箱冷冻，至刚结冰时取出，用电动打蛋器中速搅拌一次后，重新入冷冻；30 分钟后取出继续搅打一次后，每半小时搅拌一次，重复 3 次；将搅拌好的冰淇淋彻底冻硬即成。

【功　效】　具有安神、防癌、益智、美容、养颜之功效。

12. 黄油

(1)嘌呤含量：＜25 毫克/100 克，碱度：★★★

(2)防治痛风关键点：低嘌呤、维生素 A。黄油来自牛奶，牛奶中的脂溶性维生素大多存于黄油中，所以黄油很有营养。其主要成分是脂肪，能为痛风患者迅速提供能量，增加饱腹感。它的嘌呤含量较低，与奶油一样富含维生素 A，能减少游离的嘌呤含量。不过，并发肥胖症、糖尿病的痛风患者要少食。

126

(3)防治痛风吃法：黄油可以用来炸鱼，煎牛排，烤面包，涂抹面包，香醇味美，绵甜可口；也可用来制作蛋糕、饼干等甜点的辅料。

(4)食用宜忌：孕妇及高血压、高脂血症、糖尿病或肥胖症患者应忌食黄油。

(5)营养成分：每 100 克黄油中含蛋白质 1.4 克，脂肪 98 克，维生素 A 296 微克，铁 0.8 毫克，钙 35 毫克，镁 7 毫克，磷 8 毫克，锌 0.1 毫克，钠 40.3 毫克，钾 39 毫克。

(6)搭配宜忌：胡萝卜与黄油合用，胡萝卜富含胡萝卜素及某些脂溶性维生素，而黄油能促进人体对脂溶性维生素的吸收。

奶香黄油玉米（总嘌呤含量＜35 毫克）

【原　料】　牛奶 200 毫升,鲜玉米 150 克,黄油适量。

【制　作】　将玉米去皮去须后切段,水锅中煮熟。锅中水及玉米倒出,倒入牛奶煮至轻微沸腾,放入玉米段,用中小火煮 10 分钟,关火泡 5 分钟,捞出玉米段抹上黄油,放入微波炉中高温转 3 分钟即成。

【功　效】　牛奶和黄油醇香的玉米,能促进胃肠蠕动,排出体内毒素;又因奶油富含维生素 A,有明目去翳的效果。

13. 酸奶

(1)嘌呤含量:25～75 毫克/100 克,碱度:★★★。

(2)**防治痛风关键点**:低嘌呤、碱性、乳酸菌。酸奶比牛奶营养更全面,更易被人体消化和吸收。酸奶经人体消化后呈碱性,不过酸奶富含的乳酸不利于尿酸盐的溶解和排泄,乳酸菌也使嘌呤含量增高。

(3)**防治痛风吃法**:痛风患者最好饮用低脂或脱脂酸奶,最好在饭后 2 小时饮用。而且酸奶只可冷藏不可加热,不然会破坏酸奶内的活菌数。

(4)**食用宜忌**:酸奶适合对乳糖不耐受,又需补钙、补充营养的孩子,适合消化不良、肠胃内有毒素,以及想美容瘦身的爱美者食用。胃肠道手术后的患者应忌食酸奶。

(5)**营养成分**:每 100 克酸奶中含蛋白质 2.5 克,脂肪 2.7 克,糖类 9.3 克,维生素 A 26 微克,钙 118 毫克,铁 0.4 毫克,钠 39.8 毫克,钾 150 毫克。

(6)**搭配宜忌**:新鲜水果与酸奶合用,两者搭配,保证营养摄入的同时,还能健脾利胃、美颜消脂,增强身体抵抗力。腊肉与酸奶不宜合用,腊肉等加工肉制品中添加的亚硝酸盐与乳酸结合,会转变为一种致癌物质亚硝胺。因此,两者不宜同食。

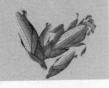

大枣酸奶羹（总嘌呤含量＜40 毫克）

【原　料】　酸奶 300 毫升，大枣 10 枚，白糖适量。

【制　作】　将大枣洗净，去核，在蒸锅中蒸 15 分钟后取出放凉，在搅拌机中搅成枣蓉，加入白糖。把大枣白糖蓉分成 3 份，将酸奶与大枣白糖蓉分别混合均匀即成。

【功　效】　两者搭配，能健脾益气、养血安神、润肺止咳、美容养颜，对痛风及其并发症有较好的疗效，还具有防癌抗癌、延年益寿之功效。

14. 猪皮

(1)嘌呤含量：69.8 毫克/100 克，碱度：★★★★。

(2)防治痛风关键点：胶原蛋白。猪皮缺少色氨酸、蛋氨酸等人体必需氨基酸，营养价值相对较低。但是，猪皮富含胶原蛋白，能有效地改善机体生理功能，增强皮肤组织细胞的储水功能，使细胞得到滋润，有美艳防衰老的功效。猪皮脂肪含量高，痛风并发高脂血症患者应慎食。

(3)防治痛风吃法：将猪皮去毛，洗净，切小块，放入锅中小火炖至猪皮熟烂，汁液黏稠，加入黄酒、酱油、食盐、葱、生姜等调料，再加热调匀即可成美味的肉皮冻，可随意佐餐或当零食吃。

(4)食用宜忌：猪皮适合体虚体弱、咽痛及月经不调的女性食用。肝病、动脉硬化、高血压病的患者应少食或不食。

(5)营养成分：每 100 克猪皮中含蛋白质 27.4 克，脂肪 28.1 克，糖类 10 克，胆固醇 100 毫克，维生素 B_{12} 4.5 毫克，钙 13 毫克，钠 72.4 毫克，钾 62 毫克。

(6)搭配宜忌：大枣与猪皮合用，猪皮滋润细胞，大枣活血养血，两者搭配，防衰老，还可辅助治疗血小板减少引起的各种出血病症。

凉拌猪皮（总嘌呤含量＜220 毫克）

【原　料】　猪皮 300 克，葱、生姜、大料、香油、辣椒油、食盐、白糖、醋、香菜各适量。

【制　作】　将猪皮洗净,开水中余一下,与葱、生姜、大料一起放入汤锅中,30分钟后捞出刮去油脂,再放回锅中以中小火煮至用筷子能扎破猪皮,捞起放凉,切成小条,依次放入香油、白糖、醋、食盐、辣椒油、香菜拌匀即成。

【功　效】　猪皮有滋阴补虚、养血益气之功效,还能补虚养颜,增强细胞生理代谢活力,延缓皮肤的衰老过程。

15. 鸽肉

(1)嘌呤含量:80毫克/100克,碱度:★★★★★。

(2)防治痛风关键点:高蛋白、高钾。鸽肉能为痛风患者补充优质蛋白。鸽肉中钾含量丰富,有利于尿酸盐溶解及排出体外,从而降低血尿酸值。另外,鸽肉能补肝益肾、益气补血,有助于降血糖、降血压,因此适合并发糖尿病、高血压、高脂血症的痛风患者适量食用。

(3)防治痛风吃法:鸽肉可做粥,也可炖、烤、炸,与富含维生素的食物同食比较好。因嘌呤含量较高,痛风患者要少吃,如果煲汤则不能喝汤。

(4)食用宜忌:鸽肉营养丰富,而且易于消化,适宜老年人和儿童食用。另外,鸽肉对病后体弱、记忆力减退有很好的补益效果。鸽肉清炖,只加少许食盐,特别适合有外伤者和手术者食用,可促进伤口愈合。

(5)营养成分:每100克鸽肉中含蛋白质16.5克,脂肪14.2克,糖类1.7克,胆固醇99毫克,钙30毫克,钠63.6毫克,钾334毫克。

(6)搭配宜忌:板栗与山药及鸽肉合用,板栗有养胃健脾、补肾壮腰、强筋活血之功效,鸽肉有补肝肾、益精血的作用,山药有健脾止泻、补肺益肾、滋养强壮的功效。三者搭配,可补肝益肾、健脾止泻,适合痛风并发糖尿病患者补益身体。

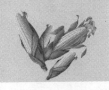
清蒸枸杞子鸽肉（总嘌呤含量＜200 毫克）

【原　料】　鸽子 1 只,枸杞子、大枣各 20 克。

【制　作】　将鸽子宰杀,去毛及内脏,枸杞子和大枣用水浸泡 2 次,放入鸽子腹腔内缝合,不放或放少许食盐,隔水蒸熟即成。

【功　效】　此道菜益气补虚、补血养身,有利于病后身体恢复,对伤口愈合有很好的食疗效果。

16. 牛肉

(1)嘌呤含量:83.7 毫克/100 克,碱度:★★★。

(2)防治痛风关键点:蛋白质、含锌、含镁。牛肉含有丰富的蛋白质,氨基酸组成比猪肉更接近人体需要,能养身健体,提高机体抗病能力。牛肉中还富含锌、镁,能预防动脉硬化,促进心血管健康;而且,牛肉含脂肪、胆固醇较少,并发肥胖症、高血压或血管硬化的痛风患者可适量食用。

(3)防治痛风吃法:牛肉可清炖、炒食,也可煲汤。其嘌呤含量较高,痛风患者一次不宜多吃,不宜喝汤。

(4)食用宜忌:牛肉适合身体虚弱、营养不良者养身,适合贫血、血虚者补气补血。但是,牛肉为发物,皮肤病患者应忌食;肝病、肾病患者要慎食。

(5)营养成分:每 100 克牛肉中含蛋白质 19.9 克,脂肪 4.2 克,糖类 2 克,胆固醇 84 毫克,维生素 A 3 微克,维生素 B_2 0.15 毫克,维生素 E 0.4 毫克,锌 4.73 毫克,钾 216 毫克,钙 7 毫克,镁 20 毫克,磷 150 毫克,铁 9 毫克,烟酸 6 毫克。

(6)搭配宜忌:白萝卜与牛肉合用,两者搭配,可提供丰富的蛋白质、维生素 C 等营养成分,具有利五脏、益气血的功效。韭菜与牛肉不宜合用,牛肉甘温,补气助火,韭菜辛辣温热,两者搭配,易使人发热动火,导致牙龈炎、口疮等症状。

砂锅焖牛肉（总嘌呤含量＜200 毫克）

【原　料】　牛肉 200 克,食盐、葱、生姜、料酒、老抽、胡萝卜片、西红柿酱、大料、花椒、肉豆蔻、茴香、桂皮、植物油各适量。

【制　作】　将牛肉洗净,切小块,沸水中氽一下去血腥。锅上火,倒入植物油烧热,下入牛肉及大料、花椒、肉豆蔻、茴香、桂皮、葱、生姜翻炒,加入料酒、老抽、适量水,大火煮沸,改用小火炖至肉熟烂后加入胡萝卜片、食盐,最后加入西红柿酱调味即成。

【功　效】　此道菜可健脾养胃、养血补血、强壮身体。

17. 兔肉

(1)嘌呤含量 107.5 毫克/100 克,碱度:★★★★★。

(2)防治痛风关键点:蛋白质、高钾、卵磷脂。兔肉属于高蛋白、低脂肪、低胆固醇的肉类,经常食用能增强体质,抗衰老,适合痛风患者补充营养和体能。兔肉钾含量非常高,有助于体内尿酸溶解,并有利于尿酸盐排出体外。另外,兔肉富含卵磷脂,能预防痛风并发高脂血症、动脉硬化等。

(3)防治痛风吃法:饲养一年的兔肉肉质最好,适合煎、炒、炸、蒸,超过一年的兔肉只适合红烧、红焖、清炖。兔肉嘌呤含量较高,痛风患者一次不宜多食,而且不宜喝汤。

(4)食用宜忌:适宜老年人补中益气,贫血者凉血活血,肥胖者补充能量。不适宜脾胃虚寒所致的呕吐、泄泻患者。兔肉性偏凉,最好在夏季食用。

(5)营养成分:每 100 克兔肉中含蛋白质 19.7 克,脂肪 2 克,胆固醇 59 毫克,磷 165 毫克,钙 12 毫克,镁 15 毫克,维生素 A 26 微克,维生素 B_1 0.1 毫克,维生素 B_2 0.1 毫克,维生素 E 0.4 毫克,钠 45.1 毫克,钾 284 毫克。

(6)搭配宜忌:枸杞子与兔肉合用,兔肉止渴健胃、凉血解毒,枸杞子清肝去火,两者同食对头晕耳鸣、两目模糊有食疗功效。柑橘与兔肉不宜合用,柑橘味甘、酸,性温,兔肉味酸,性冷,两者同食会引起胃肠功能紊乱,易导致腹泻。

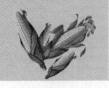

菊花兔肉荠菜汤（总嘌呤含量＜300毫克）

【原　料】　兔肉250克，荠菜120克，菊花30克，食盐、生姜各适量。

【制　作】　将荠菜去根，洗净；菊花洗净；兔肉洗净，切块，去油脂，汆去血水。把兔肉与生姜一起放入锅内，加适量水，小火煮至兔肉熟烂，下入荠菜、菊花，煮半小时，加入食盐调味即成。

【功　效】　在汤中加入荠菜，有清肝凉血的功效，适合痛风并发高血压、高脂血症患者食用。

18. 羊肉

（1）嘌呤含量111.5毫克/100克，碱度：★★★★★。

（2）防治痛风关键点：蛋白质、左旋肉碱。羊肉含丰富蛋白质、B族维生素及多种矿物质，有进补和防寒的双重功效。羊肉的钾含量丰富，能促进体内尿酸盐的溶解和排泄。另外，羊肉含左旋肉碱，可促进脂肪代谢，有利于减肥，适合虚胖的痛风患者食用。

（3）防治痛风吃法：羊肉可炖、炒，也可煲汤。羊肉嘌呤含量较高，痛风患者一次不宜多食，而且不宜喝汤。

（4）食用宜忌：羊肉益气补虚、温中暖胃、温补肾阳，适合体虚、肾虚者。羊肉属大热之品，热天或发热患者要慎食；羊肉是发物，皮肤病患者要忌食。

（5）营养成分：每100克羊肉中含蛋白质19克，脂肪14.1克，胆固醇92毫克，维生素A 11微克，维生素C 1毫克，硒7.2微克，锌3.22毫克，钠80.6毫克，钾232毫克。

（6）搭配宜忌：豆腐与羊肉合用，羊肉含有胆固醇，而豆腐含有卵磷脂及异黄酮，两者搭配食用，可降低对羊肉中胆固醇的吸收，还可避免上火。西瓜与羊肉不宜合用，羊肉性热，西瓜性寒，同食易伤脾胃。

羊肉烧白萝卜（总嘌呤含量＜400毫克）

【原　料】　羊肉、白萝卜各300克，大枣5枚，姜片、葱段、大料、大蒜、小茴香、香叶、桂平、冰糖、陈皮、料酒、生抽、老抽、食盐、植物油各适量。

【制　作】　将羊肉切块,开水氽过,捞出洗净。锅上火,倒入植物油烧热,放入姜片、葱段、大料、大蒜、小茴香、香叶、桂皮、冰糖炒香,倒入羊肉块煸炒,加入陈皮、生抽、老抽、食盐、料酒及适量开水,用大火煮沸,改用小火炖 90 分钟,放入白萝卜块、大枣,继续炖至熟烂即成。

【功　效】　此道菜助元阳,补体虚,养血健身。

19. 猪肉

(1)嘌呤含量 132.6 毫克/100 克,碱度:★★★★。

(2)防治痛风关键点:人体必需氨基酸、B 族维生素。猪肉具有补虚强身和滋阴润燥的功效,其所含的必需氨基酸种类齐全,有利于人体吸收。猪肉含丰富的 B 族维生素,不仅能为痛风患者提供营养,还能促进热能代谢,维持人体神经系统健康。猪肉嘌呤含量较高,痛风患者每日食用不应超过 100 克。

(3)防治痛风吃法:猪肉中的脂肪经长时间炖煮后会减少30%～50%,胆固醇含量也会大大降低。因此,痛风患者可选择猪瘦肉。

(4)食用宜忌:猪瘦肉适宜阴虚、头晕、贫血、大便干结,以及营养不良者食用。猪肉脂肪含量高,高血压、高脂血症者及肥胖症患者不宜多食。

(5)营养成分:每 100 克猪瘦肉中含蛋白质 13.2 克,脂肪 37克,糖类 2.4 克,胆固醇 80 毫克,钙 6 毫克,镁 12 毫克,磷 142 毫克,维生素 B_2 0.2 毫克,维生素 E 0.5 毫克,钠 59.4 毫克,钾204 毫克。

(6)搭配宜忌:白菜与猪肉合用,白菜含多种维生素、钙及丰富的膳食纤维,猪肉有滋阴润燥的功效,两者搭配效果更好。鹌鹑肉与猪肉不宜合用,两者一起烹调食用,不但会降低彼此的营养价

133

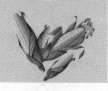

值,且各自所含的酶及其他元素会发生某些生化反应,造成色素沉着。

甜椒肉丝(总嘌呤含量<280毫克)

【原　料】　猪瘦肉200克,甜椒100克,食盐、酱油、湿淀粉、植物油各适量。

【制　作】　将甜椒洗净,去子,切丝;猪肉切粗丝,放入碗内,加入食盐、湿淀粉拌匀。食盐、酱油、湿淀粉对成芡汁。锅上火,放入植物油烧热,甜椒入锅加食盐炒至断生盛出;炒锅置大火上,加入植物油,下入肉丝炒至变色,放入甜椒,调芡汁,翻炒几下装盘即成。

【功　效】　猪瘦肉含有丰富的蛋白质,而甜椒含有丰富的膳食纤维,还能消脂减肥,两者搭配,营养互补,而且此道菜能开胃益气,增强身体抵抗力。

20. 鹅肉

(1)嘌呤含量135毫克/100克,碱度:★★★★★。

(2)防治痛风关键点:高蛋白、不饱和脂肪酸。鹅肉是理想的高蛋白、低脂肪、低胆固醇的营养食品,适合痛风患者益气补虚、和胃止渴。鹅肉中的钾含量是钠的4倍,有助于体内电解质平衡,减少尿酸盐的沉积。另外,鹅肉中的不饱和脂肪酸有助于降低胆固醇,能预防痛风并发心血管疾病。但是,鹅肉嘌呤含量较高,急性发作期的痛风患者应慎吃或不吃。

(3)防治痛风吃法:鹅肉可煲汤,可炒制。鹅肉嘌呤含量较高,痛风患者要少吃,而且煲汤时不能喝汤。

(4)食用宜忌:适用于身体虚弱、气血不足、营养不良者及糖尿病、慢性支气管炎患者食用;动脉硬化患者要忌食。

(5)营养成分:每100克鹅肉中含蛋白质17.9克,脂肪19.9克,胆固醇74毫克,维生素A 42微克,维生素B_1 0.1毫克,维生素B_2 0.2毫克,维生素E 0.2毫克,钙4毫克,镁18毫克,磷144

毫克,铁3.8毫克,锌1.4毫克,硒17.7微克,钠58.8毫克,钾232毫克。

(6)搭配宜忌:胡萝卜与鹅肉合用,胡萝卜富含胡萝卜素,与鹅肉中富含的不饱和脂肪酸结合食用,具有预防癌症、心脏病的作用。西蓝花与鹅肉合用,鹅肉是低脂肪、高蛋白质食物,与西蓝花中的膳食纤维搭配,可降低饮食中胆固醇的吸收率。

萝卜炖鹅肉(总嘌呤含量＜450毫克)

【原　料】　鹅肉300克,白萝卜100克,生姜、葱、料酒、食盐各适量。

【制　作】　将鹅肉切成块,在沸水中氽过,捞出洗净;白萝卜切块,与鹅块一同放入砂锅内,加入生姜、葱、料酒及适量水,盖上盖,用大火煮沸,改用小火慢炖,直至鹅肉烂为止,再加入食盐调味即成。

【功　效】　此道汤能减肥利湿、利肺止咳,适合慢性支气管炎和肺气肿患者食用,也有利于痛风患者减轻体重,强健身体。

21. 鸡肉

(1)嘌呤含量138毫克/100克,碱度:★★★★。

(2)防治痛风关键点:高蛋白、胶原蛋白。鸡肉中的蛋白质含量高,而且有助于消化,可以强身健体,对痛风患者有很好的补虚功效。鸡肉中的胶原蛋白可降低体内胆固醇和三酰甘油含量,具有降低血压的作用,并发高血压的痛风患者可适量食用。但是,鸡肉嘌呤含量较高,急性发作期的痛风患者应慎食或不吃。

(3)防治痛风吃法:鸡肉不但可以热炒、炖汤,还可以冷食、凉拌。痛风患者吃鸡肉要入沸水中氽过以减少嘌呤的含量,还要弃掉脂肪高的鸡皮,另外,鸡汤要忌食。

(4)食用宜忌:鸡肉适合血虚、脾虚的体弱者,可安脾和胃、安神补脑、强身健体。但是,尿毒症、肥胖症、血脂偏高患者要忌食。

(5)营养成分:每100克鸡肉中含蛋白质19.3克,脂肪9.4

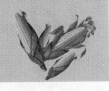

克,糖类1.3克,胆固醇106毫克,钙9毫克,磷190毫克,钠63.3毫克,钾251毫克。

(6)搭配宜忌:青椒与鸡肉合用,两者搭配,可防止动脉硬化,消除疲劳,减轻压力,维持毛发、肌肤和指甲的健康。柠檬与鸡肉不宜合用,鸡肉中的蛋白质与柠檬中的柠檬酸、鞣酸结合,会形成不利于人体消化的物质。

莲藕鸡(总嘌呤含量<500毫克)

【原　料】　鸡肉300克,莲藕200克,大枣12克,食盐、白胡椒、葱、生姜、料酒各适量。

【制　作】　将鸡切块,莲藕去皮切块,大枣去核,生姜切片,葱切段。把鸡肉放入开水锅里,加入料酒氽去腥味,捞出洗净,放入砂锅内,将葱段、姜片、大枣、莲藕及适量的食盐、白胡椒粉放入锅里,大火煮沸,改用小火炖90分钟左右即成。

【功　效】　具有健脾益胃、滋阴养血、调节血糖的功效。但嘌呤含量偏高,痛风患者要吃肉不喝汤。

22. 鹌鹑肉

(1)嘌呤含量138.4毫克/100克,碱度:★★★★★。

(2)防治痛风关键点:高蛋白、卵磷脂。鹌鹑肉富含人体必需的氨基酸,能促进痛风患者的新陈代谢,而且其钾含量是钠的4倍,有助于体内尿酸的溶解及排出。鹌鹑肉是典型的高蛋白、低脂肪食物,富含磷脂,能将体内多余的胆固醇和中性脂肪排出体外,有助于减肥、降血压。

(3)防治痛风吃法:鹌鹑肉可煮粥、炒食,也可煲汤。鹌鹑肉与白萝卜搭配炒菜,可促进脂肪代谢,有降血脂作用。

(4)食用宜忌:营养不良、体虚乏力、高血压、肥胖症、动脉硬化症等患者适宜食用。

(5)营养成分:每100克鹌鹑肉中含蛋白质20.2克,脂肪3.1克,糖类0.2克,胆固醇157毫克,钙48毫克,钠48.4毫克,钾204

毫克。

（6）搭配宜忌：羊肉与鹌鹑肉合用，两者搭配，适用于老年人或病后体虚、血虚头晕、身体瘦弱、面色萎黄等气血两亏之症者。山药与鹌鹑肉合用，鹌鹑肉有"动物人参"的美誉，与山药一同煲汤，具有延缓衰老、补虚养身的功效，尤其适合身体虚弱的糖尿病患者食用。

桂圆鹌鹑肉汤（总嘌呤含量＜300毫克）

【原　料】　鹌鹑肉200克，桂圆肉5枚，枸杞子、葱、生姜、食盐、植物油各适量。

【制　作】　将鹌鹑肉切块，沸水中焯一下，洗净。锅上火，加入植物油烧热，把葱、姜爆香，加入鹌鹑肉、枸杞子、桂圆肉和适量水，大火煮沸后改用小火煮1小时，最后加适量食盐调味即成。

【功　效】　此道菜能补血补虚、强身健体、减肥消脂，也有助于增强记忆力、益智健脑。

23. 鸭肉

（1）嘌呤含量138.4毫克/100克，碱度：★★★。

（2）防治痛风关键点：B族维生素、不饱和脂肪酸。鸭肉具有清热消炎、补虚强身的功效。鸭肉中的B族维生素对血脂异常的痛风患者控制十分有帮助。而且，鸭肉中丰富的不饱和脂肪酸，对血糖高的痛风患者有保健作用。但是，鸭肉嘌呤含量较高，急性发作期的痛风患者应慎吃或不吃。

（3）防治痛风的吃法：鸭肉可煲汤，可制作酱鸭、烤鸭、口水鸭。炖老鸭时放入一些枸杞子，既美味又营养，可清火利肺；痛风患者不宜喝鸭汤、吃鸭皮。

（4）食用宜忌：身体虚弱、病后体虚、营养不良、水肿者适宜食用鸭肉。而感冒、腹泻患者不宜食用。鸭肉不能与木耳、大蒜、杨梅同食。

（5）营养成分：每100克鸭肉中含蛋白质15.5克，脂肪19.7

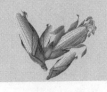

克,糖类 0.2 克,胆固醇 94 毫克,钙 6 毫克,钠 69 毫克,钾 191 毫克,维生素 E 0.27 毫克。

(6)搭配宜忌:山药与鸭肉合用,鸭肉滋阴养胃、清肺补血,山药益气养阴、健脾益胃,同食具有健脾止渴和固肾益精之功效。生姜与鸭肉合用,鸭肉滋阴补血,生姜味辛性温,一起烹调,有降火的功效,可促进血液循环。

鸭肉冬瓜汤(总嘌呤含量<500 毫克)

【原　料】　鸭肉、冬瓜各 300 克,生姜 1 块,食盐、料酒各适量。

【制　作】　将生姜切厚片;冬瓜去子,切小块;鸭肉放冷水锅中大火煮 10 分钟,捞出冲去血沫,放入汤煲内,加入足量水,用大火煮沸,放入生姜片、料酒,稍微搅拌后改用小火煲 1.5 小时,关火前 10 分钟倒入冬瓜,煮软并加入适量食盐调味即成。

【功　效】　富含叶酸的冬瓜与鸭肉同食,可预防贫血,有助于尿酸盐排出体外。

三、中医对痛风并发常见病的专方与药膳

(一)中医对痛风并发糖尿病的专方与药膳

糖尿病是由多种原因引起的以慢性高血糖为特征的代谢紊乱,目前病因尚未完全阐明。临床典型病例可出现多尿、多饮、多食、消瘦等表现,即"三多一少"症状。人体中血尿酸值像血糖一样,随着年龄增长和体重增加,有着上升的趋势。糖尿病能损害肾脏功能,导致体内尿酸增加了,排泄量却减少了。痛风患者并发糖尿病的概率是正常人的 2 倍,与肥胖、营养过剩、不喜欢活动等也有着直接关系。过高的血尿酸浓度可直接损害胰腺 B 细胞,从而诱发糖尿病;甚至部分痛风患者存在胰岛素抗体会加重糖尿病。所以,痛风患者并发糖尿病也是很常见的。

痛风患者中有 20%～50%的人并发糖尿病,一般为 2 型糖尿病(非胰岛素依赖型)。过高的血尿酸可直接损害胰腺及其细胞,诱发糖尿病。糖尿病患者发生的高尿酸血症分为 3 型:代谢型、肾型、混合型。代谢型的特点是尿酸在体内产生增加,肾型的特点是肾的尿酸排泄率降低,混合型的特点是尿酸的生成增加和排泄降低或两者兼有。在高尿酸血症的形成中,肾脏的因素常具有重要意义。几乎所有高尿酸血症的糖尿病患者都具有慢性肾功能不全的特点和肾的尿酸排泄功能受损。

中医学认为,糖尿病为"消渴症",根据"三多"症状的侧重不同,分为"上消、中消、下消"。上消以大渴欲饮为主症;中消以多食善饥为要点;下消以多尿为主症。

1. 痛风并发糖尿病的用药注意事项 降糖西药包括胰岛素、磺脲类、双胍类、葡萄糖苷酶抑制药、餐时血糖调节药、胰岛素敏感

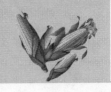

性增强药。注意事项主要有以下几点。

(1)降糖药和抗痛风药最好不要同时使用:降糖药和抗痛风药在不良反应方面有相同之处,包括对肝脏的损害、皮肤过敏反应及对造血系统的影响等。如同时使用,会使不良反应更加严重。最好是先用降血糖或降尿酸药,再使用抗痛风药或降血糖药。但是,两种不同的降糖药可同时使用。

(2)用药有禁忌和慎用:对糖尿病并发高尿酸血症或痛风的患者,慎用利尿药;对于低血糖反复发作的1型糖尿病患者,慎用β受体阻滞药,以免其掩盖低血糖症状。降糖中药品种繁多,尤其是一些标榜纯中药却非法掺加西药成分的情况最为常见。所以,在选用中药的时候一定要选择国家正式注册的品种。

(3)尽量不使用严重影响肾功能的降糖药:痛风并发糖尿病时,因尿酸从肾脏排泄,而有些降糖药影响肾功能,故导致尿酸排泄减少,使血尿酸水平升高。对尿酸排泄或肾脏不利的降糖药如下:①胰岛素是否能用于痛风并发糖尿病的治疗,医学界目前意见不一致,但是有使用胰岛素的指征(空腹血糖≥5.8毫摩/升,餐前血糖≥5.6毫摩/升,餐后2小时血糖≥6.7毫摩/升)时,应及时使用。②长期服用磺脲类降糖药中的格列本脲(伏降糖)、格列美脲(亚莫利)、格列齐特(达美康)等都能影响肾脏功能,减少尿酸的排出,使血尿酸升高而诱发痛风。这类药中的格列喹酮对尿酸影响不大,痛风伴糖尿病者可选用,而且磺脲类中的乙酰苯磺酰环己脲有降糖、降尿酸的双重作用。③双胍类降糖药的主要不良反应之一是服药后使体内乳酸积聚,乳酸能抑制肾脏近曲小管的尿酸分泌,使尿酸排出下降,最好不使用。

(4)需要配合饮食治疗:口服降糖药必须同饮食辅助治疗相结合。口服降糖药的剂量、种类的选择必须经医生指导下使用,否则极易出现各种不良反应并且影响疗效。其中最常见的不良反应就是低血糖。

2. 痛风并发糖尿病的饮食原则　痛风的致病因素是尿酸高，糖尿病的致病因素是血糖高，痛风并发糖尿病患者在饮食上既要限制食物的嘌呤含量，又要限制糖量的摄入。因此，饮食控制对于痛风并发糖尿病患者尤为重要，也相对苛刻。

这是因为痛风和糖尿病的饮食原则是存在一些矛盾冲突的，痛风患者的饮食要求以细粮为主，糖尿病患者的饮食则要求以粗粮为主，因为细粮嘌呤含量较粗粮低。而粗粮可延缓食物吸收，降低餐后血糖高峰，有利于调节血糖。所以，痛风并发糖尿病患者的饮食，应根据患者病情程度和体重、所从事的工作及活动量来调配食物的质和量，制订合理的饮食方案。在主食选择上要兼顾，搭配好粗粮与细粮的比例，适当限制主食。食物的糖类成分不宜多，以达到低嘌呤、低脂肪、低糖、低热能相适应的饮食要求为宜。应做到"七限、二多、一禁"的饮食原则。

（1）七限：①限制热能，保持正常体重。糖尿病患者应根据体型和活动量来计算每日所需热能。按患者的性别、年龄、身高表或用简单的公式算出理想体重[理想体重（千克）＝身高（厘米）－105]，然后根据理想体重和工作性质，参照原来的生活习惯、影响因素，计算每日所需总热能。②限制脂肪摄入量。且要以植物性脂肪为主。痛风并发糖尿病患者可同时患动脉硬化和冠心病，这是由于尿酸直接沉积在动脉血管壁上，损伤血管内膜，刺激血管内皮细胞增生，诱发血脂在动脉管壁沉积而引起的。另外，痛风患者多数肥胖、饮酒、活动量少、营养过剩，还有不少患者同时并发高血压，这无疑对冠心病和动脉硬化的发生起着促进作用。因此，无论从哪一个角度讲都要低脂饮食，做到饮食清淡而有营养。每日摄入脂肪 50 克（包括肉类中的脂肪），或烹调油 20 克。低脂肪饮食有利于尿酸的排出。③限制胆固醇的摄入量。每日摄入量要少于300 毫克。④限制盐的摄入量。每日不超过 8 克。⑤限制嘌呤摄入量。根据血尿酸浓度的高低，选择中等嘌呤含量食物或低嘌呤

141

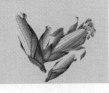
含量食物,禁用高嘌呤含量食物;限制蛋白质的摄入,低蛋白为每日50~60克,应食用不含嘌呤的优质蛋白。⑥限制糖类的摄入量。为了改善糖耐量,适当食用含纤维食物;各种富含可溶性食物纤维的食品可延缓食物吸收,降低餐后血糖高峰,有利于调节血糖、脂代谢紊乱,并促进胃肠蠕动,防止便秘,所以可适量食用含纤维食物。⑦限量食用水果和蔬菜。选用低糖水果,不吃高糖水果;科学选用蔬菜,提倡适当食用绿叶蔬菜、豆类、块根类、粗谷类。它们不但可以提供饮食中纤维素的需求量,还有利于各种纤维素和微量元素的摄取。同时,这类痛风患者应多食用富含铬的蔬菜和水果。因为铬能促进胰岛素与受体的结合,进而降低血糖。血糖控制好的可吃一些水果,绿色蔬菜可吃750~1000克。

(2)二多:①多饮水。每日2 500~3 000毫升,以尿量达到2 000毫升为宜,每日洗热水浴,也可增加尿酸的排出。②多补充B族维生素及维生素C,可促使淤积在组织中的尿酸盐溶解而排出体外。

142

(3)一禁:不准饮酒。饮酒会加重肾脏排泄的负担,不利于尿酸排出,易引起痛风急性发作。痛风并发糖尿病患者的饮食关键在于控制总热能、合理的食物成分、规则的餐次安排。可按照上面的饮食原则确定自己每日的进食总热能和糖类、蛋白质、脂肪的组成,将热能换算为食物重量,制订食谱,并根据生活习惯、病情和药物治疗的需要等进行饮食安排,做到少食多餐,每日就餐可达4次以上,但要定时、定量,这样就可以较好地控制血糖。痛风并发糖尿病患者的饮食原则是"低糖低脂不饮酒,高纤低嘌多喝水"。

3. 痛风并发糖尿病患者的饮食宜忌 痛风并发糖尿病患者应该控制总热能的摄入,以低脂食物为佳,每日膳食中糖类、蛋白质、脂肪配比要合理,适当补充矿物质和维生素。糖尿病患者以粗粮为宜,而痛风患者进食细粮为佳。痛风并发糖尿病患者则应按照病情而定,痛风病情稳定,而血糖控制不佳时,应提高粗粮比例,反之提高细粮比例。定时定量进餐,少喝粥、不饮酒、不吃油炸食物、不喝含糖饮料、低嘌呤饮食和保持运动。

各类宜吃食物如下:①果蔬类宜吃食物:山楂、苹果、雪梨、芹菜、黄瓜、南瓜、魔芋、洋葱、马齿苋。慎吃食物为甘蔗、榴莲、菠菜、韭菜、豇豆。②谷豆类宜吃食物:燕麦、糙米、玉米、高粱、薏苡仁、荞麦。慎吃食物为蛋糕、油豆腐、豆泡、素什锦、豆浆。③肉蛋奶类宜吃食物:蛋清、脱脂牛奶。慎吃食物为精瘦肉、鸽肉、肥肉、动物内脏、全脂牛奶。④水产、菌藻类宜吃食物:海参、海蜇。慎吃食物为带鱼、沙丁鱼、金枪鱼、木耳、银耳、金针菇、香菇、鸡腿菇、海带。⑤中药、饮品类宜吃中药:葛根、黄芪、地黄、麦冬、金银花、淫羊藿、醋、大蒜、橄榄油、茶油。慎吃饮品为浓茶、咖啡、酒、加工果汁,以及可乐巧克力、糖果、冰淇淋、肉汤。

4. 中医专方辨证论治

(1)加味增液白虎汤

【组　成】　生石膏10克,知母10克,生地黄10克,玄参10克,麦冬10克,山药10克,天花粉15克,地骨皮12克,桑白皮12克,黄连9克,太子参12克,黄精12克,丹参12克,赤芍12克。

【用　法】　水煎内服,每日1剂。

【功　效】　健脾益气,养阴清热,通脉和营。

【评　述】　方中生石膏、知母甘寒清解阳明燥热;生地黄、玄参、麦冬、天花粉养阴生津清热,桑白皮清肺肃肺以清上源,黄连清泻胃火,苦寒坚阴;太子参、黄精、山药养阴益气,健脾化精;糖尿病易并发心脑血管病变,故合丹参、赤芍活血化瘀通脉。现代药理研究证明,方中生地黄、黄精、山药、地骨皮、桑白皮皆有显著的降血糖作用。研究结果表明,该方对小鼠四氧嘧啶性糖尿病和抗胰岛素血清性糖尿病的酮体有抑制作用。

【加　减】

①胃肠结热者,大便干,小便数,舌红苔黄,脉数有力者,加大

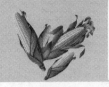

黄、苦瓜粉泻热通腑。

②湿热困脾者，胸脘胀满，渴不多饮，四肢沉重，舌红苔腻，脉滑数者，加苍术、藿香、佩兰清利湿热。

③肝郁化热者，胸胁苦满，郁怒口苦，舌略红苔薄黄，脉弦者，加四逆散，并用黄芩、牡丹皮、栀子疏肝理气，清热泻火。

④燥热伤阴者，口咽干燥，便干多饮，舌红苔燥，或舌起裂纹，脉细数为燥热内结，阴津大伤者，加增液承气汤养阴生津泻热。

⑤气阴两虚，经脉失养者，除见一般气虚阴虚症状外，肢体疲软，不耐劳作症状突出，易太子参为西洋参（兑入）、生黄芪益气生津。

（2）益气养阴汤

【组　成】　黄芪18克，太子参12克，麦冬12克，生地黄12克，五味子12克，僵蚕10克，地龙10克，赤芍12克，白芍12克，当归12克，桃仁10克，红花10克，川芎10克。

【用　法】　水煎内服，每日1剂。

【功　效】　益气养阴，活血通脉。

【评　述】　方中生脉散加生地黄益气养阴，补阳还五汤益气活血通脉，加僵蚕化痰散结。现代药理研究证明，其有较好的降糖作用。方中黄芪宜生用，最大量可用至120克以上，对降血糖有较好的效果。

【加　减】

① 胸痹心痛者，加丹参、降香以活血理气止痛。

②足疼痛麻木者，加秦艽、桑枝、羌活以通络止痛。

③头晕目眩、视力减退者，加服杞菊地黄丸、石斛夜光丸等，以滋肝调肝明目。

④眼底出血者，加三七粉、侧柏叶、墨旱莲，以活血凉血止血。

⑤以肾虚性功能减退为主症者，可配合五味子衍宗丸，或加紫梢花、黄精、淫羊藿，以滋补肾元。

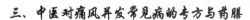

(3)加味核桃承气汤

【组　成】　大黄6～12克,桃仁9～12克,桂枝6～12克,玄明粉3～6克,甘草3～6克,玄参12～15克,生(熟)地黄12～15克,麦冬12克,黄芪30～45克。

【用　法】　水煎内服,每日1剂,每剂煎2次,药汁混匀约400毫升。2～3次分服,于餐后2小时服用。

【功　效】　益气养阴,活血化瘀,润肠通下。

【评　述】　本方为2型糖尿病而设。针对糖尿病的基本病机气阴两阴、瘀血阻滞,选用黄芪、生地黄、麦冬、玄参补益气阴、生津润燥;桃仁、桂枝活血化瘀,大黄既活血化瘀助桃仁、桂枝之力,又泻火通便以解因"消渴"病之阴液亏损、燥热内结所致的便秘,玄明粉加强后者之力;甘草调和诸药。诸药协同而起降低血糖之效。动物实验表明,加味桃核承气汤能降低糖尿病及正常大鼠的空腹血糖浓度,促进胰岛B细胞分泌内源性胰岛素,抑制胰及胰外组织分泌胰高血糖素,对胰岛内分泌细胞有一定的修复功能及增加胰岛B细胞的分泌颗粒,刺激肝糖原的合成,抑制肝糖原的分解。因此认为,加味桃核承气汤的作用机制是"益气养阴、活血化瘀、润肠通下"的协同作用。

【加　减】

①血瘀较甚者,可加水土散(水蛭10克,土鳖虫10克)或更用五虫汤(僵蚕10克,水蛭10克,土鳖虫10克,地龙10克,蝉蜕10克)活血逐瘀。

②气短心悸、胸痹心痛频发者,加丹参饮以行气活血。

③肾功能不全者,加牡蛎、石韦以通腑降浊。

④脑血栓形成偏瘫者,加地龙、水蛭以活血逐瘀通络。

⑤痰阻血瘀、心阳不振而致糖尿病性心脏病者,加瓜蒌、枳实、川厚朴、降香、红花、赤芍等,以理气宽胸,活血化瘀。

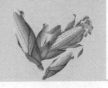

5. 专药选用

(1)金芪降糖片

【组　成】　金银花、生黄芪、黄连等。

【用　法】　每次 7～10 片,每日 3 次,饭前 30 分钟口服。连服 2 个月为 1 个疗程。本品较适宜治疗轻型或中型非胰岛素依赖型糖尿病。

【功　效】　清热益气,生津止渴。

【主　治】　方中金银花味辛性凉,清热凉血,以治糖尿病导致的阴虚内热,防热毒内生;生黄芪益气补虚,上补肺脏以布津,烦渴可止,下助膀胱气化以固肾关开阖,以治多尿;配黄连苦寒坚阴以清胃热,防胃热消食太过,以治多食。诸药合用可治上、中、下三消,使"三多"症状得以解除。

【按　语】　药理研究证明,该药能改善机体糖代谢与糖耐量;促进肝糖原合成,缓解高血糖引起的"三多"症状;改善实验动物的胰岛素耐药性;增强机体对内源、外源胰岛素的敏感性;纠正脂质代谢异常,降低血清三酰甘油,缓解脂肪肝。此外,尚可增强机体的体液与细胞免疫功能;提高机体清除自由基的能力,抑制脂质过氧化物(LOP)的生成。

(2)参芪降糖片

【组　成】　人参皂苷、黄芪、五味子、山药、生地黄、麦冬等。

【用　法】　每次 3 片,每日 3 次,连服 1 个月为 1 个疗程。如效果不显著或治疗前症状较重者,服用量 1 次可增加到 8 片,每日 3 次。

【功　效】　益气养阴,滋脾补肾。

【主　治】　方中人参皂苷培补元气,滋补强身,生津固脱,宁神益智,对高血糖具有抑制作用;五味子入肺、肾二经,可敛肺止咳,生津止汗,固精缩尿,补肝肾;山药性味甘、苦寒,清热,凉血,滋阴;麦冬性味甘、微苦、微寒,润肺清心,养胃生津。综合此方诸药,益气滋阴,健脾胃,补肺肾。

【按　语】　动物实验结果表明,参芪降糖片可预防大鼠肾上腺素所致应激性高血糖,而对小鼠四氧嘧啶性糖尿病有明显的降糖作用。糖尿病患者单用人参皂苷后,身体一般情况能改善,轻型糖尿病患者的尿糖减少,血糖可降低,而且停药后仍能维持半个多月。有的糖尿病患者服用人参皂苷(或人参)后,胰岛素的用量可减少。

(3)渴乐宁胶囊

【组　成】　黄芪、地黄等。

【用　法】　每次4粒,每日3次,连服3个月为1个疗程。

【功　效】　益气,养阴,生津。

【主　治】　方中黄芪味甘,性微温,入脾、肺二经,益气补虚损,止渴利阴气,上能补肺以利津液,下能助膀胱气化以固肾关,外可固护肌表止汗,内能升提清阳以摄纳;地黄味甘、苦、性寒,补五脏内伤不足,通血脉,益气力,凉血止血,补肾中真阴,清热生津,治阴虚内热,消渴病之口渴。诸药相配,共奏养阴益气生津之功。

147

【按　语】　小鼠四氧嘧啶实验性高血糖模型实验结果证明,渴乐宁胶囊具有降血糖作用,还能提高血中胰岛素和C肽的水平,表明本制剂对胰岛B细胞具有直接的作用效果。不过,这种作用效果较为迟缓。

(4)糖脉康颗粒

【组　成】　黄芪、生地黄、丹参、牛膝、麦冬、黄精等。

【用　法】　口服,每次1包,每日4次。

【功　效】　养阴清热,活血化瘀,益气固肾。

【主　治】　方中生地黄、黄精滋养肾胃之阴,麦冬养阴生津;丹参、牛膝活血化瘀,黄芪益气补中。本药较适用于糖尿病并发末梢神经炎患者。

【按　语】　药理研究表明,该药对葡萄糖致大鼠血糖升高有

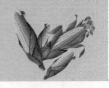

一定的抑制作用,对四氧嘧啶和肾上腺素所致大鼠高血糖有显著降低作用。该药还可显著降低四氧嘧啶所致糖尿病大鼠血黏度,还原黏度,血红细胞聚集指数及红细胞刚性指数的升高,对高脂血症小鼠的血清三酰甘油及胆固醇均可降低。游泳实验表明,该药可显著提高小鼠的耐力与应激能力,延长游泳时间。急性、长期毒性实验表明该药安全、无毒。此外,也可选用消渴丸(主要成分为黄芪、生地黄、天花粉、格列本脲,每丸含量为 0.25 毫克)口服,每日 3 次,每次 1.25 克(约 5 丸)递增 2.4 克(约 10 丸),出现疗效时,逐渐减少为每日 2 次,维持剂量。

(5)仙灵骨葆胶囊

【组　成】　淫羊藿、续断、丹参、知母等。

【用　法】　口服,预防量:每日 2 次,每次 1～2 粒。治疗量:每日 2 次,每次 3 粒,4～6 周为 1 个疗程。

【功　效】　滋补肝肾,活血通络,强筋壮骨。

【主　治】　用于肝肾不足,血瘀阻络所致的骨质疏松症。

(6)渴乐宁胶囊

【组　成】　黄芪、黄精、生地黄、太子参、天花粉等。

【用　法】　口服,每次 4 粒,每日 3 次,3 个月为 1 个疗程。

【功　效】　益气养阴,滋肾生津。

【主　治】　用于消渴病的脾瘅期、消渴期。临床表现为疲乏无力,心悸气短,口渴汗多,多食易饥,血糖偏高者适用此药。

(7)消渴丸

【组　成】　葛根、天花粉、黄芪、生地黄、玉米须、南五味子、山药、格列本脲等。

【用　法】　每次 2～10 粒,每日 1～3 次,饭前用温开水送服。本药降糖作用强,使用方便。起始用量宜小,特别是老年人,慎防低血糖出现。

【功　效】　益气养阴,滋肾生津,降糖。

【主　治】　用于消渴病的脾瘅期和消渴期,血糖高者。临床表现为口渴喜饮,尿多,食多易饥,消瘦,疲乏无力等气阴两虚证者适用此药。

(8)玉泉丸

【组　方】　葛根、天花粉、地黄、五味子、麦冬、生甘草等。

【用　法】　口服,每次 6 克,每日 4 次;7 岁以上小儿每次 3 克,3～7 岁小儿每次 2 克。

【功　效】　养阴生津,止渴除烦,益气和中。

【主　治】　用于治疗因胰岛功能减退而引起的物质代谢、糖类代谢紊乱、血糖升高之糖尿病患者,肺胃肾阴亏损,热病后期。

(9)金芪降糖丸

【组　成】　黄芪、金银花等。

【用　法】　每次 7～10 粒,饭前服,2 个月为 1 个疗程。

【功　效】　益气清热,有较小的降糖作用。

【主　治】　用于消渴病,气虚有热,临床表现为口渴多饮、多食易饥、气短乏力的糖尿病患者,用此药可起辅助治疗作用。

6. 药膳调养

(1)黄连柚子乌龙茶

【原　料】　黄连 2 克,柚子 1 个,乌龙茶 100 克。

【制　作】　在柚子收获的季节摘取新鲜柚子,将柚子肉切成小块,晒干或烘干,再将它与黄连、乌龙茶拌匀即成。每日 1 次,每次取 15 克,用沸水冲泡,加盖焖 15 分钟即成。

【功　效】　黄连有降糖作用;新鲜柚子果汁中含有拟胰岛素成分,有降血糖功效;乌龙茶清热泻火。以上 3 味药配伍,对胃燥津伤型糖尿病者颇为适宜。

(2)罗汉果茶

【原　料】　罗汉果 15 克。

【制　作】　每年 9～10 月间果实成熟时采摘,放在阴干处,10

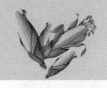

日后果皮转黄再用火烘烤,制成干燥果实,切成饮片(可在药店买到)。饮片放入有盖的杯中,用沸水冲泡,加盖闷15分钟后即成。

【功 效】 罗汉果所含的膳食纤维能改善糖代谢,有利于血糖的降低,而且它的"甜味"为非糖成分,是糖尿病、高血压病患者的"饮料",也是中老年人清热润肺的佳品。

(3)苦瓜荷叶茶

【原 料】 鲜苦瓜100克,干荷叶50克,绿茶50克。

【制 作】 将苦瓜上端切开,去瓤,装入荷叶、绿茶,把苦瓜挂于通风处,阴干后,将外部洗净,擦干,连同茶叶切碎,混匀。每日1次,每次取10克,以沸水冲泡,加盖,浸泡半小时即成(当茶饮)。

【功 效】 苦瓜药食兼用,苦瓜可降低血糖;荷叶、绿茶清胃泻火,协助苦瓜降糖。

(4)人参茶

【原 料】 人参片3克。

【制 作】 将人参片放入茶杯内,注入开水,盖好盖,浸泡即成(当茶饮,当日饮完,食人参片)。

【功 效】 人参对肾上腺素或高渗葡萄糖所致的高血糖均有降低作用。

(5)麦冬乌梅茶

【原 料】 麦冬15克,乌梅15克。

【制 作】 将麦冬、乌梅分别洗净,麦冬切碎后与乌梅同入砂锅内,加足量水,大火煮沸,改用中火煎煮15分钟,去渣取汁即成。

【功 效】 麦冬养阴清火、生津止渴。乌梅补肺除烦、生津止渴,与麦冬配伍后,对糖尿病燥热伤肺引起的口渴多饮有良好疗效。

(6)黄连山药饮

【原 料】 黄连5克,山药200克。

【制 作】 将黄连洗净,晒干或烘干,切成薄片,放入纱布袋中,扎口备用。把山药去皮,洗净,除去须根,切成薄片,与黄连药袋同放入砂锅内,加足量水,大火煮沸后改用小火煮 20 分钟,取出药袋即成(早晚分饮,吃山药片,饮汤汁)。

【功　效】　黄连的降血糖作用已被现代药理研究证实,此方有清热解毒,滋阴益气,降血糖的功效。

(7)三瓜降糖饮

【原　料】　冬瓜皮 100 克,西瓜皮 100 克,苦瓜 50 克。

【制　作】　将冬瓜皮、西瓜皮用温水清洗干净;苦瓜去瓤,洗净;冬瓜皮、西瓜皮、苦瓜切碎后一同放入碗中待用。砂锅中加足量水,大火煮沸后,加入 3 瓜碎片,继续煎煮 20 分钟,用洁净纱布过滤汁放入大杯中即成。

【功　效】　清胃利水,生津止渴,降血糖。用于胃燥津伤型糖尿病患者,也有利于降尿酸。

(8)山药花粉汤

【原　料】　怀山药 20 克,生黄芪、花粉各 15 克,知母、山茱萸各 12 克。

【制　作】　将以上 5 味药洗净,同入砂锅中,加水适量,用大火煮沸,改用小火煎煮 20 分钟,去渣取汁即成。

【功　效】　山药含糖量低,黄芪为补气、降血糖、降尿酸的常用药,知母为清热泻火、润燥消渴的常用良药,山茱萸乃补肾降糖的妙品。以上 5 味药同用,适合燥热伤肺、气阴两虚的痛风并发糖尿病患者。

(9)下消双耳汤

【原　料】　白木耳 10 克,黑木耳 20 克,猪瘦肉丝 100 克,枸杞子 10 克,姜末、葱末、食盐各适量。

【制　作】　将猪瘦肉丝放入水中煮沸,然后添加黑木耳,汤沸后再加入白木耳,最后加入枸杞子和适量的食盐、葱末及姜末煮沸即成。

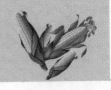

【功　效】　糖尿病患者常常会口渴,并伴有肾虚的症状,黑木耳具有补肾的作用,兼有降低血压及润肺的功效。

(10)玉米红豆粥

【原　料】　鲜玉米粒40克,红豆25克,黑芝麻4克,食盐适量。

【制　作】　将玉米粒和红豆放入锅中,加适量水,用大火煮5分钟,改用小火煮至熟烂,加入黑芝麻、适量食盐煮沸即成。

【功　效】　具有补中健胃和除湿利水的功效。糖尿病水肿者食用更佳。

(11)天花粉粥

【原　料】　天花粉30克,粳米100克。

【制　作】　将天花粉水煎,去渣取汁,再加入淘洗干净的粳米,按常法煮成粥即成。

【功　效】　天花粉含有5种降血糖的成分,在糖尿病的药膳处方中使用频率极高。此粥具有清肺热,生津液,除烦渴之功效。

(12)耳聪目明粥

【原　料】　山药20克,菟丝子10克,覆盆子10克,枸杞子20克,粳米75克。

【制　作】　将粳米按常法熬成粥,菟丝子和覆盆子水煎成汁,将汁加入粥中,盖上锅盖,大火煮沸后改用小火,再添加枸杞子及山药煮成粥即成。

【功　效】　具有补肝肾,益脾胃,降血糖之功效。适用于肝肾亏虚的糖尿病患者食用。

(13)地骨皮粥

【原　料】　地骨皮20克,粳米50克。

【制　作】　将地骨皮洗净,与粳米一同入砂锅内,加适量水,按常法煮成粥即成。

【功　效】　具有滋阴清热祛火之功效。地骨皮为枸杞子的根皮,试验结果表明,以地骨皮水煎治疗糖尿病,可收到明显的效果。

(14)玉竹炒藕片

【原　料】　玉竹20克,莲藕200克,胡萝卜50克,姜末、胡椒粉、食盐、植物油各适量。

【制　作】　将莲藕洗净,切薄片;胡萝卜削皮,切成丝;玉竹洗净,切成3厘米长的段。把藕入沸水锅内,焯一下至软,取出沥干水分。炒锅置大火上,放入植物油烧热,加入莲藕片、玉竹、胡萝卜丝,炒至均匀,下入姜末、食盐、胡椒粉调味即成。

【功　效】　养阴润肺,生津止渴。玉竹有滋阴润肺和益胃生津等功效。经临床观察,玉竹对非胰岛素依赖型糖尿病有一定的降血糖作用;胡萝卜含有降低血糖的成分。

(15)银耳茯苓糕

【原　料】　银耳6克,茯苓15克,面粉150克,白糖、发酵粉各适量。

【制　作】　将银耳用温水泡发,切成末;茯苓切皮,烘干,研成细粉。把面粉、银耳和茯苓粉入面盆内,加适量水共揉成面团,加入发酵粉、白糖发好后,做成5厘米见方的糕状,然后把糕放入蒸笼内,用大火蒸15分钟即成。

【功　效】　茯苓具有渗湿利尿和健脾安神的功效,与银耳合用,有利于降低血糖、尿酸,并有增强人体免疫力的功效。

(二)中医对痛风并发高脂血症的专方与药膳

血浆中脂质浓度或脂蛋白浓度超过正常高限时,前者称为高脂血症,后者称为高脂蛋白血症。由于血中脂质大都以脂蛋白的形式进行运转,故高脂血症常可反映高脂蛋白血症。

人们已经知道,人体血浆中所含的脂质称为血脂,主要由胆固醇、三酰甘油、磷脂及游离脂肪酸等组成。凡血清总胆固醇测定超过5.72毫摩/升,三酰甘油超过1.7毫摩/升,则可称为高脂血症。

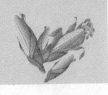

如果只有胆固醇单项升高,超过正常范围,称为高胆固醇血症。

1. 痛风并发高脂血症的发病情况 约有50%以上的痛风患者并发高脂血症,这表明痛风容易受到高脂饮食的影响,特别是与肥胖有着密切的关系。另外,痛风患者的有益胆固醇,即高密度脂蛋白明显降低。痛风因其脂类代谢异常而与动脉硬化密切相关。痛风患者中,心绞痛、心肌梗死等局部缺血性心脏病的发病率很高,也是因为其背后隐藏着高脂血症及动脉硬化的缘故。由此可见,痛风患者如患上高脂血症,更容易引发缺血性心脏病。所以,痛风患者必须倾注高于其他人几倍的力量来预防高脂血症。

引起高脂血症的因素有:①长期摄入高热能食物是突出原因。②糖类、甜食摄入过量可引起三酰甘油升高。③动物脂肪中主要含有饱和脂肪酸,如摄入过多,可引起高胆固醇血症。④长期饮酒可形成脂肪肝和高三酰甘油。⑤其他不良生活方式诸如吸烟、活动少、工作压力大、自我调节能力差等,都可使胆固醇、三酰甘油升高。要预防高脂血症,就要消除饮食过量、缺乏运动、吸烟等不良生活习惯。这也关系到痛风的预后,所以痛风患者一定要相当重视。以素食为主,荤素结合,低脂肪高纤维,可控制痛风并发高脂血症的病情。

2. 痛风并发高脂血症患者的饮食原则 无论是哪一种类型的高脂血症,饮食控制是首要的基本治疗措施。饮食疗法的目的是降低血浆胆固醇,保持均衡营养。为了达到这一目的,要遵循的饮食原则如下。

(1)限制热能的摄入,控制体重。宜采用低热能、低脂肪的均衡饮食,脂肪的摄入量占总热能的比例要小于30%,对体重超重者,更应斟酌减量。

(2)限制食品中胆固醇量的摄入,每日胆固醇的摄取总量在300毫克以下。

(3)少食用或尽量不食用富含饱和脂肪酸的动物脂肪,饱和脂肪酸占每日总热能的 8%~10% 为宜。避免食用油脂食品、甜食。要增加不饱和脂肪酸的摄入量,这有助于降低血中胆固醇含量。

(4)增加纤维食物摄入量。高质纤维食物可减少肠道对脂肪的吸收,从而降低胆固醇,所以要多食用绿色蔬菜。同时,可适当食用粗粮,但要注意一定要少量。

(5)注意低盐饮食,均衡营养,不要挑食。

3. 痛风并发高脂血症患者的饮食宜忌　人体脂肪的积累和类脂的来源,主要来自饮食。所以,高脂血症与饮食的关系最为密切,痛风并发高脂血症患者应注意如下事项。

(1)以素食为主,搭配精瘦肉,限制高脂肪、高胆固醇类食物,如蛋黄、黄油等。

(2)炒菜时宜以植物油为主,多吃蔬菜水果,少吃甜食和零食,低嘌呤进食,保持运动。

(3)果蔬类宜吃食物与慎吃食物:宜吃食物如西瓜、苹果、橘子、大白菜、黄瓜、芹菜、西红柿、苦瓜、西蓝花。慎吃食物如甘蔗、榴莲、菠菜、韭菜。

(4)谷豆类宜吃食物与慎吃食物:宜吃食物如大米、玉米、馒头、红薯。慎吃食物如糕点、油条。

(5)肉蛋奶类宜吃食物与慎吃食物:宜吃食物如脱脂牛奶、鸡蛋。慎吃食物如各种肉类及动物内脏。

(6)水产、菌藻类宜吃食物与慎吃食物:宜吃食物如海参、海蜇。慎吃食物如鱼类、海带、紫菜。

(7)中药、饮品类宜吃药物与慎吃饮品:宜吃中药如防己、黄芪、山楂、何首乌、川芎、三七、人参、水蛭。慎吃饮品:浓茶、咖啡、酒、加工果汁、可乐。

(8)其他类宜吃食物与慎吃食物:宜吃食物如醋、榨菜、橄榄油、茶油。慎吃食物如咸菜、酱菜、辣酱、浓汤、肉汤。

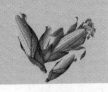

4. 痛风并发高脂血症患者的饮食原则

（1）限制总热能：饭量大，活动少，爱吃主食、肥肉及油炸食品的人常常体态肥胖，最易患高脂血症。因此，每餐不要吃得过饱，少吃肥肉、油炸食品及甜食，少饮酒及含糖饮料，多吃热能低、含膳食纤维比较多的食品。并要注意身体的锻炼，尤其是餐后运动，体重减轻后，血脂可逐渐恢复正常。

（2）糖类：糖类宜占总热能的 50%～60%，每日主食 300～400 克，不宜吃各种水果糖及奶糖、蜂蜜、各类甜点心、水果罐头，也不宜饮可乐、汽水等高糖饮料。

（3）蛋白质：蛋白质宜占总热能的 15%～20%，可适当选用猪牛羊的瘦肉、鱼虾类、去皮的鸡鸭肉、豆类及其豆制品。

（4）脂肪：脂肪应占总热能的 20%～30%。多食用植物油，少吃油煎食物。少吃花生，因其中含油甚多，但可以食用核桃仁、瓜子仁、果仁等。应限制动物脂肪的摄入，炒菜时宜用植物油，每日 25 克左右。胆固醇每日摄入量不超过 300 毫克。人体中的脂类大部分从食物中来，所以高脂血症的人饮食应有节制，主食之中应搭配部分粗粮，副食品以鱼类、瘦肉、豆类及其豆制品、各种新鲜蔬菜、水果为主。少食精制食品、甜食、奶油、巧克力等。海带、紫菜、木耳、香菇、大蒜、洋葱等食物有利于降低血脂和防治动脉粥样硬化，可以常吃。饮牛奶宜去奶油，不加糖。蛋类原则上每日不超过 1 个，烹调时避免油炒、油煎。

（5）低胆固醇饮食：使血总胆固醇至少降至 5.7 毫摩/升（如有冠心病则应低于 4.7 毫摩/升）以下，以防治心血管病的其他危险因素如肥胖、糖尿病等，并增加心血管的保护因素。胆固醇过高者应少食蛋黄、肉类（特别是肥肉）、动物内脏、鸡皮、鸭皮、虾皮、鱼子、脑等含胆固醇量高的食物。三酰甘油过高者要忌糖、忌甜食，并应限制总食量。以谷类食物为主食，粗细搭配。我国营养学家推荐玉米、燕麦，可与大米、面粉等配合食用。

（6）戒酒：酒的热能很高，每克酒精可产生 7 千卡的热能，过多饮酒每日总热能摄入过高，酒精可促进内源性胆固醇及三酰甘油的合成。饮酒量以每日摄入的酒精不超过 20 克（白酒不超过 50 克）为宜，葡萄酒较合适，但必须严格限制摄入量。如有高血压、糖尿病与肝胆疾病等则宜戒酒。

（7）饮食疗法应持之以恒，降脂药物应在医师指导下服用。

（8）积极参加体育锻炼，并坚持不懈，以利于脂肪的消耗。药物治疗，可采用氯贝丁酯（安妥明）、非诺贝特、烟酸肌醇、亚油酸、右旋糖酐-10（脉通）等，但需在医师指导下坚持服用才有效果。

5. 中医辨证论治

（1）茵陈五苓散

【组　成】　茵陈 40 克，泽泻 6 克，茯苓 4 克，猪苓 4 克，白术 4 克，桂枝 4 克。

【用　法】　水煎，每日 1 剂，分 3 次服用，30 日为 1 个疗程。

【功　效】　健脾燥湿，温阳利水。

【主　治】　茵陈五苓散组方特点：一是清利为主，温化为辅。该方是以清利湿热的茵陈为主药，配合泽泻、猪苓、茯苓利水湿，白术甘温健脾燥湿，桂枝辛温通阳、化气行水；二是主治血分，兼治气分。方中茵陈能入血分，具有清血分湿热的作用。五苓散则三焦共治，利气分湿浊。临床试验研究证实，茵陈五苓散的组方特点与高脂蛋白血症的病机相符，故能够发挥其调整脂质代谢的作用。此外，还有较好的抗氧化作用，从而对预防动脉粥样硬化亦有一定的意义。

【加　减】　①胃热腑实者，加大黄、厚朴、枳实、黄芩、芒硝等清里通泻；②肝郁化火者加菊花、决明子、栀子、黄芩等清肝泻火；③肾阴虚者，加何首乌、菟丝子、女贞子、淫羊藿等清肝泻火；④气滞血瘀者，加丹参、川芎、红花、郁金等活血理气。

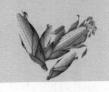

（2）活血降脂汤

【组　成】　淫羊藿 15 克，泽泻 15 克，姜黄 15 克，水蛭 10 克，大黄 10 克，三七粉 6 克，山楂 15 克。

【用　法】　水煎服，每日 1 剂。

【功　效】　祛湿化痰，活瘀通络。

【主　治】　高脂血症是以痰浊、水湿、血瘀、郁滞为基础，据此病理改变，经临床实践精选泽泻等 6 味中药组成活血降脂汤，祛湿化痰，活瘀通络。实验表明，本方能降低血黏度、改善微循环、降低胆固醇和三酰甘油；并有升高高密度脂蛋白胆固醇的作用。临床观察本方不仅有显著的降脂作用，而且有改善血液流变性作用，且无不良反应，是临床较为理想的药物。

【加　减】　①血脂高而烦躁易怒，面红目赤，口干舌燥，尿黄便干，舌苔黄腻，脉弦，多并发高血压，加龙胆泻肝汤加减以清肝泻火；②如体倦乏力，腰酸腿软，腹胀纳呆，耳鸣眼花，舌红苔薄，脉沉细，宜加何首乌、菟丝子、女贞子、淫羊藿、黑芝麻、泽泻等滋阴补肾。

（3）参乌降脂饮

【组　成】　生何首乌 30 克，泽泻 15 克，柴胡 10 克，大黄（后下）3 克，红参粉（分冲）3 克，水蛭粉（分冲）2 克，三七粉（分冲）3 克。

【用　法】　水煎服，每日 1 剂。

【功　效】　疏肝健脾，滋养肾阴，化痰行瘀，通腑泻浊。

【主　治】　方中柴胡疏肝，红参健脾益气，何首乌滋养肾阴，泽泻祛痰湿，水蛭、三七粉活血破瘀，大黄通腑泻浊。药理研究表明，人参有调节胆固醇代谢，抑制高胆固醇血症的作用；何首乌能促进肠腔内胆固醇的水解和游离胆固醇的再酯化，并竞争胆固醇的位置，影响胆固醇与肠黏膜接触，以妨碍其吸收；泽泻有阻止脂类在血清内滞留或渗透到血管内壁的功能，并促使胆固醇的运输或清除；柴胡含有亚油酸，能促进胆固醇的运输或代谢；大黄泻下有利于脂类的排泄；三七粉扩张血管；水蛭抗凝，且有防治冠心病和脑血管病的作用。

【加　减】　①血瘀明显者，出现胸痛、胸闷，痛处固定，舌紫暗或有瘀斑，脉弦，加丹参、川芎、郁金，以增活血理气之效。②痰湿重者，身重困倦，舌苔白腻，脉濡，加厚朴、茯苓、半夏、陈皮，以健脾燥湿。③肝火甚者，面红目赤，烦躁易怒，加龙胆草以清肝泻火。

6. 专药的选用

（1）脂可清胶囊

【组　成】　葶苈子、山楂、茵陈、泽泻、黄芩等。

【用　法】　每次 2～3 粒，每日 3 次，连服 30 日为 1 个疗程。服药后大便次数增多可酌情减量，孕妇及体虚者忌用。

【功　效】　宣通导滞，通络散结，消痰渗湿。

【主　治】　方中葶苈子性味辛苦、大寒，泻肺降气，祛痰定喘，利水消肿；山楂性味酸、微温，健脾和胃，破气消积，活血化瘀，善消油腻肉积，助运化；茵陈性味苦辛、微寒，清热除湿，利胆；泽泻性味甘平，清热燥湿，渗利泄浊，泻虚火；黄芩性味苦寒，清泻肺火，解毒消炎，利尿。诸药伍用，共奏清热消滞，行气散瘀，化痰燥湿之功。

（2）绞股蓝总苷胶囊

【组　成】　葫芦科植物绞股蓝的根茎或全草中提取绞股蓝总苷。

【用　法】　每次 2～3 粒，每日 3 次，口服。

【功　效】　降血脂，养心健脾，益气和血，除痰化瘀。

【主　治】　中药绞股蓝又名七叶胆。自 20 世纪 70 年代中期以来，国内外药物工作者对其进行了大量药理与化学研究，分离得到近 60 种皂苷，其中有 3 种皂苷与人参皂苷具有相同的骨架，经深入的药理与临床研究结果证实，它们对高脂血症、动脉硬化、脘腹胀满等心脾气虚及痰阻血瘀患者，具有较好的疗效。动物实验

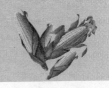

研究结果证实,绞股蓝总苷胶囊能防治脂质在血管壁沉积,提高免疫功能,抑制糖皮质激素所致的不良反应。临床研究结果证实,绞股蓝总苷胶囊可降低血清脂质(胆固醇、三酰甘油和低密度脂蛋白)和升高血清高密度脂蛋白。

(3)血脂灵

【组　成】　何首乌、决明子、泽泻、山楂肉等。

【用　法】　每次4~5片,每日3次,1个月为1个疗程,可连续服用。

【功　效】　滋阴益精,养肝补肾,化瘀消积。

【主　治】　方中何首乌为君,辅以益肾清肝决明子为臣,佐以泽泻"养五脏、益气力",并以山楂肉"破气消积、化瘀消食、行血散滞",组方甚为精当。实验研究证明,本品可阻止胆固醇在肝内沉积,阻止类脂类在血清中滞留,或渗透到动脉内膜,减轻动脉粥样硬化,有明显降低血清胆固醇和三酰甘油的作用。

(4)真菌降脂素

【组　成】　真菌M-018菌体。含丰富的不饱和脂肪酸、菌体蛋白等。

【用　法】　每次4粒,每日2次,早晚以温开水送服。

【功　效】　健脾祛湿,滋养肝脏,调节血脂代谢。

【主　治】　用于治疗和预防高脂血症等。实验研究证实,本品能显著降低血清三酰甘油、胆固醇、低密度脂蛋白,升高高密度脂蛋白;改善器官血流灌注,防治动脉粥样硬化及脑血栓的形成。

(5)丹田降脂丸

【组　成】　丹参、三七、人参、何首乌、泽泻、当归、黄精等。

【用　法】　小蜜丸,每瓶10克。口服,每次1~2粒,每日2次。

【功　效】　降低血清脂质,改善微循环,活血化瘀。

【主　治】　用于高脂血症及伴有脑动脉硬化、冠心病等。

【禁　忌】　发热、外感时慎用。

（6）防风通圣散

【组　成】　防风、麻黄、荆芥、薄荷、大黄、芒硝、滑石、栀子、石膏、黄芩、连翘、桔梗、当归、白芍、川芎、炒白术、甘草。

【用　法】　每日口服3～5克，连服1～3个月，多则6个月。水肿样肥胖症患者每日加服5克，效果则更佳。

【功　效】　解邪热，泻宿垢，健腰身。

【主　治】　肥胖症患者服用1周后，体重、胸围、腹围可降低，3个月后降低更明显。对有高血压和高脂血症的肥胖症患者，也可使血压和血脂下降；还有通便作用。

（7）舒冠片

【组　成】　何首乌、川芎、丹参、五灵脂、红花等。

【用　法】　片剂，60片/瓶或120片/瓶。口服，每次4～6片，每日3次。

【功　效】　养血活血，益气温阳，抗血栓。

【主　治】　用于冠心病、心绞痛、动脉粥样硬化、高脂血症及抗血栓形成。

（8）脂必妥片

【组　成】　红曲等。

【用　法】　口服，每次3片，每日2次，早晚饭后服用或遵医嘱。

【功　效】　健脾消食，除湿祛痰，活血化瘀。

【主　治】　用于脾瘀阻滞，症见气短、乏力、头晕、头痛、胸闷、腹胀、食少纳呆等。也可用于高脂血症及动脉粥样硬化引起的其他心血管疾病的辅助治疗。

（9）山楂降脂片

【组　成】　山楂提取物。

【用　法】　片剂，100片/瓶。口服，每次1～2片，每日3次。

【功　效】　降血脂。

【主　治】　用于治疗高脂血症、冠心病、高血压等。

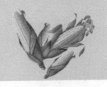
（10）脑心通胶囊

【组　成】　黄芪、全蝎、地龙、乳香、红花等。

【用　法】　口服，每次4～6粒，每日3次。

【功　效】　益气活血，祛瘀通络。

【主　治】　用于头痛、头晕、耳鸣、记忆力减退等病症。现代多用于脑血栓、脑出血、冠心病、心绞痛、高脂血症、脉管炎及脑供血不足等病症。

（11）血脂康胶囊

【组　成】　红曲等，本品每粒含洛伐他汀不得少于2.5毫克。

【用　法】　口服，每次2粒，每日2次，早晚饭后服用；轻度、中度患者每日2粒，晚饭后服用或遵医嘱。

【功　效】　除湿祛痰，活血化瘀，健脾消食。

【主　治】　用于脾虚痰瘀阻滞证，症见气短、乏力、头晕、头痛、胸闷、腹胀、食少纳呆等。也可用于由高脂血症及动脉粥样硬化引起的心脑血管疾病的辅助治疗。

162

（12）股蓝总苷胶囊

【组　成】　绞股蓝总苷。

【用　法】　口服，每次1粒，每日3次，或遵医嘱。

【功　效】　养心健脾，益气活血，除痰化瘀，降血脂。

【主　治】　适用于高脂血症，症见心悸气短、胸闷肢麻、眩晕头痛、健忘耳鸣、自汗乏力或脘腹胀满等心脾气虚、痰阻瘀血者。

（13）康尔心胶囊

【组　成】　三七、人参、麦冬、丹参、枸杞子、山楂、何首乌等。

【用　法】　胶囊剂，0.4克/粒，36粒/瓶。口服，每次4粒，每日2～3次。

【功　效】　益气强心，滋阴补肾，活血通脉，祛瘀止痛。

【主　治】　用于治疗冠心病、心绞痛、急性或陈旧性心肌梗死、胸闷气短等。

（14）活血通脉胶囊

【组　成】　永蛭等。

【用　法】　胶囊剂，0.25克/粒，50粒/瓶。口服，每次2～4粒，每日3次。

【功　效】　破血逐瘀，通脉止痛。

【主　治】　用于癥瘕痞块、血瘀闭经、跌打损伤症见有眩晕、胸闷、心痛、体胖等属于痰瘀凝聚者。现代多用于冠心病、心绞痛、急性心肌梗死、高脂血症、脑血栓、肾动脉硬化、肾病综合征等。

（15）降脂灵颗粒

【组　成】　何首乌、枸杞子、黄精、山楂、决明子、桑寄生、木香、泽泻。

【用　法】　口服，每次3～5克，每日3次。

【功　效】　滋补肝肾，养血明目。

【主　治】　用于肝肾阴虚之头晕目眩、须发早白等，对高脂血症、高血压、冠心病亦有效。

（16）玉楂冲剂

【组　成】　玉竹、山楂等。

【用　法】　冲剂，每袋22克。每次1袋，每日2～3次，开水冲服。

【功　效】　扩张冠状动脉，降血脂。

【主　治】　用于冠心病引起的心绞痛及高三酰甘油血症。

（17）血符逐瘀汤

【组　成】　当归、生地黄、桃仁、红花、枳壳、赤芍、川芎、柴胡、桔梗、牛膝、甘草。

【用　法】　水煎2次，分2次服，每日1剂，连服3～6个月。

【功　效】　活血祛瘀，降脂，行气止痛。

【主　治】　用于因胸中瘀血而引起的多种病证。临床应用以胸痛，头痛，痛有定处，舌暗红或有瘀斑，脉涩或弦紧为辨证要点。

163

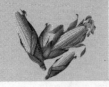

(18)益肾降脂汤

【组　成】　桑寄生、何首乌、黄精、生蒲黄等。

【用　法】　水煎2次,分2次服,每日1剂,连服3~6个月。

【功　效】　益肾养肝,活血利湿。

【主　治】　用于腰酸、眩晕、耳鸣、健忘等肝肾亏虚证的高脂血症或兼有血管硬化症的患者用之最佳,还有一定的抗衰老作用。

7. 药膳调理

(1)降脂绿茶

【原　料】　生山楂10克,黑木耳6克,柿叶10克,决明子10克,绿茶6克。

【制　作】　将以上原料任选一种与绿茶相配放入茶杯中,冲入白开水,加盖闷5~10钟后即成。

【用　法】　代茶饮用,上下午各冲泡1杯。

【功　效】　山楂有扩张冠状动脉和促进胆固醇排泄的作用,能降低血压、降低血脂。常饮此茶可降血脂,坚持长期饮用,可取得显著疗效。

(2)虎杖菊花茶

【原　料】　菊花15克,虎杖20克。

【制　作】　将菊花、虎杖入锅内,水煎或用开水冲泡,加盖焖(闷)10分钟即成。

【用　法】　代茶饮用,每日1剂。

【功　效】　虎杖药用其根,性微温,具有活血通经和利湿的功能,传统用于治疗风湿、痹痛、黄疸、闭经、痛经等。据现代药理研究证明,虎杖含蒽醌类化合物和黄酮类多种成分,从其根茎中可提取具有降血脂成分的白藜芦醇苷等。实验证明,虎杖有降低胆固醇和三酰甘油的作用。两药相佐,是老年人理想的保健饮料。

(3)牛膝菊花茶

【原　料】　川牛膝、杭白菊各5克。

【制　作】　将川牛膝洗净后切片,与杭白菊一同入杯中,加沸水冲泡后加盖闷 5～10 分钟即成。

【用　法】　代茶频饮,每日 1 剂,可连续冲泡数次。

【功　效】　活血化瘀,除痹降脂。适用于关节疼痛、痛有定处并伴有血脂偏高的痛风患者。

(4)陈皮决明消脂茶

【原　料】　陈皮 10 克,决明子 20 克。

【制　作】　将陈皮去杂质,洗净后,晾干或烘干,切碎备用;决明子洗净,敲碎,与切碎的陈皮同入砂锅内,用大火煮沸,改用小火煎 25 分钟,去渣取汁即成。

【用　法】　每日 2 次,饭前温饮。

【功　效】　陈皮有降血脂和消食的功效,决明子可平肝泻火、润肠通便、降低血脂,与陈皮配伍后,适宜脾虚湿盛、肝火上亢型的高脂血症的痛风患者。

(5)泽泻人参茶

【原　料】　泽泻 10 克,人参 15 克。

【制　作】　将泽泻、人参同入锅中,水煎即成。

【用　法】　代茶饮。

【功　效】　人参药用其干燥根,味甘微苦,性微温,归脾、肺二经。人参含有多种药用元素,人参中的人参苷能抑制动物高胆固醇血症的发生,并能降低胆固醇。此方适用于老年高脂血症、头晕头胀、下肢水肿、小便不利、大便干结难排的痛风患者。

(6)山楂茶

【原　料】　山楂 15 克。

【制　作】　将山楂洗净后切片,加沸水冲泡后,加盖闷 5～10 分钟即成。

【用　法】　代茶频饮,每日 1 剂,可连续冲泡数次。

【功　效】　消食健胃,行气散瘀。山楂为公认的降三酰甘油

165

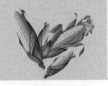

佳品,适用于高脂血症的痛风患者。

(7)葫芦茶

【原　料】　陈葫芦壳 15 克,茶叶 3 克。

【制　作】　将葫芦壳和茶叶共捣成粗末,入茶杯中,用开水冲泡,加盖闷 5～10 分钟即成。

【用　法】　代茶饮,连饮 3～6 个月。

【功　效】　清热解毒,消积利湿。葫芦壳和茶叶均有显著减肥消脂作用,经常饮用,使血脂逐步下降。

(8)股蓝银杏叶茶

【原　料】　绞股蓝 10 克,银杏叶 10 克。

【制　作】　将绞股蓝与银杏叶一同放入茶杯中,以沸水冲泡,加盖闷 3～5 分钟后即成。

【用　法】　代茶饮,每日 2 次。

【功　效】　绞股蓝具有益气补脾、化痰泻浊、降低血脂等功效,与具有降血脂、扩张冠状动脉作用的银杏叶配伍后,既可降低血压,又适用于各种高脂血症的痛风患者。

(9)麦麸大枣茶

【原　料】　麦麸 30 克,大枣 10 枚。

【制　作】　将麦麸去杂质,放入锅内,微火翻炒出香,趁热研成粗末,一分为二,放入密封罐内备用;把大枣洗净,盛入碗中待用。每次取 1 茶匙麦麸、5 枚大枣入茶杯中,以沸水冲泡,加盖闷 5 分钟后即成。

【用　法】　代茶饮,每日 2 次。

【功　效】　麦麸是一种高纤维食物,有助于减肥、降脂;大枣可健脾益气,与麦麸配伍后具有健脾化湿和降低血脂的功效。

(10)健美降脂茶

【原　料】　茶叶 3 克,山楂 9 克,麦芽 6 克,陈皮 9 克,茯苓 12 克,泽泻 12 克,神曲 9 克,夏枯草 12 克,炒牵牛子 12 克,赤小豆 15

克,莱菔子9克,决明子9克,藿香9克。

【制　作】　将以上各药共研成粗末备用。每次用6～12克入茶杯中,以沸水冲泡,加盖闷5分钟后即成。

【用　法】　代茶饮,15日为1个疗程。

【功　效】　健脾理气,利湿减肥。

(11)降脂饮

【原　料】　鲜山楂60克,白萝卜100克,橘皮15克,冰糖10克。

【制　作】　将山楂、白萝卜、橘皮洗净,入锅内水煎取汁500毫升,加入冰糖调味即成。

【用　法】　代茶频饮。

【功　效】　山楂、橘皮、白萝卜均有健脾、消食、导滞、化痰、降脂的功效,采用鲜品,效果更加显著。

(12)何首乌芹菜粥

【原　料】　何首乌30克,芹菜150克,猪瘦肉末50克,粟米100克,食盐、味精各适量。

【制　作】　将何首乌洗净,切片,晒干或烘干,研成细末备用;芹菜择洗干净,除去根头,取其叶及茎,切成细末待用;把粟米淘洗干净,放入锅内,加水适量,用大火煮沸,加肉末后改用小火煮30分钟,调入芹菜末及何首乌粉,拌和搅匀,加入适量食盐、味精调味即成。

【用　法】　温热食用,每日2次。

【功　效】　芹菜不但可降血压,也可降血脂。何首乌可滋补肝肾,与芹菜、猪瘦肉、粟米配制成药粥,适用于阴虚阳亢及肝肾阴虚型高脂血症的痛风患者。

(13)大枣粟米粥

【原　料】　花生仁50克,大枣15枚,粟米100克,红糖10克。

【制　作】　将花生仁去杂质,洗净,晒干或烘干,入锅内,用小

167

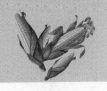

火翻炒至熟,研成细末备用;大枣洗净,放入清水中浸泡片刻,与淘洗干净的粟米同入砂锅内,加水适量,用大火煮沸,改用小火煮至粟米熟烂,调入花生细末及红糖,拌和均匀即成。

【用　法】　温热食用,每日2次。

【功　效】　花生仁富含不饱和脂肪酸,具有降血脂的功效;大枣益气健脾;粟米健脾化湿。三味合用,有健脾、化湿、降脂的功效。

(14)茯苓百合粥

【原　料】　茯苓、百合各15克,粳米60克。

【制　作】　将茯苓、百合磨成细粉,同淘洗干净的粳米一起入锅内,加水适量,按常法煮成粥将成。

【用　法】　温热食用,每日2次。

【功　效】　茯苓有健脾补中、利水渗湿的功效,与有宁心安神作用的百合配伍后,有健脾利湿、养阴降脂的功效,同时有利于尿酸的排出。

168

(15)人参女贞子粥

【原　料】　人参2克,女贞子30克,粟米10克,大枣2枚,白糖10克。

【制　作】　将人参晒干或烘干,研成细末备用;粟米、大枣和女贞子淘洗干净,放入砂锅内,加水适量,用大火煮沸,改用小火煮30分钟,待粟米熟烂,粥将成时调入人参细末和白糖,拌和均匀即成。

【用　法】　温热食用,每日2次。

【功　效】　人参具有明显降脂及抗动脉粥样硬化的作用,配合女贞子滋补肝肾,有益气补脾、滋补肝肾、通脉降脂的功效。

(三)中医对痛风并发冠心病的专方与药膳

痛风患者伴冠心病者约占痛风患者的15%,痛风患者并发冠心病的发病率为非痛风者的 2 倍,原因是尿酸盐可直接沉淀于动脉血管壁,诱发血脂沉淀而引起动脉粥样硬化,刺激血管内皮细胞增生并诱导脂质在动脉壁沉着,均可导致动脉壁增厚、变硬和管腔狭窄,而引起动脉硬化。所以,高尿酸血症已被认为是冠心病、动脉硬化的独立危险因素之一,与痛风并存的其他因素如肥胖、高脂血症、高血压、糖尿病等,均为冠心病的危险因素。它们的共同作用可加速冠心病发生、发展。必须认真对待痛风与其常见并发症之间互相影响及互为因果关系,应一并给予及时治疗,不要延误治疗时机。

1. 用药原则

(1)痛风并发冠心病主要是积极治疗同时并存的高血压、高脂血症和糖尿病,以预防冠心病的发作,减轻发作的严重程度。

(2)扩张血管可选用硝酸酯类制剂,此类药物能有效地扩张冠状动脉,缓解血管痉挛,增加侧支循环血流量,改善供血状况。同时又可扩张周围小动脉和小静脉,减少回心血量,减轻左室前负荷及室壁张力,改善心肌供血状况。

169

(3)β受体阻滞药、血管紧张素转化酶抑制药及钙通道阻滞药虽然也可扩张血管,在动脉粥样硬化及冠心病、心肌梗死治疗中常用,但因其使肾血流量减少,不利于尿酸排泄,故痛风患者慎用或最好不用。

(4)痛风并发冠心病患者还可选用中成药制剂,不良反应小,扩张血管作用持久,便于掌握使用。

2. 饮食原则 痛风并发冠心病患者应遵循"清淡少盐,低脂高纤"的饮食原则。

(1)减少每日胆固醇的摄取量。胆固醇的摄入不应超过 300毫克/日。

(2)低嘌呤饮食,选用五谷杂粮、蛋类、奶类、水果、蔬菜。

(3)脂肪的摄入,不应超过总热能的 30%,其中饱和脂肪酸应

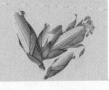

控制在占总热能的 10% 以内。增加多不饱和脂肪酸的摄入量,使饱和脂肪酸与不饱和脂肪酸、多不饱和脂肪酸的比值为 0.7∶1∶1。尽量少吃富含饱和脂肪酸或胆固醇过多的肥肉、动物油、高脂奶品及蛋黄、动物内脏等食品。

(4)食用复合糖类,少吃或不吃富含蔗糖或葡萄糖的食物。

(5)将总热能控制在标准量以内,使体重维持在标准水平。如果超重(标准体重±5 千克为正常),应进一步控制总热能或适当增加体力活动。

(6)提倡多食新鲜蔬菜和水果,食用豆制品、液体植物油。

(7)不要将饮用水软化。

(8)减少钠的摄入。以氯化钠计,每人的摄入量应首先争取达到每日 5 克以下,将来能减至每日 3 克以下为最好。

(9)饮酒:不饮或少饮,每日量不超过 30 克,禁饮白酒。

3. 痛风并发冠心病患者的饮食宜忌 健康的饮食可显著降低冠心病的发病率,痛风患者需注意以下几点。

(1)饮食清淡,盐量要控制在 5 克以下。

(2)控制糖类、脂肪等热能的摄入,可多吃蔬菜、水果等膳食纤维高的食物。

(3)限制胆固醇的摄入,可少量使用鱼肉。

(4)多吃蔬菜、水果,补充充足的矿物质和维生素。

①水果类。宜吃食物如西瓜、苹果、橘子、大白菜、黄瓜、芹菜、西红柿、苦瓜、西蓝花;慎吃食物如榴莲、豇豆、菠菜、韭菜。

②谷豆类。宜吃食物如大米、玉米、馒头、红薯;慎吃食物如糕点、油条、豆腐干。

③肉蛋奶类。宜吃食物如脱脂牛奶、鸡蛋;慎吃食物如各肉类及动物内脏。

④水产类。宜吃食物如海参、海蜇;慎吃食物如鱼类、海带、紫菜。

⑤中药、饮品类。宜吃中药如丹参、苏合香、黄芪、人参、三七、半夏；慎吃饮品如浓茶、咖啡、酒、加工果汁、可乐。

⑥其他类。宜吃食物：醋、榨菜、橄榄油、茶油。

4. 中医专方辨证论治

（1）血符逐瘀汤

【组　成】　桃仁 10 克，红花 9 克，橘络 10 克，佛手 10 克，枳壳 10 克，生地黄 10 克，丹参 12 克，当归 10 克，赤芍 10 克，益母草 12 克，川芎 10 克，三七 6 克。

【用　法】　水煎服，每日 1 剂，连服 2 周。

【功　效】　活血通脉。该方专为胸中血瘀而设。方中以桃仁、红花活血祛瘀为君；丹参、当归、赤芍、益母草、三七辅助君药增强活血化瘀之力，诸药物有一定的扩张冠状动脉，增加冠状动脉流量的作用，对血小板的黏附聚集及血液黏度、红细胞聚集性均有一定的抑制和降低作用；橘络、佛手枳壳疏肝理气通络，调达气机，配生地黄凉血活血，清心除烦，与当归相伍，有养血润燥，祛瘀不伤血之妙，增加冠状动脉血流量，降低冠心状动脉阻力，提高耐缺氧能力。诸药合用，共奏活血祛瘀，通络止痛之功效。

171

【加　减】　①疼痛较剧，腹中有癥瘕痞块者，加三棱、莪术、炮甲珠、土鳖虫、延胡索等，以破血止痛，软坚散结；②阴寒凝滞，胸痛剧、身寒肢冷、喘息不得平卧、脉沉紧者，可加熟附片、肉桂、细辛，以温经通络；③气虚明显，气短乏力、肢倦、头晕、神疲、自汗者，加党参、黄芪等，以加强益气活血之力；④痰浊阻滞，胸痛伴有咳吐痰涎者，加瓜蒌、薤白、竹茹，以宽胸行气，除湿化痰。

【按　语】　临床运用本方时，应注意冠心病的基本病机是本虚标实，血瘀之证的产生多源于正虚，并以气虚血瘀所占最多。因此，在用活血药的同时，应加用益气之药，使气充血运，瘀滞自消。如一味活血化瘀，日久有伤正之虞。

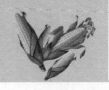

（2）复心汤

【组　成】　太子参 12 克,炙黄芪 30 克,当归 12 克,赤芍 10 克,郁金 12 克,丹参 15 克,桂枝 6 克,地龙 6 克,何首乌 16 克,黄精 20 克,薤白 6 克。

【用　法】　水煎服,每日 1 剂,连服 2 周。

【功　效】　益气活血,理气止痛。复心汤以中医理论为依据,结合现代药理实验而立方,方中太子参、炙黄芪补血行气,取其"气为血帅"之意,现代药理研究证实其可增加心脏收缩功能;当归、赤芍、丹参、地龙、薤白可振奋胸阳,温经止痛;何首乌、黄精补气益血,濡养肝肾,研究结果表明,有降低胆固醇和软化血管作用;郁金疏肝解郁,行气化滞,可调节情绪波动的频率和幅度,因此对于因情绪波动引起的心绞痛发作有预防作用。诸药合用,共奏益气活血,扩冠止痛,软化血管之功效,从而改善心肌缺血、缺氧的病理状态。

【加　减】　①气虚甚者,出现头晕、神疲、气短乏力,加人参以大补元气;②痰湿壅盛,胸痛伴咳吐痰涎,纳呆,舌苔浊腻者,加瓜蒌、半夏以除湿化痰;③血瘀甚者,胸痛彻背、背痛彻心,舌质紫暗,加红花、五灵脂,以补益气血,活血化瘀,通络止痛;④阴寒闭阻,胸痛剧,四肢厥冷,脉沉紧者,加桂枝、炙附片、檀香,以温阳祛寒;⑤肾气亏虚,出现面色白,形寒肢冷,腰膝酸软者,加山茱萸、淫羊藿,以补益肾气。

（3）调心汤

【组　成】　百合 30 克,乌药 10 克,丹参 30 克,郁金 10 克,瓜蒌 30 克,牡蛎 10 克,麦冬 10 克,党参 30 克,柴胡 15 克,黄芩 15 克,紫苏子 30 克,川椒 10 克,甘草 10 克,大枣 10 枚。

【用　法】　水煎服,每日 1 剂。

【功　效】　益气活血,宣阳通痹。调心汤是在小柴胡汤的基础上加减而成,该方具有理气补气等作用。方中党参、丹参具有调解心肌代谢及心脏功能和降低心肌耗氧量作用,而丹参素尚有缓解冠状动脉痉挛,增加冠状动脉血流作用。柴胡、五味子、大枣、丹参均有较强的钙拮抗作用,可解除心绞痛发作。经动态观察,本方对解除临床症状,缩短病程,消除某些西药的不良反应及改善心电图均有一定疗效。

【加　减】　①阴寒重者,出现胸闷憋气,甚则胸痛彻背,手足不温,去黄加为附子、细辛、桂枝,以温阳祛寒,除阴霾之气;②气滞重者,出现胸闷气短,脉沉,口唇紫暗,加木香、延胡索,以理气止痛;③血瘀重者,胸闷憋痛较甚,口唇发绀,加桃仁、川芎、血竭,以加强活血化瘀,通络止痛;④痰浊重者,咳吐痰涎,口黏无味,舌苔厚腻,加葶苈子、半夏、薏苡仁,以健脾利湿。

5. 专药选用

(1)麝香保心丸

【组　成】　麝香、苏合香脂、人参、蟾酥、人工牛黄、肉桂等。

【用　法】　22毫克/粒。每次含服1～2粒,每日3次,或症状发作时服用。

【功　效】　芳香温通,益气强心。

【主　治】　用于预防和治疗心肌缺血引起的心绞痛、心肌梗死及胸闷等。药理研究表明,本药有扩张冠状动脉,改善冠状动脉流量,减慢心率而减少心肌耗氧量;可增强小鼠的心肌耐缺氧能力,轻度强心而改善心功能。

(2)地奥心血康

【组　成】　甾体总皂苷。

【用　法】　100毫克/粒。每次100～200毫克,每日3次,2个月为1个疗程。

【功　效】　活血化瘀,宣痹通阳,行气止痛。

【主　治】　用于胸痹、眩晕、胸闷、心悸、气短等病症,临床应用于预防和治疗冠心病、心绞痛、高血压、高脂血症等心血管疾病。

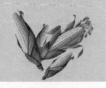

【按　语】　本品既有减慢心率、降低血压、减少心脏负荷和心肌耗氧量的作用,又能增加冠状动脉流量,改善末梢循环。对心肌缺血有明显的保护作用,能缩小心肌梗死范围,减轻心肌损伤程度。

(3)山海丹

【组　成】　三七、山羊血、海藻、灵芝草、葛根等。

【用　法】　每次4～5粒,每日3次,饭后半小时服用,连续服用3个月为1个疗程。

【功　效】　益气养血,活血化瘀,宣通脉络。

【主　治】　适用于冠心病,对气阴两虚心脉瘀阻明显的冠心病患者疗效最好。药理作用表明,本药具有益气养血、调节中枢神经系统、内分泌系统及免疫功能等作用。能扩张冠状动脉,增加脑动脉及冠状动脉血流量,改善心肌供氧,降低心肌耗氧量,并能明显减轻或消除心绞痛及心前区闷胀或紧压感,减轻或消除室上性或室性心律失常,降脂尤其降低三酰甘油效果最佳,尚有降低外周血管阻力,调整血压,尤其对高血压及动脉粥样硬化患者能改善脑循环。配方中其他中药具有活血化瘀、改善血液的高凝状态、扩张血管、增加冠状动脉侧支循环、改善心肌营养等广泛作用。

(4)利脑心

【组　成】　梅花鹿心、酸枣仁、川芎、丹参、葛根、地龙、赤芍、红花、郁金等。

【用　法】　每次4粒,每次3次,口服。

【功　效】　活血化瘀,清除内阻,养血补血,镇静安神。方中梅花鹿心养血补血;酸枣仁养心镇静安神;川芎、丹参活血化瘀、清除内阻。

【主　治】　用于冠心病、心绞痛、心肌梗死、脑动脉硬化引起的头晕、痴呆、脑萎缩、脑血栓、功能性心动过速、失眠、头痛等。

【按　语】　本方可降低血小板表面活性及聚集性,对微循环有调整作用,改善血液流量,增强体内血液纤维蛋白溶解系统的活性,防止血液凝固剂血栓形成;能促进血红蛋白释放分子氧,满足组织细胞内需氧代谢,改善心脑因供血不足产生的缺氧性病理损害,从而增强心脑功能。尚能清除自由基活性,故长期服用有益于增强体质和保护正常生理功能,延缓衰老,预防动脉硬化引起的心脑疾病。但是,急性出血者禁用。

(5)冠心膏

【组　成】　丹参、川芎、冰片等。

【用　法】　将冠心膏贴于膻中穴、虚里穴或心俞穴,每次2贴,每日1次,2周为1个疗程。

【功　效】　活血化瘀,行气止痛。根据传统中医穴位疗法和现代药学透皮吸收理论,冠心膏选用既有透皮性强又能活血化瘀、行气止痛的药物,由丹参、川芎、冰片等13味中药材精制而成。发作时将本药贴于膻中穴、心俞穴或虚里穴,经皮肤吸收,穴位渗透,药物直达病所。通过皮肤给药,除了局部作用病所外,还可以透过皮肤进入血液循环,发挥全身作用。皮肤角质层的储存作用还可使血药浓度平缓,有着超越一般给药方法的独特优点。

175

【主　治】　用于冠心病、心绞痛的预防和治疗。冠心膏可起到迅速扩张冠状动脉血管,解除冠状动脉痉挛,使心肌供血改善并恢复正常的作用。

(6)心痛口服液

【组　成】　黄芪、麦冬、葛根、丹参、海藻等。

【用　法】　口服液,6支/盒,10毫升/支。每次10~20毫升,每日2~3次。

【功　效】　益气养阴,软坚化痰。

【主　治】　用于气阴两虚、痰瘀交阻型胸痹,症见心痛,心悸,胸闷气短,心烦乏力,脉沉细,弦滑或结代等。现代多用于冠心病、心绞痛。

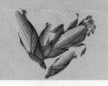

(7)瓜蒌薤白半夏汤

【组　成】　瓜蒌、薤白、半夏、橘红、川芎等。

【用　法】　水煎,每日1剂,分2次服。

【功　效】　行气解郁,通阳散结,祛痰宽胸。以瓜蒌、半夏、橘红化痰宽胸理气,薤白开痹通阳,川芎行气活血。此方能行气和血疏肝,活血化瘀养血。

【主　治】　用于冠心病、心绞痛、风湿性心脏病、室性心动过速、肋间神经痛、乳腺增生、慢性阻塞性肺病、创伤性气胸、老年咳喘、慢性支气管肺炎、慢性胆囊炎等。

(8)心宝丸

【组　成】　人参、附子、鹿茸、麝香、红花、牛黄、熊胆、蟾酥、珍珠、冰片等。

【用　法】　水丸,每丸含提取物20毫克,30丸/瓶。口服,每次1～2丸,每日1～2次。

【功　效】　活血化瘀,益气强心,开窍醒神。有抗心肌缺血,改善微循环,缓解心绞痛,提高心功能的药理作用。

【主　治】　用于心血瘀阻、心气亏虚所致的胸痹痛。现代多用于冠心病及其他心脏病引起的心绞痛、心肌缺血、心功能不全等。

(9)冠心苏合丸

【组　成】　苏合香、乳香、青木香、冰片、麝香、檀香、朱砂等。

【用　法】　丸剂,每粒含药量0.35克,30粒/瓶。口服,每次1～2粒,每日1～3次,也可临睡前或发病时服用。

【功　效】　芳香开窍,理气活血,止痛。

【主　治】　用于冠心病、心绞痛、胸闷、心肌梗死等,中医辨证属于"寒闭"者。

(10)活血丹丸

【组　成】　人参、灵芝、麝香、附子、红花、牛黄、熊胆、蟾酥、珍珠、冰片等。

【用　法】　水丸,每丸含提取物 20 毫克,30 丸/瓶。口服,每次 1～2 丸,每日 1～3 次。

【功　效】　活血化瘀,益气强心,开窍醒神。有抗心肌缺血,改善微循环,缓解心绞痛,提高心功能的药理作用。

【主　治】　用于心血瘀阻、心气亏虚所致的胸痹痛。现代多用于冠心病及其他心脏病引起的心绞痛、心肌缺血、心功能不全等。

(11)冠心丹参片

【组　成】　丹参、三七、降香。

【用　法】　糖衣片,0.25 克/片。口服,每次 2～3 片,每日 1 次。

【功　效】　活血化瘀,理气定痛。

【主　治】　用于寒凝气滞等因素所致的血瘀心脉,症见心胸疼痛剧烈,如刺如绞,痛有定处,伴有舌质或有瘀斑,或舌下血脉青紫者;亦可用于心悸怔忡。现代多用于冠心病、心绞痛。

(12)心可舒片

【组　成】　三七、丹参、木香、葛根、山楂等。

【用　法】　片剂,24 片/板,2 板/盒。每次 4 片,每日 3 次;1个月为 1 个疗程,超前服用可用于冠心病的预防。

【功　效】　活血化瘀,行气止痛。

【主　治】　用于因气滞血瘀引起的胸中憋闷、疼痛、头晕、头痛、颈项疼痛等病症。现代多用于冠心病、心绞痛、心脏疾病引起的心律失常(期前收缩)等。

(13)丹参片

【组　成】　丹参等。

【用　法】　片剂,100 片,60 片/瓶。口服,每次 3～4 片,每日 3 次。

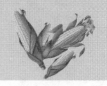

【功　效】　祛瘀止痛,养心除烦,镇静安神。

【主　治】　用于瘀血痹阻所致的胸痹、肝郁等病症,尤多用于胸痹症。现代多用于冠状动脉硬化引起的心绞痛、胸闷、心悸等。

(14)舒冠片

【组　成】　何首乌、川芎、丹参、五灵脂、红花等。

【用　法】　片剂,120片/瓶。口服,每次4~6片,每日3次。

【功　效】　养血活血,益气温阳,抗血栓。

【主　治】　用于冠心病、心绞痛、动脉粥样硬化、高脂血症及抗血栓形成。

(15)复方丹参片

【组　成】　丹参、三七、冰片。

【用　法】　片剂,60片/瓶。口服,每次4片,每日3次。

【功　效】　活血化瘀,理气止痛。

【主　治】　用于心悸瘀阻所致的胸痹痛。现代多用于冠心病属气滞血瘀者。

(16)康尔心胶囊

【组　成】　三七、人参、麦冬、丹参、枸杞子、山楂、何首乌等。

【用　法】　胶囊剂,0.4克/粒,36粒/瓶。口服,每次4粒,每日2~3次。

【功　效】　益气强心,滋阴补肾,活血通脉,祛瘀止痛。

【主　治】　用于治疗冠心病、心绞痛、急性或陈旧性心肌梗死、胸闷气短等病症或高脂血症。

(17)地奥心血康

【组　成】　黄山药甾体皂苷。

【用　法】　初期(15~30日),每次2粒,每日3次,口服,待病情好转后,再按每次1粒,每日3次连续服用本品,同时逐步停用任何其他同类药物。

【功　效】　活血化瘀,宣痹通阳,芳香温通,补益气血。

【主　治】　用于治疗和预防冠心病、心绞痛、心肌缺血、心律失常、高血压、高血脂等心血管疾病,以及瘀血内阻之胸痹、眩晕、胸闷、心悸、气短等病症。

6. 药膳调养

(1)丹参茶

【原　料】　丹参30克。

【制　作】　将丹参洗净,泡入白酒中,约放置7日后即成。

【用　法】　每次10毫升,饭前饮用。

【功　效】　补气活血。

【主　治】　用于各种瘀血证的冠心病患者。丹参是经典的冠心病药物,它具有扩张冠状动脉,增加冠状动脉血流量,改善收缩力,调整心律,改善缺血性心电图等作用,并能扩张外周血管。

(2)三七莲子茶

【原　料】　三七3克,莲子30克。

【制　作】　将三七洗净,晒干或烘干,研成极细的末备用;莲子洗净,去心,泡软,放入砂锅内,加水适量,用大火煮沸,改用小火煮至熟烂时调入三七粉,拌和均匀即成。

【功　效】　三七具有活血与止血双重功效。现代药理研究已证实,三七具有抗心律失常、扩张冠状动脉、增加冠状动脉血流量、抗心肌缺血、降血压、降血糖、降血脂等多种功效。与具有宁心安神作用的莲子配伍后,对动脉粥样硬化及冠心病有预防和改善作用。

【主　治】　用于高血压病、冠心病、高脂血症等。

(3)灵芝茶

【原　料】　灵芝15克。

【制　作】　将灵芝洗净,入锅内加适量水煎煮,去渣取水即成。

【用　法】　代茶饮。

【功　效】　灵芝对心脏血管的保护主要表现在:增强心脏功

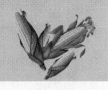

能,使心律恢复正常,使冠状动脉扩张,增加血流量;改善心肌微循环,提高心肌对抗缺氧的能力;清除胆固醇、三酰甘油,降低血液黏稠度,防止血栓形成;缓解心绞痛症状,改善心悸、头痛、头晕、倦怠、四肢冰凉等症状。

【主　治】　用于虚劳短气、肺虚咳喘、失眠心悸、消化不良、不思饮食、心神不宁等。

(4)黄芪黑豆饮

【原　料】　黑豆 30 克,黄芪 6 克,红糖 30 克。

【制　作】　将黑豆拣去杂质,洗净。把黑豆、黄芪放入锅内,加水适量,用大火煮沸后,改用小火煮至黑豆熟烂,除去黑豆、黄芪,留汁,加入红糖搅匀即成。

【用　法】　每次 1 杯,每日 2 次。

【功　效】　黄芪具有强心作用,使心脏排血量增加,对中度或疲劳而心力衰竭更为明显。

【主　治】　用于因肾虚、脾虚所致神疲乏力、腰膝酸软、食欲缺乏、失眠多梦等病症。

(5)陈皮二红饮

【原　料】　陈皮、红花各 6 克,大枣(去核)5 枚。

【制　作】　将陈皮、红花、大枣一同放入锅中,加水煎煮,过滤取汁即成。

【用　法】　代茶饮。

【功　效】　红花降血脂的作用已经在临床中得到证实,而且有健脾养血、养血和血的功效,与有理气健脾作用的陈皮一起,共奏活血化瘀之功效。

【主　治】　用于气滞血瘀型脂肪肝、高脂血症。

(6)山楂桃仁露

【原　料】　鲜山楂 100 克,桃仁 20 克,蜂蜜 50 克。

【制　作】　将新鲜的山楂用刀拍碎,与桃仁共入锅中,加适量水煎 2 次,去渣,将药汁盛入碗内,加入蜂蜜,盖上盖,隔水蒸 1 小时,离火冷却,装瓶即成。

【用　法】　每次 1 匙,每日 2 次,饭后用开水冲饮。

【功　效】　桃仁、山楂、蜂蜜三者同用,具有健胃消食、降血压、降血脂、降胆固醇、扩张血管、增加冠状动脉血流量及营养心肌之功效,经常饮用对冠心病患者有益。

【主　治】　用于高脂血症及冠心病。

(7)木耳桃仁粉

【原　料】　木耳 100 克,桃仁 50 克,鸡蛋(取清)1 个,植物油、淀粉、食盐、味精各适量。

【制　作】　将桃仁用水泡软;在碗内将鸡蛋清、食盐、淀粉调成蛋清淀粉;木耳泡发,洗净。炒锅上火倒入植物油,烧至七成热,加入木耳翻炒,再加入桃仁,淋入蛋清淀粉翻炒,将熟时加入少许食盐、味精调味即成。

【用　法】　每日 1 次。

【功　效】　活血化瘀,补益心气。

【主　治】　用于冠心病,症见心胸隐痛、气短、倦怠乏力等。

(8)桂枝人参粥

【原　料】　桂枝 6 克,人参 6 克,当归 3 克,甘草 3 克,大枣 6 枚,大米 100 克,红糖 20 克。

【制　作】　将桂枝、当归、甘草放入砂锅内,加水 150 毫升,用中火煎煮 25 分钟,弃去药渣,留汁待用。人参切片,大枣去核,放入电饭锅内,再加水 1 200 毫升,按常法把粥煲熟,加入红糖调味即成。

【用　法】　每日 1 次,当早餐食用。

【功　效】　祛寒补血,宜痹通阳。甘草甜素能降血脂、抗心律失常。

【主　治】　用于血虚寒闭型冠心病。

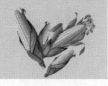

（9）参芪粥

【原　料】　党参 30 克,北黄芪 50 克,粳米 100 克,白糖适量。

【制　作】　将党参、北黄芪放入砂锅内,加适量水煎煮,去渣,加入洗净的粳米按常法煮粥,加入白糖调味即成。

【用　法】　每日 1 次,当早餐食用。

【功　效】　健脾补气。党参有降低血压的作用,这是由于其引起外周血管扩张所致,它对冠状动脉血流量有一定的增加作用,并能降低心脏耗氧量。

【主　治】　用于冠心病、心绞痛。

（10）龙眼枣仁粥

【原　料】　酸枣仁 30 克,龙眼肉 30 克,红糖 20 克,大米 120 克。

【制　作】　将酸枣仁、龙眼肉洗净,把酸枣仁捣碎,用双层纱布包好,龙眼肉切成小丁,与洗净的大米一起入锅内,加水 1 200 毫升,熬煮成粥,加入红糖调味即成。

【用　法】　每日 1 次,当早餐食用。

【功　效】　补益心脾,养血安神,悦色润肤。

【主　治】　用于心阴血虚,虚火内扰,不能下济肾阴,以致早泄、遗精、失眠、健忘、心悸等。糖尿病患者不宜食用。

（11）薤白粥

【原　料】　薤白 50 克,粳米 150 克。

【制　作】　将薤白清洗干净,切成碎米粒状;粳米淘洗干净,放入锅内,加入薤白和适量水,用大火煮沸,改用小火慢慢熬煮成粥即成。

【用　法】　每日 1 次,当早餐食用。

【功　效】　理气宽胸,通阳散结,止痛。

【主　治】　用于冠心病胸闷不舒或心绞痛。

（12）仙人粥

【原　料】　何首乌 30～50 克,粳米 100～150 克,黑芝麻 15 克,冰糖适量。

【制　作】　将何首乌放入砂锅中,加适量水,与洗净的粳米同煮成粥后加入黑芝麻、冰糖,拌匀即成。

【用　法】　每日早晚各食 1 次,以 5～7 日为 1 个疗程,时隔 5 日再用第二个疗程。

【功　效】　补肝肾,益精血,活血化瘀。

【主　治】　用于老年人高血脂、高血压、冠心病、须发早白等病症。

（13）三仁弼粥

【原　料】　桃仁、酸枣仁、柏子仁各 10 克,粳米 60 克,白糖 15 克。

【制　作】　将桃仁、酸枣仁、柏子仁打碎,放入砂锅中,加水适量,用大火煮沸 30～40 分钟,滤渣取汁。将粳米淘洗干净,放入锅中,倒入药汁,用大火上煮沸,改用小火熬至粥稠,放入白糖,搅匀即成。

【用　法】　早晚食用,每日 1 剂。

【功　效】　活血化瘀,养心安神,润肠通便。

【主　治】　用于瘀血内阻之胸部憋闷、时有绞痛;心失所养之心悸气短、失眠;阴津亏损之大便干燥。大便溏稀者慎用。

（14）决明烧茄子

【原　料】　决明子 30 克,茄子 500 克,植物油、姜片、葱段、香油各适量。

【制　作】　将决明子捣碎,加水适量,煎 30 分钟,去药渣后浓缩煎汁至 2 茶匙待用;把茄子片放入油锅内炸至两面焦黄,捞出;锅内留底油,用姜片、葱段炝锅,将炸茄片入锅内,决明子汁倒入锅内翻炒一会儿,加入少许香油,颠翻几下出锅即成。

183

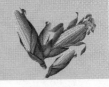

【用　法】　佐餐食用,每日2次。

【功　效】　清肝降逆,润肠通便。

【主　治】　用于高脂血症、高血压病、冠心病及妇女更年期综合征。

(15)川芎红花牛肉丸

【原　料】　川芎、红花各10克,金针菜50克,牛肉400克,植物油、葱末、姜末、蒜末、食盐、味精各适量。

【制　作】　将金针菜用水泡发、去柄,切段;牛肉用沸水汆过,沥干水,剁成肉糜,充分搅拌至有黏性,加入红花、川芎混匀,做成16个丸子,在植物油锅中炸熟。锅内留少许余油,加入葱末、姜末、蒜末炒香后,加入金针菜和清水适量,煮至金针菜变软,加入炸好的肉丸和少许食盐、味精,翻炒片刻即成。

【用　法】　佐餐食用,每日1次。

【功　效】　川芎有抗心律失常、扩张血管、改善外周循环、抑制血小板聚集的作用,和红花连用,可起到活血养血的作用。

【主　治】　用于冠心病、心绞痛。

(四)中医对痛风并发肥胖症的专方与药膳

肥胖症是指体内脂肪堆积过多和(或)分布异常,体重增加,是多种复杂情况的综合体。大约有50%的痛风患者并发肥胖,这主要与不良饮食习惯、营养过剩及不爱活动等因素有密切关系。

1. 肥胖乃万病之源　肥胖是导致人类死亡的第二个可控因素。肥胖和痛风有着什么样的关系?很久以前人们就认识到饮食条件优越者易患痛风。体质量(体重)超重和营养过剩与血尿酸水平的持续升高有关。据研究,痛风患者的平均体质量超过标准体重17.8%,并且人的体表面积越大,血尿酸水平越高。体重减轻后,血尿酸水平可以下降。故减肥是治疗痛风的有效措施之一。

肥胖不仅与痛风密切相关,还与很多种疾病相关。随着肥胖的进展,高血压、高脂血症、糖尿病、胆囊疾病、脑卒中(中风)、肾病、痛风、脂肪肝甚至癌症等疾病也接踵而来,这并非危言耸听。实际上,这些疾病都是因为一个"肥"字在长期潜移默化的暗中作祟。因此认为,现代人应做到健康饮食,适当减肥。

首先调节人们的生活方式,应从健康饮食做起。故此,我们应注意均衡饮食,选择健康食物,少吃糖果等甜食,少吃奶油、巧克力等高脂肪、高热能食品,少吃大鱼大肉,应多吃蔬菜水果。

对于肥胖的痛风患者来说,制订合理的饮食方案减重相当重要。我们可以分两大步进行减肥:第一步,消耗掉体内过多的脂肪;第二步,维持减肥成果,使体重不再增加。这需要我们在多进行体育锻炼、消耗体内多余脂肪的基础上,在日常饮食中长期坚持以下几点。

(1)低热能及低脂膳食:控制热能摄入,使摄入量小于消耗量。每日摄入的热能控制在每千克体重 20 千卡,采用低热能、低糖类、低脂肪和适量蛋白质的饮食方案。

(2)保证充足的维生素、矿物质和膳食纤维摄入:日常进食中应含足量的矿物质和维生素,以保证机体处于最佳状态,此外必须注意低盐饮食。膳食纤维不提供热能,又具有一定的饱腹感,还具有减少能量吸收的作用,因此一定量的膳食纤维对减肥有益处。

需要注意的是,减肥要循序渐进,持之以恒。锻炼可选用运动量小、持续时间较长的形式,每小时消耗热能以 100~300 千卡为宜,如散步、跳舞、划船、骑车等;要控制减重幅度,每周减轻体重在 0.25~0.5 千克为宜,每月减轻体重 1~2 千克,直至体重减到标准范围。千万记住不可骤然减重,痛风患者更不可采用饥饿减肥法。饥饿可使体内脂肪分解产生大量酮体,酮体可与尿酸竞争排泄,使尿酸排泄减少,导致体内尿酸蓄积、体内尿酸升高,可诱发痛风的急性发作。

(3)还需要运动进行减肥:首选的减肥方式应是坚持锻炼,多

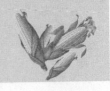

运动,并选择适合自己的运动方式,然后持之以恒。在能跑步时不走路,能走路时不乘车,能爬楼梯时不坐电梯,能站着时不坐着,能坐着时不躺着。

2. 肥胖可以测定　人们知道,肥胖是指人体的脂肪含量过剩。当一个人的体重有增减变化时,一般来说,人体内蛋白质的变动很小,所变动的几乎均为脂肪和水。在正常情况下,健康男性,其全身脂肪含量占体重的 15%～18%,健康女性应占 20%～25%。随着年龄增长,身体脂肪所占比例会相应增加。当男性体脂肪率在 25% 以上,女性在 30% 以上时,则称为肥胖。

在医学上,我们可由身高、年龄来计算标准体重,超过标准体重,体脂肪率加大就是肥胖。那么,我们该怎样计算标准体重呢?现在,就给大家介绍几种常用的计算标准体重的方法。

(1)标准体重法:即用身高(厘米)减去 105,得到的便是你的标准体重(千克)。你可将你的身高代入下面这个公式进行计算。

身高(厘米)—105＝标准体重(千克)

(2) 理想体重法:将算出的标准体重乘以 0.9 便得到了理想体重。

[身高(厘米)—105]×0.9＝理想体重(千克)

在这里,我们想提醒大家一句,并不是说我们所有的人都必须把体重保持在理想体重上,只要我们的体重在标准体重±10%的范围内波动,均属正常。

(3)体重指数测定法(BMI):用体重指数法来对自己的体重进行检测。其计算公式如下。

$$BMI＝体质量(千克)/[身高(米)]^2$$

健康人的指数范围:正常男性 20～25;正常女性 19～24;通过研究学者们发现,当 BMI 为 22 时,死亡率最低。当某人的体重指数＞ 25 时,便达到"超重"的标准,而当某人的体质量指数＞ 27 时,则判断其为"肥胖"。因此,要想知道自己是不是达到"肥胖",

只要按照上面的公式计算 BMI 即可。

（4）肥胖度的计算：判断肥胖的方法很多，我们还可以通过计算肥胖度来对自己进行科学的评估。肥胖度的计算公式如下所示。

（实际体重－标准体重）/标准体重×100％＝肥胖度

当肥胖度＞10％～20％时，为肥胖；当肥胖度＞50％时，为超肥胖。

3. 要治痛风先减肥 通过以上的介绍，我们对肥胖有了一定的了解。肥胖不仅与痛风关系密切，而且与很多疾病都有莫大的关系，因此预防肥胖对我们来说就显得非常必要了。那么，我们该怎样减肥呢？如何做才算是真正科学的减肥？

各国科学家的研究与实践都证明，减肥的奥秘其实很简单，就是保持人体热能的摄入与消耗的平衡。而减肥的精髓就是平衡的饮食加上合理的运动。

（1）减肥的四大交响乐：即膳食控制、运动疗法、行为治疗及药物治疗。其中的膳食控制与运动疗法是最基本的减肥措施。而行为治疗的目的是改变那些不科学的饮食习惯，这有利于我们对饮食的控制。对于这四大交响乐中的药物治疗，我们是不提倡的，这仅仅适合少数人在减肥中使用。

（2）减肥的步骤：不外乎是下面这 4 条。关键是在于大家能否坚持下去。①采取低热能膳食，其主要做法是减少富含糖类及脂肪的食物量，增加适当的蛋白质并保持足够的矿物质和维生素。②运动疗法是减肥的另一主要方面，除减少热能摄入之外，还要增加热能的消耗。③要学会具体的计算方法，并且依据计算的热能加以实际应用。④要学会减肥配膳方法。关于这些方法，我们将在接下来的章节中与大家进行详细的讨论。

（3）减肥要注意家中的饮食习惯：有效控制家中的饮食习惯就显得非常重要了。主要来说，最好能做到以下 10 条：①要养成定

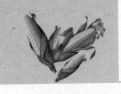

时定点用餐的习惯。②用餐中不要边吃边说话。③应实行分餐制。④进食速度不要过快,应充分地咀嚼,这容易使人产生饱胀感。⑤坚决不吃剩菜。⑥对于每餐应吃多少主食,要做到心中有数。⑦减肥要特别注意限制脂肪的摄入。⑧每餐应保证充足的蛋白质,如应有适量的瘦肉、鱼、蛋类。⑨应多食蔬菜以保证进食足够的维生素与矿物质。⑩餐后吃水果,也很重要。

(4)偏重晚餐易肥胖:俗语说,早餐吃饱,中餐吃好,晚餐吃少是很有道理的。因为早餐吃饱吃好能保证我们一天工作或学习的营养及热能供应,而晚上我们运动较少,晚餐吃得过多会导致热能相对过剩,长期如此会发胖。

(5)鱼和海产品有利于减肥:各种鱼类、海产品的蛋白质含量高,几乎与肉类相同,而其优点是热能及脂肪含量均较肉类为低。鱼和海产品均有降低血清三酰甘油和总胆固醇,升高高密度脂蛋白,抑制血小板聚集,防止动脉硬化、冠心病及血栓病的作用,以及提高人体免疫功能等保健作用;建议每周食鱼1～2次。海带的蛋白质有8种为人体必需的氨基酸,其中的褐藻氨酸还有降低血压的作用,有利于减肥。

(6)蕈类堪称天然减肥好食品:蕈类如蘑菇、香菇、木耳(黑和白)等有利于减肥,这是因为其含有亚油酸和亚麻酸,有降低血脂的作用。其含糖类以多糖为主,银耳多糖还可增强巨噬细胞吞噬能力,提高机体免疫功能。

(7)茶可减肥,名不虚传:人们知道,茶叶含有生物碱如咖啡因、茶碱、可可碱基黄嘌呤,以及黄酮类如山奈素等。茶中的芳香油有降低血脂的作用。茶可以防止血管硬化,恢复精神,消除疲劳,同时也有助于消化和减肥的作用。

(8)细嚼慢咽是最佳的进食法:生理的咀嚼动作则可向大脑、丘脑下部的饱食中枢传送信号,细嚼慢咽很容易产生饱的感觉,以此控制可食量,不容易过食,从而达到减肥的目的。

（9）多饮水有利于减肥：水有一个作用是促进脂肪氧化使之消耗，同时身体中代谢所产生的废物也必须由水将其排出体外，因此多饮水有利于健康并有加速减肥的作用。

（10）防止过食是减肥的基础：防止肥胖最根本的是首先防止过食。一次多食与多次少食不一样，一次多食特别容易多吃肉类菜肴，其中脂肪的含量较高也是肥胖原因。多次进餐而每次进食量少，总热能相同，由于一日中的工作、运动与活动，有助于热能消耗而不会产生过剩，则转化为脂肪减少，人就不易肥胖。

（11）减肥饮食10条：①一日三餐规律化 。②一日的必需营养素要充足。③自己做饭最理想。④讲究饮食艺术。⑤不用过量的油脂。⑥多食蔬菜。⑦控制甜食。⑧身体要活动或运动。⑨养成计量的习惯。⑩要建立食谱计划。

（12）还要记住减肥歌诀：运动减肥为上策，吃药减肥应慎重，油脂减肥有危险。饮水减肥太乏味，脱水减肥不可取，节食减肥活受罪。

4．一周减肥食谱举例

（1）星期一配餐

【早　餐】 小米粥 50 克，馒头 50 克，凉拌黄瓜条 100 克，酱豆腐 10 克。

【加　餐】 饼干 25 克。

【午　餐】 米饭 75 克，芹菜炒豆腐干（芹菜 150 克，豆腐干 25 克），肉丝拉皮（猪瘦肉 50 克，拉皮 100 克，黄瓜丝 100 克，胡萝卜丝 50 克）。

【加　餐】 苹果 150 克。

【晚　餐】 打卤面（切面 150 克，西红柿 100 克，鸡蛋 1 个，香菇 15 克，鸡肉丝 50 克，木耳 15 克），凉拌荷兰豆（荷兰豆 100 克）。

【加　餐】 牛奶 250 毫升，饼干 25 克。

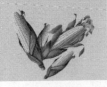

（2）星期二配餐

【早　餐】　冲麦片30克，面包50克。

【加　餐】　茶叶蛋1个。

【午　餐】　玉米糁粥50克，清蒸鱼50克，地三鲜（茄子150克，土豆100克，柿子椒50克）。

【加　餐】　梨150克。

【晚　餐】　馒头100克，口蘑牛柳（口蘑100克，牛柳50克），炒盖菜（盖菜150克），冬瓜汤（冬瓜100克）。

【加　餐】　牛奶250毫升，面包30克。

（3）星期三配餐

【早　餐】　馄饨10个，发糕50克。

【加　餐】　豆浆250毫升，饼干25克。

【午　餐】　千层饼100克，素烧茄子150克，肉末豆芽（豆芽200克，猪瘦肉末30克），紫菜蛋汤（鸡蛋1个）。

【加　餐】　橙子150克。

【加　餐】　米饭75克，西红柿炒菜花（西红柿100克，菜花50克），砂锅豆腐（豆腐100克，白菜100克，粉丝50克，鱼丸70克）。

（4）星期四配餐

【早　餐】　牛奶250毫升，早餐包60克。

【加　餐】　土豆泥50克。

【午　餐】　碎菜粥（大米50克，碎菜100克），窝头100克，蒜蓉蒿子秆（蒿子秆150克），火腿冬瓜（冬瓜200克，火腿50克）。

【加　餐】　草莓150克。

【晚　餐】　米饭75克，韭菜炒鸡蛋（韭菜150克，鸡蛋1个），鸡肉片茭白（茭白150克，鸡肉50克）。

（5）星期五配餐

【早　餐】　红豆粥（红豆30克，大米20克），小笼包100克。

【加　餐】　红薯 50 克。

【午　餐】　花卷 100 克,番茄虾仁(虾仁 60 克,芹菜丁 100 克),姜汁菠菜(菠菜 150 克),苋菜汤(苋菜 50 克)。

【加　餐】　猕猴桃 150 克。

【晚　餐】　米饭 75 克,莴笋炒鸡蛋(莴笋 150 克,鸡蛋 1 个),清炒豆苗(豆苗 150 克),小白菜汤(小白菜 100 克)。

【加　餐】　牛奶 250 毫升,饼干 25 克。

(6)星期六配餐

【早　餐】　蒸蛋羹(鸡蛋 1 个),豆沙包 100 克。

【加　餐】　杏仁霜(杏仁粉 30 克)。

【午　餐】　水饺 150 克(猪肉芹菜馅),拌海带丝 100 克,拌西蓝花 100 克。

【加　餐】　菠萝 150 克。

【晚　餐】　小米粥 5 克,肉片豆腐(豆腐 100 克,猪肉片 50 克),蚝油生菜 150 克,馒头 100 克,西红柿蛋汤(西红柿 50 克,鸡蛋 1 个)。

【加　餐】　牛奶 250 毫升,面包 25 克。

(7)星期日配餐:可参考上述配方自配,若外出饮食则遵守原则。

5. 中医专方辨证论治

(1)首乌白术减肥汤

【组　成】　何首乌 12 克,白术 12 克,桑寄生 12 克,丹参 12 克,茵陈 18 克,决明子 12 克,当归 12 克,山楂 12 克,茯苓 10 克,泽泻 10 克。

【用　法】　水煎服,每日 1 剂。

【功　效】　补肾健脾,祛湿化浊。方中何首乌、桑寄生滋补肝肾。

【加　减】　①湿热甚者,胸脘满闷,头晕沉重,四肢酸沉,舌苔黄腻,加荷叶、佩兰、藿香、赤小豆,以清利湿热;②血瘀明显者,咽

191

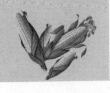

干欲饮不欲咽,健忘,自觉腹满,或有月经不调,舌暗红,加牡丹皮、山楂,以活血化瘀;③肝火甚者,胸胁苦满,情志抑郁,或咽干口苦,加柴胡、夏枯草、决明子,以清肝泻火。

【按　语】　现代药理研究表明,何首乌可降低胆固醇,促进脂肪代谢;白术、茯苓健脾运湿;茵陈、决明子、泽泻化湿降浊,三药皆可降血脂,调整脂肪代谢;丹参、山楂活血化瘀降脂;当归活血养肝。诸药相合,共奏补益肝肾,运脾化浊之功效。

(2)苍术减肥汤

【组　成】　苍术10克,陈皮10克,半夏10克,云茯苓12克,泽泻12克,荷叶12克,焦山楂12克,炙甘草10克,生大黄10克,茵陈10克。

【用　法】　水煎服,每日1剂。

【功　效】　运脾化湿,升清降浊。方中苍术、泽泻、茵陈、云茯苓运脾化湿;大黄、半夏祛瘀泻浊;荷叶升清化湿;焦山楂消积化滞,活血化瘀;甘草调和诸药。

【加　减】　脾虚湿阻、肠道不调,大便偏干者,重用苍术、白术、当归、槟榔,以运脾降浊通便;大便稀溏者,加薏苡仁、山药,以健脾化湿止泻。

【按　语】　现代药理研究表明,方中泽泻、茵陈、荷叶、焦山楂,可降低血脂;大黄可减少肠道脂肪吸收。

(3)疏肝消肥汤

【组　成】　柴胡10克,枳实10克,当归12克,香附9克,郁金12克,泽泻10克,丹参12克,生山楂12克,荷叶10克,水蛭10克,大黄6克。

【用　法】　水煎服,每日1剂。

【功　效】　疏肝解郁,祛瘀化浊。方中柴胡疏肝解郁,伍枳实、香附理气疏肝;当归、郁金、丹参、水蛭行气活血祛瘀;泽泻、荷叶清利湿浊;生山楂既能活血化瘀,又能祛痰浊;大黄通腑泻浊。

【加　减】　①痰热重者,痰黄稠,加瓜蒌、贝母,以清化痰热;②肝肾阴虚偏盛者,头晕头痛,耳鸣眼花,加女贞子、墨旱莲、夏枯草,以滋肝肾之阴,平肝潜阳;③湿浊重者,周身困倦,舌苔腻浊,加大腹皮、薏苡仁,以增利湿化浊之效。

6. 专药选用

(1)消补减肥片

【组　成】　黄芪、蛇床子、白术、大黄、香附、姜黄等。

【用　法】　每片0.5克。口服,每次6～8片(3～4克),每日3次,饭前半小时服用,连服1个月为1个疗程。

【功　效】　脾肾并补,湿积同消,畅达气机。方中黄芪、白术、蛇床子擅于调补脾肾;姜黄、香附长于调理血气;大黄泻胃热而降湿浊,配合其他药物,共奏补虚祛实,促进脂肪分解的功效。

【按　语】　临床观察结果表明,本品减肥的综合效果和降低体重、体重指数的作用都很显著,药力缓和持久,食欲抑制作用比较轻微。研究结果还表明,消补减肥片无不良反应,其药效学特点为:①具有显著的减重作用,但不影响体力;②具有轻度抑制食欲作用;③具有降低血总胆固醇作用;④降低体重效果与混旋芬氟拉明相似,但不良反应明显低于混旋芬氟拉明。

(2)轻身降脂乐

【组　成】　何首乌、黄芪、夏枯草、冬瓜等。

【用　法】　每次1袋,每日2次,温开水冲服,于早饭前及晚睡前各1次,1个月为1个疗程,每服完1个疗程停药2周。忌酒、忌辛辣,配合低蛋白、低糖、低脂肪饮食。治疗期间不要间断性服药。凡肾炎、低血压、肝炎及消化道疾病的患者禁用。

【功　效】　益气养阴,滋补肝肾,清热利湿。方中黄芪益气,何首乌滋补肝肾之阴,夏枯草清热,冬瓜皮利水渗湿。

【按　语】　药理研究证实,本品可降低脂肪百分率,并随服药时间延长,作用增强。可降低胆固醇和三酰甘油,有明显减轻体重

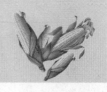

的作用。可使进食量减少，无饥饿感，且不厌食。还有润肠通便，增强体力，轻度降低血糖和降血压作用。

（3）降脂减肥片

【组　成】　何首乌、葛根、枸杞子、丹参、茵陈、泽泻、大黄、菟丝子、三七、松花粉等。

【用　法】　每片 0.31 克。口服，每次 4～6 片，每日 3 次，饭前 40 分钟用温开水送服，服药后再用温开水或茶水 1～2 杯。1 个月为 1 个疗程，连服 2～3 个疗程。

【功　效】　滋补肝肾，养益精血，扶正固本，通络定痛，健脾豁痰，明目生津，润肠通便。用于各型高脂血症、冠状动脉粥样硬化、单纯性肥胖、习惯性便秘、痔疮出血。

【按　语】　孕妇忌用。

（4）降脂灵片

【组　成】　何首乌、枸杞子、黄精、山楂、决明子等。

【用　法】　每次 5 片，每日 3 次，口服。

【功　效】　降脂养血，补肝益肾，活血化瘀。用于肝肾阴虚、头晕目眩、高脂血症。

【按　语】　忌油腻饮食。

（5）月见草油胶囊

【组　成】　月见草油。

【用　法】　每次 5～6 粒，每日 2 次，口服。

【功　效】　具有降血脂、抗心律失常、减肥的作用。用于肥胖症、高脂血症。

【按　语】　未成年人不适合服用月见草油；患有子宫肌瘤的女性遵从医生嘱咐使用；女性经期之间不适宜服用；经期量多的女性减少服用。

（6）荷术汤

【组　成】　荷叶、苍术、白术、黄柏、牛膝、薏苡仁、黄芪、桂枝、木瓜、茯苓、泽泻、山楂、车前草、虎杖、夏枯草、甘草等。

【用　法】　水煎温服,每日1剂,每日2次。

【功　效】　利水消肿,消食导滞。用于高脂血症、高血压型肥胖症。

【按　语】　荷术汤主要有导泻作用,肠胃功能不好、气血虚弱者慎用。

(7)防己黄芪汤

【组　成】　防己、黄芪、白术、炙甘草、生姜、大枣。

【功　效】　益气健脾,利水消肿。用于各型肥胖,尤其适用于皮肤㿠白、肌肉松软、多汗、容易疲劳、身体沉重或下肢水肿等虚证的肥胖或伴有关节疼痛的患者。

【用　法】　水煎服,每日1剂。

【按　语】　水肿患者兼有恶心、腹胀、便溏等胃肠道症状不适用。

(8)防风通圣丸

【组　成】　防风、荆芥穗、薄荷、麻黄、大黄、芒硝、栀子等

【用　法】　口服,每次1袋,每日2次。

【功　效】　解表通里,清热解毒。用于治疗肥胖症。

【按　语】　若水湿壅盛,汗不出者,虽有脉浮恶风,亦非本方所宜。风邪在表,自当外解,外不解则邪不去,而湿不消;欲解其外,卫又不固时,不可过发其汗,且须益气固表。

(9)湿消丸(七消丸)

【组　成】　熟地黄、生地黄、北沙参、白术、白芍、乌梅(去核)、木瓜、香附。

【用　法】　每丸9克。口服,每次1丸,每日2次。

【功　效】　滋阴补肾,健脾益胃,利湿消肿。用于脾肾阴虚、湿盛所致单纯性肥胖、水肿及月经不调等病症。

【按　语】　糖尿病患者及孕妇禁用。

195

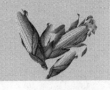

（10）连翘败毒丸

【组　成】　连翘、金银花、苦地丁、天花粉、黄芩、黄连等。

【用　法】　每丸6克。口服，每次1丸，每日2次。

【功　效】　清热解毒，散风消肿。用于痛风关节炎所致的红肿疼痛，且有减肥的功效。

【按　语】　孕妇禁用。

（11）香砂六君子丸

【组　成】　木香、砂仁、党参、白术、茯苓、炙甘草、陈皮、半夏等。

【功　效】　益气健脾，和胃利湿。用于脾虚气滞、消化不良型肥胖症。

【用　法】　口服，每次1～2丸，每日3次。

【按　语】　饮食宜清淡，忌酒及辛辣、生冷、油腻食物；高血压、心脏病、肝病、糖尿病、肾病等慢性病严重者，以及儿童、孕妇、哺乳期妇女、年老体弱者应在医师指导下服用。

7. 药膳调养

（1）山楂银菊茶

【原　料】　山楂10克，菊花10克，金银花10克。

【制　作】　将山楂去核，拍碎，与菊花、金银花一同放入茶杯中，用热开水冲泡，加盖闷15分钟即成。

【用　法】　代茶饮用，每日1剂。

【功　效】　山楂活血化瘀、减肥降脂；菊花平肝泻火；金银花清热解毒。以上三味同用，对气滞血瘀型单纯性肥胖症有一定疗效。

（2）泽泻加味减肥茶

【原　料】　泽泻、制何首乌、决明子各30克，炒白术15克，生大黄6克。

【制　作】　将以上各药入锅中，加适量水煎煮，去渣取汁即成。

【用　法】　每日 1 剂,水煎后分 3 次饮用,1.5 个月为 1 个疗程。

【功　效】　清肝明目,健脾除湿。用于高血脂型肥胖症。

(3)首乌减肥茶

【原　料】　何首乌、泽泻各 20 克。

【制　作】　将以上两味药水煎,去渣取汁即成。

【用　法】　每日 1 剂,饭前饮用,连用 2 个月以上。3 个月为 1 个疗效。

【功　效】　温阳化脂,健脾益气,利水减肥。用于血脂高、内分泌紊乱的肥胖患者。

(4)桑白皮白术茶

【原　料】　桑白皮 30 克,白术 15 克。

【制　作】　将桑白皮刮去表皮,冲洗干净,切成段;将水煮沸,立即投下桑白皮,加入白术,大火煮 3~5 分钟,关火,加盖焖 10 分钟即成。

【用　法】　代茶饮用,每日 1 剂。

【功　效】　健脾泻肺,利水减肥。用于脾虚失运型单纯性肥胖症。

(5)三花减肥茶

【原　料】　玫瑰花、茉莉苞、菊花各 2 克,川芎 6 克,荷叶 7 克。

【制　作】　将以上各药搓碎,置于茶杯中,用沸水冲泡,盖上盖闷 10 分钟即成。

【用　法】　代茶频饮,当日饮完。

【功　效】　化湿利尿,活血祛瘀,健脾消积,行气通经。用于单纯性肥胖症。

(6)荷叶减肥茶

【原　料】　干荷叶 20 克。

197

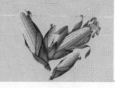

【制　作】　将荷叶洗净,切细丝,入锅内,加水适量煎煮20分钟,去渣取汁即成。

【用　法】　代茶频饮,当日饮完。

【功　效】　健脾利湿,解暑消肿,能促进脂肪代谢。用于肥胖症。

(7)荷叶柚汁

【原　料】　柚肉50克,鲜荷叶10克,鲜藕30克,蜂蜜10克。

【制　作】　将荷叶洗净,切成小片;藕洗净,切成小片。锅中加适量清水,置火上,加入柚肉、荷叶、藕片,用大火煮沸,改用小火煮10分钟,关火,加入蜂蜜搅匀即成。

【用　法】　代茶饮用。

【功　效】　柚肉能健脾、化痰、利水,有减肥的功效。荷叶清热利水、健脾,能降血压,并辅助减肥。生藕消瘀清热、止血健胃。以上各药合用对气滞血瘀型肥胖症有效。

(8)冬瓜荷叶汤

【原　料】　冬瓜500克,嫩荷叶1张,食盐适量。

【制　作】　将冬瓜洗净,连皮切块;把冬瓜和荷叶一同放入锅中,加适量水煮汤,汤成后去除荷叶,加入食盐调味即成。

【用　法】　每日1剂。

【功　效】　冬瓜味甘,性微寒,有清热化痰,除烦止渴,利尿清肿等功效;荷叶清热解暑。两物同用,相得益彰。清热解暑、生津止渴等功效。用于高胆固醇、高脂血症、肥胖症。

(9)荷叶粥

【原　料】　鲜荷叶1张(约200克),粳米100克,白糖15克。

【制　作】　将鲜荷叶洗净;粳米洗净,加适量水按常法煮粥,粥将熟时把鲜荷叶覆盖粥上,焖约15分钟,揭去荷叶,粥呈淡绿色时再煮沸片刻,加入白糖调味即成。

【用　法】　随量食用。

【功　效】　荷叶中有荷叶碱、连碱、荷叶苷等成分,具有降血脂,降胆固醇和减肥的功效。用于高胆固醇、高脂血症、肥胖症。

(10)益智仁双术粥

【原　料】　益智仁 15 克,苍术、白术各 15 克,粳米 100 克。

【制　作】　将益智仁、苍术、白术洗净,入锅中加水适量,煎煮 2 次,每次 30 分钟,合并滤汁,与淘洗干净的粳米一同入锅内,加适量水煮成稠粥即成。

【用　法】　佐餐食用。

【功　效】　益智仁可温脾暖肾;苍术、白术能健脾除燥,与粳米煮粥后,适用于脾肾两虚型单纯性肥胖症。

(11)瓜蒌郁金粥

【原　料】　瓜蒌、郁金各 10 克,大米 100 克,红糖适量。

【制　作】　将两味药择洗干净,同入锅中,加清水适量,浸泡 5～10 分钟后,水煎取汁,加入洗净的大米煮粥,待粥将熟时,加入红糖调味,再煮一二沸即成。

【用　法】　佐餐食用,每日 1 剂。

【功　效】　疏肝解郁,健脾助运,利水减肥。瓜蒌是泻肺平喘、利尿减肥的常用品;郁金有行气解郁、凉血破瘀的功效。

(12)薏苡仁粥

【原　料】　薏苡仁 30 克,白糖 10 克。

【制　作】　将薏苡仁洗净,泡软,置于砂锅内,加水适量,再将砂锅置大火上煮沸,改用小火煨熬,待薏苡仁熟烂后加入白糖调味即成。

【用　法】　随量食用。

【功　效】　健脾除湿,减肥消肿。用于高脂血症、肥胖症。

(13)冬瓜粥

【原　料】　冬瓜 80～100 克,粳米 100 克。

【制　作】　将冬瓜洗净后,切成小块,同洗净的粳米一起置于

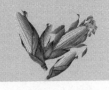

砂锅内,加适量水,按常法一并煮成粥即成(粥内不要放盐)。

【用　法】　每日早晚 2 次食用,常食有效。

【功　效】　利尿消肿,减肥降脂。用于防治高血压、动脉粥样硬化、肥胖症。

(14)什锦乌龙粥

【原　料】　薏苡仁 60 克,冬瓜子 100 克,赤小豆 20 克,干荷叶 30 克,乌龙茶 4 克。

【制　作】　将薏苡仁、赤小豆淘洗干净,泡软;干荷叶、冬瓜子洗净,沥干水;干荷叶和乌龙茶用纱布包好。锅置火上,加水适量,放入薏苡仁、赤小豆、冬瓜子煮至熟烂再放入纱布包煮 10 分钟,取出纱布袋即成。

【功　效】　薏苡仁、冬瓜子、赤小豆都有健脾除湿、利尿降脂的作用,各味合用有健脾助运,利湿减肥的功效。用于肥胖症。

(15)黑木耳大枣饼

【原　料】　黑木耳 30 克,大枣 200 克,面粉 200 克。

【制　作】　将黑木耳洗净,泡发,分成小片,用小火煮至熟烂备用;大枣洗净,加水泡胀后置于锅上,加水适量,用大火煮沸后改用小火炖至熟烂,用筷子剔除皮、核备用。将大枣糊、黑木耳羹和面粉混匀后制成饼,在平底锅上烙熟即成。

【用　法】　佐餐食用。

【功　效】　黑木耳有显著降低胆固醇的功效;大枣益气养血、健脾美容。本药膳适用于脾虚型的单纯性肥胖症。

四、中医对痛风诊疗及分期食疗药膳

(一)中医对痛风的认识

痛风属于中医"痹证"等病症的范畴,与痛风发病密切相关的过多尿酸则属于"湿浊"的范畴。痹证,传统医学认为,是人体营卫失调,感受风、寒、湿、热之气,合而为痹,或日久正虚,内生痰浊、瘀血、毒热,正邪相持,使经络、肌肤、血脉、筋骨,乃至脏腑的气血痹阻,失于濡养,而出现肢体疼痛、肿胀、酸楚、麻木、变形、僵直及活动受限等症状。

痛风,传统医学认为,是由于人体禀赋不足,阴阳失调,气血失和,血中有热,污浊凝涩,复受风寒湿热之邪外侵,湿热蕴结,内外合邪,痹阻肢体经络关节而成。其临床症状,主要以踇趾及跖趾关节,突于夜间红肿热痛,痛如虎啮样疼痛,或伴有恶寒发热等症状为主。日久不愈,可不定期反复发作,出现痰核结节,伴有关节肿大、僵硬、畸形,甚至可见小便浑浊、砂淋、血尿、尿少水肿、恶心呕吐、癃闭、关格等危重证候。

调查研究表明,痛风患者占全部痹病患者的41%。30岁以后发病率明显增高,这是因为30岁以上的人,多为工作、生活压力大,超负荷工作,应酬多,而这一点也恰与痛风的治疗过程中所体现出的病症因素相吻合。但是,痛风的患病高峰并不是30岁,而是46~70岁。这说明随着年龄的增长,尤其是40岁以后,三阳脉衰,阳气竭于上,人体各组织器官的代谢过程减缓,功能活动下降,气血不足,抵抗力减弱,对外界环境变化的忍受、应激和适应能力降低,故而气血亏虚是导致40~70岁人群痛风患病率居高不下的主要原因。

201

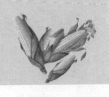

　　中医在结合前人经验及现代医学理论的基础上,将痛风分为3个病期13个类型治疗。痛风病情甚为复杂,病程长短不一,复发率高,临床表现也不尽相同,有的有高尿酸但无症状,有的缠绵不愈甚至发展到痛风性肾病,在痛风早期又容易与其他关节痛相混淆。

　　中医学关于痛风性关节炎发病原因和发病机制的认识从古今有一个逐渐完善的过程,从最初《内经》谓之"贼风"的外邪致病论逐渐发展为内外合邪论。如元代医家朱丹溪说:"痛风者,大率因血受热,已自沸腾,其后或涉冷水,或立湿地,或扇取凉,或卧当风,寒外搏热,血得风寒,汗浊凝涩,所以作痛,夜则痛甚,行于阴也。"意思是说,痛风患者本身受热邪侵袭,血液几乎要沸腾(当然这是夸张的说法),之后如果接触了冷水,或者处在潮湿的地方,或者扇风贪凉,或者睡在风口,使得寒邪同时侵犯人体,原有之热血接触了寒邪,寒热交加就会形成浊气,瘀血凝固在经脉和关节,导致关节肿痛,夜间疼痛剧烈的原因,是因为病邪积聚在阴分(血属阴)的缘故。

　　痛风病曾被称之为"宫廷贵族病"。"痛风"在中医古籍中曾有相同病名的记载,如《格致余论》《张氏医通》中都有"痛风"一病,但它与现代医学所讲的与血尿酸过高有关的痛风,不属于同一种病。由于患者常以关节疼痛就诊,所以中医将其归入"痹证"范围,其中又包括了中医的"痛风""白虎历节""脚气""石淋""关格"等的症状。痛风病日久,可出现脏腑功能失调,其中以脾肾二脏清浊代谢紊乱尤为突出。所以,采用中医审证求因,辨证论治的方法,对缓解症状,降低尿酸,巩固疗效有明显优势。

　　现代的洪国章提出痛风的病因有二:外为阴寒水湿,令湿邪袭入皮肉筋脉;内由平素肥甘过度,酒无节,或多食乳酪,致湿下焦,寒与湿结,郁而化热致病。目前,有一些医家提出非外邪论,如有的认为痛风乃内因所致,过食膏粱厚味,脾胃运化功能紊乱,积食生热,湿热内生而致病,由此可与类风湿关节炎的病因相鉴别。有的则认为原发性痛风其本在脾,其标在湿浊,饮食不节损伤脾胃运化,反酿湿浊,外注皮肉关节,内留脏腑而发病。同时湿浊滞留脏腑经络,最易阻遏气机,致气机升降失调,湿邪流滞卫影响脾运,形成恶性因果链。名中医黄春林教授也认为,痛风病在筋骨关节,其本在脾胃,皆由先天不足,后天失调,脾胃功能障碍所致。有的医家在认为痛风与脚气病相似的基础上,根据李东垣、张景岳等古代著名医家的论述,认为病因以内因为主,并认同李东垣之说:这个地方明亮干爽,没有底下潮湿之所,何况皮肤纹理细密,外来之邪难以侵入,之所以得了痛风病,主要是因为过多的进食,饮用了乳酪、美酒等肥甘厚腻的食品,加上营养过剩,使得体内化生湿浊,而人体的阳气又不能去温煦、消散所形成的湿浊。由于水湿之性向下,故而化生的湿浊流注于足部,日久积累就会导致关节肿胀疼痛,这都是因为水湿之邪向下流注所导致的结果。

中医学认为,代谢性疾病与人体的肝、脾、肾关系密切,痛风是由于肝、脾、肾代谢失常,造成体内尿酸在组织或关节处堆积而产生的。我们每个人每日都要从食物中摄入嘌呤并将生成的多余的尿酸排出体外。痛风患者由于体内的嘌呤代谢障碍,治疗上主要依靠别嘌醇、丙磺舒等西药强制性地将尿酸排出体外。

这种尿酸的降低方法是暂时而危险的,因为此类药物对肝肾损伤较大,造成停药后因肾功能损伤而使尿酸更容易在体内堆积,尿酸在体内积聚又会进一步加重肾脏的负担而引起肾功能障碍,长期使用会形成恶性循环。这一恶性循环的结果可能导致患者出现肝、肾功能的衰竭,因此治疗痛风的西药并不能真正有效控制与治愈痛风。中药治疗则既有温和、持久的降尿酸作用,又可以通过肝、脾、肾的调理来重建原有尿酸代谢机制,恢复人体原有的自主排尿酸的功能。停药后也不会对药物形成依赖,从而在根本上达到治疗痛风病症及消除痛风复发的内在诱因的治疗目的。

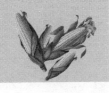

试验研究显示，萆薢、土茯苓、蚕沙等有明显降低血尿酸作用；秦皮、淫羊藿、土茯苓、萆薢、豨莶草、车前子、山慈姑、薏苡仁、泽泻等具有促进尿酸盐排泄的功能；威灵仙、秦艽有溶解尿酸盐作用；泽兰、桃仁、当归等有抑制尿酸合成作用；青皮、陈皮能促进尿液碱化，改善体内 pH 值；山慈姑含有秋水仙碱的成分，能有效缓解痛风的发作。

（二）中医药专方辨证施治痛风

中医对痛风性肾病可辨证施治，也可用中成药调治。可用生地黄、熟地黄、牡丹皮、茯苓、泽泻各 10 克，山茱萸、山药各 20 克，黄精 30 克，水煎服；或用六味地黄丸 6 克，每日 2 次。王氏以健脾益肾化浊为主，药用生白术 12 克，生黄芪 30 克，杜仲 12 克，补骨脂 15 克，牛膝 15 克，土茯苓 15 克，山慈姑 15 克，野木瓜 15 克，鸡血藤 30 克，川芎 30 克，水煎服。姜氏治以调肝补肾、益气养血、健脾渗湿，方用防己黄芪汤合独活寄生汤加减。另外，上海中医药大学附属岳阳中西医结合医院采用大黄灵脾颗粒及肾炎康复片治疗早期痛风性肾病亦取得了较好的疗效。

（1）加味萆薢化毒汤

【组　成】　萆薢 30 克，薏苡仁 20 克，秦艽 10 克，归尾 10 克，牡丹皮 10 克，牛膝 10 克，防己 10 克，木瓜 10 克。

【用　法】　每日 1 剂，水煎 2 次分服

【功　效】　清热利湿，化瘀通络。方中重用萆薢、分清泄浊为主药，配以秦艽、防己、归尾、牛膝等药，旨在清热利湿，化瘀通络。以现代药理学分析显示，秦艽、防己、木瓜等有较强的抗炎镇痛作用。

【加　减】　①痛风急性期，加地龙、忍冬藤、泽兰、泽泻，以加强祛风除痹，解毒利湿之效；②痛风缓解期，加淫羊藿、菟丝子、茯苓、猪苓，以健脾益肾治本；③关节僵硬畸形者，加炮穿山甲，以增

活血化瘀;④病在上肢者,去牛膝,加桑枝,以通络上行。

（2）消痛饮

【组　成】　当归 12 克,防风 12 克,牛膝 15 克,防己 15 克,钩藤 15 克,泽泻 18 克,忍冬藤 25 克,赤芍 18 克,木瓜 25 克,桑枝 30克,甘草 5 克。

【用　法】　水煎服,每日 1 剂。同时用下列药物煎汤熏洗:马钱子 20 克,红花 15 克,生半夏 20 克,王不留行 40 克,大黄 30 克,海桐皮 30 克,葱须 3 根,艾叶 20 克;每日 2 次。

【功　效】　清热通络,消肿止痛。方中当归、赤芍、牛膝活血凉血止痛;钩藤、忍冬藤、桑枝清热解毒通络;防风、防己、泽泻、木瓜祛风利湿消肿;配合祛风胜湿止痛之剂局部熏洗,内外同治共奏清热通络,消肿痛之功效。

【加　减】　①关节红肿甚者,加黄柏、地龙,以增清热通络;②大便燥结者,加大黄,以通腑泻下;③痛甚者,加田三七、乳香、没药,以增通络止痛。

205

（3）痛风定痛汤

【组　成】　金钱草 30 克,车前子 10 克,泽泻 10 克,防己 10克,黄柏 10 克,赤芍 12 克,生地黄 10 克,地龙 10 克。

【用　法】　每日 1 剂,水煎服;急性发作期加用金黄膏外敷,每日 1 次。

【功　效】　祛风清热,化湿通络。方中以金钱草为主,具有利尿排石、清热解毒之功效。现代药理研究亦证实,金钱草具有利尿解痉、消炎等作用;配以车前子、泽泻、防己加强清热利湿的作用;黄柏、赤芍、生地黄、地龙则有清热通络、活血止痛等作用。

【加　减】　①关节、皮肤红肿灼热甚者,加水牛角,以清热泻火;②关节疼痛剧烈者,加制川草乌、蜈蚣,以镇痉止痛;③慢性期局部肿胀不消者,加苍白术、薏苡仁、茯苓,以利湿消肿;④慢性期耳廓及病变关节处见痛风石沉积者,加山慈姑、海藻,以软坚化石。

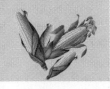

（4）正清风痛宁片

【组　成】　青风藤。

【用　法】　每片含盐酸青藤碱 20 毫克。每次 1～2 片，每日 3 次；3 日后无不良反应增至 3～4 片，每日 3 次，饭前服。

【功　效】　祛风除湿，活血通络，消肿止痛。用于风寒湿痹证，症见肌肉酸痛、关节肿胀、疼痛、屈伸不利、麻木僵硬等痛风患者。

（三）古代医家治疗痛风的经验

中医学对痛风的记载和论述已有上千年，与现代的痛风特指一组嘌呤代谢紊乱所致的疾病，伴有关节疼痛有所不同。它属于"痹证"范畴，是指痹证中以痛为主要特征，且具有一定"风"性特点的一类疾病。

《灵枢》对类似痛风症状疾病的病因、诱因做了初步探讨，认识到痛风患者可不因外感风寒之邪或其他邪气而突然发病。《金匮要略》则对痛风的认识有了很大的进展，强调肝肾气血不足、筋骨失养为病之本，风寒湿外侵为病之标。《外台秘要》亦强调，痛风为本虚标实之证，"白虎病者，大都是风寒暑湿之毒，因虚所致。将摄失理，受此风邪，经脉结滞"。

朱丹溪在《格致余论》中云："彼痛风者，大脑因血受热，已自沸腾，其后或涉冷水，或立湿地，或扇取凉，或卧当风，寒凉外搏，热血得寒，污浊凝涩，所以作痛，夜则痛甚，行于阴也。"在这里他明确指出：本病发生，是自身血分受热，再受风寒湿等诱因而致，与一般风湿病先从外受六淫不同，此其一；由于血热，又受寒凉，热血得寒，而污浊凝涩，此其二；其痛所以夜剧，是行于阴之故，此其三。朱丹溪在当时虽未明确提出忌食某些食物，但已认识到饮食禁忌的重要性，如提出"更节厚味自愈矣"的见解，其学术观点独树一帜，影响深远，为后世医家研究痛风奠定了坚实的基础。

对于由于饮酒汗出当风引起的历节病，以肢节疼痛、脚肿如脱、头眩短气为特点，治以桂枝芍药知母汤为主；对发热、历节不可屈伸疼痛，以乌头汤主之。后世对该病的辨治渐趋完善，治法丰富多彩，如《永类钤方》专设白虎历节一节，是根据脉症辨治较为完善的专论，针对不同特点的历节病，选方有三因乌头汤、附子八物汤、计生羌活散、人参败毒散、复方通气散、术附汤、渗湿汤、五服散加芍药等；《太平圣惠方》设有"治白虎风诸方"和"治历节风诸方"共计15个，特点是因证施治，治法丰富，方药齐备，有治疗该类病症常用药，如虎骨（代）、白花蛇、天麻、牛膝、羌活、海桐皮。

　　朱丹溪在痛风治法及方药的运用上颇具匠心，对其进行了系统的论述，其治疗思路对后世医家研究防治痛风有很大的启迪作用，后世医家多宗其说而略有发挥。在治法上，指出"以辛热之剂，流散寒湿，开发腠理，其血得行，与气相和，其病自安"。在《丹溪心法·痛风》中所创制之上中下通用痛风方，功能清湿热、化痰瘀、祛风邪，主治痛风。从组方遣药看，是将清热燥湿之二妙散，泻火行水之龙胆、防己，活血祛瘀之桃仁、川芎，燥痰祛风之天南星、白芷，祛风通络之桂枝、威灵仙，消积和胃之神曲于一炉，共奏疏风驱寒宜于上，清热利湿泄于下，活血祛瘀，燥痰消滞调其中，力求通治。另外，还有潜行散、趁痛散、加味四物汤等均匠心独具，临证多有应验。

　　后世医家根据痛风急性发作时多见湿热瘀阻，常以薏苡仁汤及四妙丸加味为基本方，缓解期多从调理脾肾、化瘀除湿为主，常以五苓散、肾气丸及防己黄芪汤为基本方，同时应注意饮食调理。

　　中医学对痛风的认识是广义的，从对"痛风"所下的定义、病因、病机及症状方面来看，中医学对痛风包括了所有的以关节疼痛为主的病症，且痛无定处，或痛势多变、来势迅猛。从现代医学观点来看，风湿性关节炎、类风湿关节炎、痛风、硬皮病、皮肌炎、结节性多动脉炎，以及骨性关节炎多种风湿免疫性疾病等，均可出现属

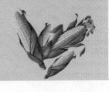

于痛风范畴的临床症状,因而可以参照古人之经验辨证治疗,定有验效。

(四)泄浊化瘀治痛风

痛风属于中医"痹证"的范畴,明朝虞抟所著《医学正传·卷四》云:"夫古之所谓痛痹者,即今之痛风也。诸方书又谓之白虎历节风,以其走痛于四肢骨节,如虎咬之状,而以其名名之耳。"痛风一般呈间歇性发作,急性发作时多出现关节剧烈红、肿、热、痛,夜间加剧,70%以上的患者首发关节为足跖趾关节,其次累及踝、膝、指、腕、肘等关节,且有结石形成,甚或溃流脓液。患者常因疼痛难忍来就医,急性缓解后,即转为慢性期,虽关节红肿消失,但仍有疼痛或剧痛。

痛风的病因复杂多样,如脾失健运、肾失气化等原因造成体内水湿积聚,浊毒内蕴,流于关节,阻于筋脉;或过食肥甘酒醇,滋生湿热痰浊,流注关节筋骨,痰阻脉络;或过度劳累或风邪诱触,致使浊毒凝聚,气血瘀滞,运行不畅,以致关节、肌肉疼痛、肿胀、屈伸不利而形成痹证。国医大师朱良春将其命名为"浊瘀痹"。若病情日久或反复发作,多有瘀血阻滞经脉、气血亏虚的表现,若正虚邪实,痰瘀交阻,深入筋骨,病情加重,则见关节僵硬变形,若痰浊凝结局部,则有痛风石形成。

山东省名老中医刘启廷教授认为,痛风好发于形体丰腴之痰湿之人,并有嗜酒喜啖之好,导致脏腑功能失调,升清降浊无权,因痰湿滞阻于血脉之中,难以泄化,与血相结而为浊瘀是大法,审证加减,待气血调和、气化正常、分清泌浊之功能恢复,浊瘀即可逐渐泄化,而血尿酸亦将随之下降。自拟利湿泄浊散瘀汤加减治疗痛风,短期效果明显,长期疗效巩固。同时,在治疗时给予患者生活上的指导。

【组　成】　茯苓30克,桂枝15克,苍术15克,薏苡仁30克,土茯苓 30 克,萆薢 15 克,羌活 15 克,独活 15 克,防己 15 克,黄柏 15 克,桃仁 15 克,红花 10 克,半夏 15 克,陈皮 15 克,生姜 3 片。

【用　法】　上药浸泡 2 小时,用大火煮沸,改用小火再煮 30 分钟,取汁;加适量水再煎 25～30 分钟,取二汁,混匀,分 2 次早晚温服,药渣温浴患处。

【功　效】　健脾益气,温阳化湿,泄浊散瘀。

【评　述】　痛风以其疼痛阵作、来去如风的临床特点而得名,病理基础为脾胃虚弱,湿浊瘀阻。急性期多因外寒内湿相搏,闭阻关节经络肌肤而发病;寒湿闭阻关节经络则见关节剧烈疼痛;午夜阴寒最盛,故疼痛多于午夜突然发生或加重;湿浊之邪侵入关节则关节肿胀;湿性重着下行,故受累关节以肢、跖、踝为多见。方用茯苓益脾培土、淡渗利湿,桂枝甘温助阳、化气行水,茯苓得桂枝通阳除湿,桂枝得茯苓不发表而专注化气行水;苍术、薏苡仁健脾燥湿、渗湿除痹;土茯苓、萆薢解毒除湿、通利关节、分清泌浊;羌活、独活疏风散寒、除湿通痹、活络止痛;防己、黄柏清利湿热、消肿止痛;桃仁、红花活血通络、化瘀散结;半夏、陈皮、生姜燥湿、理气化痰。诸药合用,共奏健脾益气、利湿祛浊、解毒散瘀、通络除痹之功。药渣再煎外敷熏洗,以内服与外浴相结合,3～5 剂即可缓解疼痛。

【加　减】　形体肥胖者,加泽泻、槟榔,以增加利水渗湿、行气化滞之功;形体虚胖水肿者,加黄芪、冬瓜皮、生姜皮,以益气补虚、利湿消肿;大便干结者,加大黄,以通腑泄浊。现代药理研究也表明,大黄中的大黄素对黄嘌呤氧化酶有较强的竞争性抑制作用,而黄嘌呤在尿酸形成过程中起着重要作用,因而大黄可影响尿酸形成,而且大黄的泻下和利尿作用,能帮助尿酸的排泄,因此痛风患者应保持大便通畅;下肢膝关节肿痛者,加木瓜、紫苏叶,以化湿通络、宣畅气机;关节红肿者,加生石膏、知母、虎杖,以清热通络、利湿消肿;关节漫肿痛甚者,加白芥子,以温化寒湿、涤痰利气,通络止痛;关节剧痛者,加全蝎、蜈蚣,以开瘀定痛;关节腔及泌尿系结

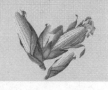

石者,加金钱草、海金沙、郁金,以化石通淋;伴见头晕昏沉者,加石菖蒲、荷叶、薄荷,以疏肝解郁、开窍提神。

【病　案】王某,男性,33岁,2013年7月29日初诊。患者主诉左足踝、足跖趾肿胀疼痛3日,因连续3日在下半夜患处剧烈疼痛、坐卧不宁而来诊,诊见患者形体丰满,痛苦面容,走路跛行,左足踝、足跖趾关节处明显肿胀,微红不热,因连续夜间疼痛影响睡眠而心烦,伴有脘腹痞满、大便干结,查舌质暗红,苔白稍厚,脉弦滑。血液学检查提示,血脂偏高,血尿酸554微摩/升。结合患者形体丰满,工作应酬多,生活无规律,偏食肥厚重味,嗜饮啤酒及可乐饮品,当属痰湿体质。依据舌脉症状,辨证为脾肾失调,湿浊内生,肾不分清泌浊则湿浊内阻,流注于关节而发病。方用利湿泄浊散瘀汤加减(茯苓30克,桂枝15克,苍术15克,薏苡仁30克,土茯苓30克,萆薢15克,独活15克,防己15克,黄柏10克,桃仁15克,红花1克,大黄10克,姜半夏15克,陈皮15克,生姜3片)。每日1剂,水煎2次混合,分2次早晚温服;药渣趁热装布袋内,外敷患足踝跖趾部20分钟,每晚再用药渣煎汤温浴足,注意温度,防治烫伤。另嘱其禁食油腻重味、啤酒饮料、辛辣刺激及富含嘌呤核酸的食物,多喝水以利尿酸的排泄,适当户外运动,鼓舞体内阳气,以利于减肥,按时起居,规律饮食。

2013年8月5日复诊:按医嘱服用1剂疼痛即有减轻,3剂后肿胀基本消失,唯疼痛时作,尤其是久立行走后明显,再服3剂痛渐向愈,舌质红,苔薄白,脉弦滑。服药奏效不更方,继续维持原治疗。

2013年12月18日再诊:上方连续服用24剂,疼痛肿胀均已消失。一周前因出差多次进食海鲜产品,当晚即被脚痛扰醒,来诊时复现左足踝及左跖趾关节处明显肿胀,微红触及灼热,余未述明显不适,予上方倍防己、黄柏以增加清利湿热、消肿止痛之功,取药10剂。

(五)应用"分清泌浊"疗法治疗痛风

"分清泌浊"疗法是由国家中医药科技交流中心医学专家、药学专家黄晖博士组织经验极其丰富的临床专家团队,经过精密提炼的中药组方和标准化规范成的中医外治技术组合,经筛选评价,评为中医治疗痛风的先进技术方案和中医药核心科技成果推广项目。"分清泌浊"疗法现已在国家现代中医健康服务模式示范基地——福州中轩国医堂进行项目推广运用,技术独到,疗效显著,绿色安全,为广大痛风患者带来福音(温馨提示:该堂开设国医大师朱良春学术思想传承工作站,由第二、三代传人朱婉华、朱胜华教授和张侠福、何峰主任每月亲临轮诊)。

1. 特效名方"通碧清泉汤剂" 通碧清泉汤剂是本技术组合的核心技术,凝聚着名医大师经验名方和学术思想的结晶。其独特的治疗原理是:①高效疏通人体水液代谢;②充分调理分清泌浊的功能。选择在清晨服用第一次药,是因为早晨的代谢活动最低,最为有利于人体水液分清泌浊功能的清理工作,将淤堵积压在体内妨碍分清泌浊功能的淤泥浊垢清理出体外,分清泌浊功能重新恢复畅通,嘌呤代谢自然不会积压,尿酸自然得以排泄,痛消肿散,效果立竿见影。

2. 脊背尾骶疏理法 脊背尾骶疏理法是源于道家不传的民间传统古法中医外治经验疗法,此独特的治疗方法对人体代谢系统进行高效的手法调理,有效恢复人体自身的水代谢自愈能力。人体脊柱的尾骨表面上看很不起眼,但内藏玄机,传统中医认为:人之身后有三关,尾闾穴、夹脊穴、玉枕穴,为督脉上、中、下3个要穴。督脉为阳经之海,其起点为尾闾骨端下的长强穴。"尾闾中正神贯顶,气透三关入泥丸",这是道家修炼之关键。尾骨前面有奇神经节的贴附,若尾骨发生损伤,可刺激奇神经节,反射性引起内脏功能的紊乱。尾骶损伤多因坐车、久坐或跌扑,特别是体胖缺乏

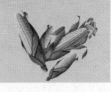

锻炼的人,容易发生尾骶损伤,但通常不易察觉。督脉与冲、任两脉起于胞中,出于会阴部,在尾闾骨端与足少阴肾经及足太阳膀胱经相会合,并脊里上行。此三脉对于调节人体气血津液起着重要作用。八髎乃支配盆腔内脏器的神经血管会聚之处,是调节人体一身的气血的总开关,务必畅达无阻。脊背尾背的疏理可疏远气血经络,调节脏腑气化功能,利于膀胱之开合,特别有利于津液水路疏通,此古法外治技术对治疗痛风有独特效果。

3. 穴位点刺放血 穴位点刺放血可以治疗很多疾病,也属于绿疗法的一种,可驱逐瘀血,通利经脉关节,行瘀散结,缓急止痛。

4. 效果评价

(1)重构代谢系统:该疗法有效恢复人体水液代谢功能,改善人体的津液水路功能,促进人体的自愈能力。

(2)疗效显著,防止复发:该疗法"稳、准、快",效果彻底,临床疗效十分理想。通常服药,0.5～1 小时就排出大量黑臭便,顿时痛止肿散。服药 1～3 日即可痛消肿散;服药 7 日左右身体轻松,尿酸结石开始溶解,关节活动开始恢复自如,如释重负,十分神奇。

(3)绿色安全无不良反应:该疗法纯中医治疗,颠覆了西医长期运用秋水仙碱(治疗急性痛风性关节炎的特效药物)、苯溴马隆(增加尿酸排泄的代表药物)、别嘌醇(抑制尿酸合成的代表药物)等西药治疗存在的严重不良反应和治标不治本的无奈疗法,充分体现了中医治疗痛风的技术优势。

(六)四低一高防痛风

痛风是尿酸代谢障碍所引起的疾病,在使用药物治疗痛风的同时要配合饮食疗法,坚持低嘌呤、低热能、低脂肪、低盐及高水分供给的"四低一高"食疗原则,以达到减少外源性尿酸的形成和促进体内尿酸的排泄目的。

1. 低嘌呤摄入 进食过量的嘌呤可转化成为尿酸,加速痛风发作,所以痛风患者需长期进食低嘌呤饮食,即每日摄入少于150毫克的嘌呤。高嘌呤的食物如各种动物内脏、脑髓、浓肉汤、海鲜、豆类、花生、菠菜、浓茶等,最好尽量避免。多吃含嘌呤较少的面粉类制品(面条、馒头、花卷、面包等)、芋头、红薯、莲藕、土豆、玉米、新鲜蔬菜和水果等。

2. 低热能摄入 因痛风患者多伴有肥胖、原发性高血压及糖尿病等,故应降低体重、限制热能。当然也不能减重过快,应循序渐进,每周减重不宜超过0.5～1千克。痛风患者每日进食低于900千卡的热能,如节食不当,也会增加尿酸的含量。

3. 低蛋白质和脂肪供给 蛋白质应限制在每日80克以内,选用牛奶、干酪、鸡蛋、谷类等作为蛋白质的主要来源,尽量不用肉、禽、海鲜类等含嘌呤较高的食物。慢性痛风患者也可在营养师的指导下,有选择性地摄入少量肉、鱼类。居家煲汤不应超过2小时,食用前先去掉汤表面的油层,痛风患者还应尽量做到只吃固体少喝汤。此外,痛风患者的饮食应偏清淡少油,脂肪摄取过多会抑制尿酸盐的排泄,宜控制在每日50克以下。少食煎炸食物、糕点和肥肉,烹调建议选用植物油。

4. 低盐禁烟戒酒 每日食盐摄入量不超过5克。禁烟戒酒,啤酒本身即含大量嘌呤,过多饮酒还会引起乳酸升高而阻碍尿酸的排泄。禁用刺激性食物,如辣椒、花椒、芥末等辛辣香燥的调味品。

5. 高水分供给 每日液体摄入量宜在2 000毫升以上,以增加尿量和预防肾结石,促使尿酸排出体外。肾功能不全者,应在严密观察下进行液体补充。另外,注意供给B族维生素和维生素C。蔬菜和水果富含维生素C,能促进组织内尿酸盐的溶解和清除。而含碱的食物(如苏打饼干、加碱馒头、碱性矿泉水等)有助于制造碱性环境,促使组织内郁结的尿酸溶解而排出体外。

213

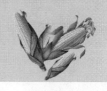
（七）国医大师朱良春教授治疗痛风的经验

回忆 1986 年 11 月上旬，笔者叶锦先被聘为国家中医管理局重大中医药科学技术成果评审委员会委员，赴京出席评审会议，与全国名医方药中邓铁涛、路志正、张琪、朱良春等 10 多位专家共商评审科学成果，从而认识了朱良春老先生，其发言精彩，至今还留于脑海。他们对痛风特有研究，是我们学习的楷模。

国医大师朱良春认为，痛风是西医的病名，中医临床必须以中医理论为指导，中医病名代表中医对疾病做本质的认识，有利于把握疾病的全局和全过程的一般规律，有利于临床施治，临床上对常见风湿病病种都有相对应的中医病名，如类风湿关节炎称为"尪痹"，强直性脊柱炎称为"大偻"，骨关节炎称为"骨痹"，干燥综合征称为"燥痹"，系统性红斑狼疮称为"阴阳毒"……唯独嘌呤代谢性紊乱所致的痛风性关节炎名为"痛风"。

对于痛风，朱良春提出"浊瘀痹"新病名，它概括了痛风"浊瘀痹"的病机本质，既有别于西医，又统一于中医痹证范畴，补充了《内经》和《金匮要略》中有关痹证的分类不足，提出浊、瘀、痰内邪互为因果致痹的论点，更是对《内经》"风寒湿三气杂至合而为痹"、外邪致痹理论的继承发展。

对于痛风的病机，历代医家多围于外邪或兼夹郁火致病之说，朱良春却认为，此病决不仅仅是简单的热痹或热毒瘀滞而致。其背后更深的原因是痰湿阻滞血脉之中，难以泄化，与血相结而为浊瘀，这也是为什么他将痛风命名为"浊瘀痹"的原因。

朱良春提出"痛风非风"观点，认为痛风是浊毒瘀滞血中，不得泄利所致。初始可不发病，然积渐日久，愈滞愈甚，或逢外邪相合，终必瘀结为害。或痹阻经络而发骨节剧痛，或兼夹痰凝变生痛风结节，久之，痰浊瘀腐则见溃流脂浊，痰瘀胶固，以致僵肿畸形。由于郁闭之邪最易化热，其症又多兼热象，如湿浊蕴热，煎熬尿液，可见石淋尿血；浊毒久稽，损伤脾胃，寒热错杂，壅塞三焦，而有关格险恶之证。朱氏进一步指出，此浊毒之邪非受自于外，而主生于内，脾肾二脏清浊代谢紊乱，水谷不归正化，浊毒随之而生，滞留血中终则瘀结为患。体内浊毒，滞留血中，不得泄利，是痛风发病的主要原因。常使用泄浊化瘀法组成的经验方（土茯苓、萆薢、生薏苡仁、威灵仙、全当归、红花、泽兰、蚕沙、虎杖、车前子、忍冬藤）治疗。

朱氏经验方中，土茯苓、薏苡仁、威灵仙、泽兰、泽泻、秦艽为祛浊解毒之良药，伍以赤芍、土鳖虫、桃仁、地龙等活血化瘀之品，则可促进湿浊泄化，溶解瘀结，推陈致新，增强疗效，能明显改善症状，降低血尿酸浓度。至于蕴遏化热者，可加清泄利络之萆草、虎杖、三妙丸等；痛甚者，伍以全蝎、蜈蚣、延胡索、五灵脂以开瘀定痛；漫肿较甚者，可加僵蚕、白芥子、陈胆南星等化痰药，可加速消肿缓痛；入关节僵肿，结节坚硬者，加炮穿山甲、蛴螬、蜂房等可破结开瘀、软坚消肿，利于降低血尿酸指标。如在急性发作期，宜加重土茯苓、萆薢之用量，并依据证候之偏热、偏寒之不同，而配用生地黄、寒水石、知母、水牛角等以清热通络；或加制川乌、制草乌、川桂枝、细辛、淫羊藿、鹿角霜等以温经散寒，可收消肿定痛、控制发作之效。体虚者，又应选用熟地黄、补骨脂、骨碎补、生黄芪等以补肾壮骨。至于腰痛血尿时，可加通淋化湿之品，如金钱草、海金沙、芒硝、小蓟、白茅根等。

朱良春认为，痛风多以中老年、形体丰腴，或有饮酒史、喜进膏粱肥甘之品，关节疼痛以半夜为甚、结石或溃流脂液为特征。这都说明该病正是因浊瘀滞留于静脉，则骨节肿痛、结节畸形，甚则溃破、渗溢脂膏；或郁闭化热，聚而成毒，损及脾肾为痛风的发病机制。凡此皆浊瘀内阻使然，实非风邪作祟。浊瘀是内因，是主因。受寒、受湿、饮食等因素只是体内病变前提下的诱发因素。

浊与清对立而统一，浊是病理现象，浊能生痰、生热、生火、而

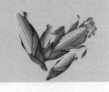

火热都能转变为毒，就会出现各种复杂的症状。在痛风诊治中，浊毒是导致关节肿痛、溃流脂浊，甚则后期出现关节的致病因素，而尿酸盐就相当于人体的浊毒。针对此病机，治疗主要采用泄浊化瘀、推陈致新、调益脾肾、正本清源、善用虫药、协同增效，这是朱良春多年临证体悟的宝贵经验。兹附朱良春病案1例如下供赏析。

患者夏某，男性，55岁，干部，1988年3月14日就诊。主诉：手指、足趾小关节经常肿痛5年，以夜间加剧，右手示指中节僵肿破溃2年余。病史：5年前因经常出差，频频饮酒，屡进膏粱厚味，兼之旅途劳顿，感受风寒，时感手指、足趾肿痛，因工作较忙，未曾介意。以后每于饮酒或劳累、受寒之后，即疼痛剧增，右手示指中节及左足踇趾内侧肿痛尤甚，以夜间为剧，即去医院就诊，按风湿性关节炎处理，曾服吡罗昔康、布洛芬等药物，疼痛有所缓解，时轻时重，终未根治。2年前右手示指中节僵肿处破溃，流出白色脂膏，查血尿酸高达918微摩/升，确诊为"痛风"，即服用别嘌醇、丙磺舒等药物，病情有所好转，但因胃痛不适而停服，因而剧痛又加剧，乃断续服用，病情缠绵，迄今未愈。检查：形体丰腴，右手示指中节肿痛破溃，左足踇趾内侧亦肿痛较甚，入暮为剧，血尿酸714微摩/升，口苦，苔黄腻，质衬紫，脉弦数。右耳翼摸到2枚痛风石结节，左侧耳翼有1枚。结果诊断为浊瘀痹（痛风）。

治疗：泄化浊瘀，蠲痹通络。处方：土茯苓60克，生薏苡仁、威灵仙、萆薢、虎杖各30克，草薢20克，秦艽、泽兰、泽泻、桃仁、地龙、赤芍各15克，土鳖虫12克，三妙丸（包煎）10克。10剂。

3月25日二诊：药后浊瘀泄化，疼痛显减，破溃处的分泌物有所减少，足趾的肿痛亦缓，苔薄，质衬紫稍化，脉细弦。此佳象也，药既奏效，继进之。上方去三妙丸，加炙僵蚕12克，炙蜂房10克。15剂。

4月10日三诊：破溃处分泌已少，僵肿渐消，有敛愈之征；苔薄，衬紫已化，脉小弦。血尿酸已接近正常，前法续进，并复入补肾之品以善其后。上方土茯苓减为 30 克,去赤芍、萆草,加熟地黄 15 克,补骨脂、骨碎补各 10 克。15 剂。10 月 5 日随访:手指、足趾之肿痛,迄未复发。

(八)国医大师路志正教授治疗痛风的经验

自从 1986 年 11 月上旬,笔者叶锦先在赴京出席国家中医药管理局重大中医药科学技术成果评审会时,结识了全国名老中医路志正教授,之后还与他通信联系,他医术精湛,待人和蔼,可称为笔者的良师益友。30 年来,全国报刊、电台报道他的学术成果累累,为中医事业做出了很大贡献,值得中医界学习继承。

路志正教授于 1920 年出生,河北人,中国中医科学院附属广安门医院教授,擅治眩晕、风温、痹证、干燥综合征等疑难病症,树立了楷模。路老认为,痛风属于中医学"白虎""历节"病的范畴。中医对风湿病的病因病机,大多强调"风寒湿三气杂至合而为痹",以外因为主要致病因素。但路老强调"因人之体质强弱不同,禀赋各异,地土方宜、生活习惯不一,而受邪各有偏盛",派生出行、着、痛、热痹之殊;五体痹、五脏痹,则是六淫之邪侵犯机体后,蕴久化热酿痰,致痰浊、瘀血、毒热等阻于肌肤、筋脉、骨骼,"久痹不已,复感于邪"的基础上,进一步发展演变而来。故赞同朱丹溪对痛风病因病机的认识,即主要强调了内因,而认为风、寒、暑、湿、热、毒等外邪,仅是在内因病变前提下之诱发因素。本病的病因病机主要有:血中有热,污浊凝涩;饮食不节,酒色过度;正气不足,外感风、寒、暑、湿之毒;情志不畅,伤脑动神等,致内脏功能失调,气血偏盛,阴阳失衡,而诱发本病。认为其发病或因内有血热,外受风寒,涉水立湿;或因饮食不节,恣啖肥甘,饮酒过度,损伤脾胃;或因劳倦过度,思虑伤脾所致。脾虚胃弱,升降失司,久必伤及肾气,肾气虚则气化不利,清浊不分,水湿内蕴久则化热。内外之邪相引,则易诱发本病。

217

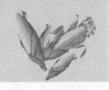

急性期当治其标，故可用清热祛湿、活血通络之法，则痛、肿可消。

1. 急性期

（1）临床表现：局部关节红肿，昼轻夜重，犹如虎啮；关节活动受限，在足者，站立、行走困难；烦躁气急，口渴喜冷饮或喜热饮，但饮水不多；脘闷纳少，肢体困重，无力，便溏尿黄，或有头痛发热，恶寒，舌质红或尖边红，苔黄腻或厚腻，脉濡数。

（2）治法：清热利湿，疏风通络，消肿止痛。

（3）方药：痛风冲剂一号（经验方）：黄柏、生薏苡仁、丹参、虎杖、青风藤、益母草、防己、川牛膝、豨莶草、秦艽、威灵仙等。

（4）用法：每次 9 克，每日 2～3 次，饭后开水冲服。

2. 慢性期

（1）临床表现：局部关节酸胀、疼痛或剧痛，逢阴雨、刮风时重，关节不红不肿，喜暖恶寒，或关节僵硬、变形，屈伸不利，活动受限，神疲纳少，腰痛乏力，或在指尖、跖趾、耳廓等处有痛风结节，舌质淡，苔白或白滑，脉沉弦或沉滑或兼涩。

（2）治法：健脾益气，补肾通络，疏风定痛。

（3）方药：痛风冲剂二号（经验方）：黄芪、丹参、防己、青风藤、鸡血藤、赤芍、桂枝、炒白术、茯苓、泽泻、络石藤、萆薢等。

（4）用法：每次 9 克，每日 2 次，饭后温开水冲服。

3. 外治疗法

（1）治法：活血通脉，软坚化瘀，消肿止痛。

（2）方药：痛风冲剂三号（经验方）：皂角刺、大黄、透骨草、鹿衔草、防己、防风、炙乳香、炙没药等。

（3）用法：用开水适量，每次 50 克，熏洗，浸泡患处；水冷后再加热熏洗之，每次 30 分钟，每日 2～3 次。

兹介绍路志正教授病案 1 例如下供赏析：患者，男性，29 岁，某公司程序员，2003 年 5 月 31 日初诊。主诉：周身关节疼痛，反复发作3年,加重3日。病史:患者自3年前左足跗小腿关节突发肿痛,夜间甚痛,需服布洛芬、百服宁止痛。此后足踝、肘、膝关节游走性疼痛反复发作,时感周身重滞不舒,与气候变化无明显关系,常于劳累、饮食不慎时发作。3日前左膝关节肿痛、色红、皮肤温度高,不能行走。体查见面部及前胸有散在性暗红色皮下结节,食欲尚佳,但时有腹胀,大便溏薄,因关节肿痛而夜眠不安,舌质暗,苔薄黄而腻,脉沉涩。中医诊断为痛风;西医诊断为痛风性关节炎。中医辨证:脾虚湿盛,郁久化热,湿热阻滞。治法:健脾祛湿,清热助阳化气。

处方:紫苏叶10克,藿荷梗10克,炒苍术15克,炒薏苡仁30克,炒杏仁10克,厚朴12克,土茯苓18克,泽泻12克,山慈姑10克,益母草10克,防风、防己各12克,萆薢15克,豨莶草15克,益智仁9克,砂仁6克。7剂。

二诊:服药后关节疼痛明显缓解,红肿已消,胸背疼痛症状减轻,现仍感关节乏力,僵涩,纳谷尚馨,脘闷腹胀,睡眠尚安,大便溏薄,小便短黄,舌质暗红,苔薄黄,根腻,脉沉细而涩。治宗上法,稍事加减。去紫苏叶、豨莶草、益母草、益智仁、藿荷梗,以免祛风过而伤正,加大腹皮12克,炒枳实、车前子(布包)各15克,姜半夏、荷梗(后下)各10克,以增行气祛湿之力,继服14剂。同时,给予中药局部外洗,处方:防风、防己、忍冬藤各15克,当归12克,炙乳香、炙没药各6克,穿山甲、络石藤各10克,地肤子20克。14剂。

三诊:药后膝关节红肿疼痛已除,唯站立久则肢体酸软,纳可,大便时溏;舌体胖,舌尖红,苔薄白,脉沉滑。证属湿热渐去,而正虚日显。治宜健脾扶正,祛湿通络。

处方:太子参、萆薢、青风藤、何首乌藤、益母草、虎杖各15克,炒苍术、厚朴花、防风、防己各12克,炒薏苡仁、土茯苓各20克,炒杏仁、姜半夏、慈姑、牡丹皮各10克,砂仁(后下)6克。12剂。

此后,时因工作紧张,痛风复发,左膝关节活动不利,微红肿,

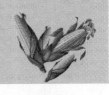

夜间疼痛为甚，发热，汗出，伴乏力，饮食可，夜寐差，多梦，腹胀，大便溏，小便黄，舌苔薄黄，尖边红，有齿痕，脉沉滑小数。治则守前法。重在清热利湿，通络止痛，加用黄柏10克，松节15克，地龙12克等，并辅以茶饮方以增强疗效，则可很快缓解。茶饮处方：太子参10克，炒薏苡仁、赤小豆各30克，厚朴花12克，玫瑰花20克，玉米须40克。10剂。

药后关节肿痛已消，唯站立久后无力而紧缩感，胃脘不适已除，纳可，大便日晨起一行，舌胖暗，有齿痕，苔薄黄且腻。属湿热清而寒湿之象显露，治宜益气健脾，疏风利湿通络。

处方：生黄芪20克，茯苓18克，炒薏苡仁20克，泽泻、炒苍白术、桃仁、杏仁各10克，青风藤、络石藤、萆薢、松节、忍冬藤、车前草各15克，鹿衔草、防己各12克，砂仁（后下）6克，全蝎4克。20剂。

药后病情平稳，大便每日1～2次，偶不成形，舌质淡，尖红，苔薄白根微腻，脉沉滑。即见效机，治宗前法，守方增减再进14剂。并嘱注意饮食宜忌，调理巩固之。此后尿酸、血脂均正常，未再复发。

按语：本案患者形体丰腴，痰湿素盛之质，平素嗜食生冷，损伤脾胃，纳化失健，肾气不足，分清泌浊失职。且工作紧张，常加夜班，缺乏运动，则湿浊内停，日久蕴热，加之肥人多气虚，风湿之邪又乘虚而入。风为阳喜动，湿为阴邪重浊，内外相合酿成湿热，痹阻经脉关节，蓄于骨节之间，故见肘、膝、足踝关节游走性疼痛，周身重滞不舒。湿热下注膀胱，气化不利，则见小便短黄；湿热阻滞大肠则致便溏，或黏滞不爽。其治采取中药内服与外洗，以及茶饮和适度功能锻炼等综合疗法，内服以芳化、畅中、淡渗三法为主，仿三仁汤、藿朴夏苓汤之意加减以调理脾肾功能，而药物外洗可直接作用于局部，以提高疗效，故痛风缓解明显，红肿消退快速，而标证稍缓之后，气虚等他经之象显露，故加重黄芪、苍术、白术、砂仁以益气健脾温中之力。治疗中主要以益气疏风、健脾祛湿、活血通络为大法。盖取前人"治风先治血，血行风自灭"之意，先后迭治九诊，3年的痛风得以缓解和控制。

（九）沈丕安教授治疗痛风的经验

沈丕安教授系上海市中医医院主任医师，临床经验丰富，著述20多部，其中主编《现代中医免疫病学》由他主笔，发展创新，内容精湛，请路志正、巫协宁两教授作序，笔者叶锦先、朱正、高益槐、施恭炳、陈波、叶学峰等专家也参加了艾滋病中西医诊疗、防护、饮食调养等内容的编写。回忆20余年前福州举办中医学术报告会暨培训班，上海中医专家沈丕安、孟仲法教授等4位专家受笔者邀请莅榕讲学，他在会上报告了痹证痛风等内容，得到了与会代表和专家的一致好评。为了介绍他的痛风治验，兹将2007年的痛风病案简介如下供赏析。

患者刘某，男性，48岁，2007年12月10日初诊。病史：患者嗜酒，喜食用肥甘厚味。昨晚因饮大量啤酒后出现左足踇趾、第一跖趾关节剧烈疼痛而入睡困难，稍活动后疼痛加重，不能触摸，清晨疼痛稍缓解，遂来就诊。查体体温38.6℃，左足踇趾、第一跖趾红肿灼热，触痛明显，活动受限，口干，溲黄，舌红，苔黄腻，脉滑数。实验室检查：血尿酸541微摩/升，血沉62毫米/小时，白细胞计数$11.12×10^9$/升。左足正斜片未见明显异常。诊断为痛风。证型：湿热阻滞，经络痹阻。治法：清热利湿，通痹止痛。

方药：秦皮、马齿苋、生地黄、桑白皮、车前子（包）、羌活、忍冬藤、络石藤各30克，泽泻、牡丹皮、川芎各12克，陈皮、佛手各6克，甘草3克。每日1剂，早晚分服。服用14剂后，局部疼痛有所缓解，肿胀减轻，续进14剂，复查血尿酸、血沉、血象均正常，患者基本恢复正常。

按语：沈老在中医理论的指导下，借鉴现代中药药理研究成

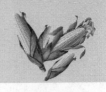

果,提倡辨证与辨病相结合,在清热利湿的中药中选用具有消炎、消肿、促进尿酸排泄的药物。藤类药可抑制炎症局部前列腺素的合成或释放,发挥镇痛、消炎的作用。沈老方中通络的药物多选用藤类药,避免了应用虫类药物通经活络的功效。沈老用药侧重顾护脾胃,方中苦寒之药易伤脾阳,所以沈老在方中加陈皮、佛手、白豆蔻、藿香、木香等调理脾胃药物,对苦寒的药物可起到佐制和调和的作用,保证患者能坚持服药而不影响脾胃功能。

(十)朱正教授对痛风的认识和研究

朱正教授系福建中医药大学教授,临床经验丰富,博采众长,精益求精,他认为:痛风既往被认为是贵族病、帝王病。近几十年来由于广大群众生活饮食水平提高和不良的生活习惯使痛风有直线上升的趋势,一般群众也多患痛风,而不是帝王贵族的专利了。

痛风发生的必要条件为高尿酸血症,尿酸在关节滑液中饱和度增高了,其尿酸盐就堆积在关节周围、关节内,甚至皮下和肾脏,引发痛风结节、肾结石、痛风性关节炎和痛风性肾病。高尿酸血症是嘌呤代谢异常,外源性摄入丰富的嘌呤食物,再加上体内合成也增多了。有的人认为,存在遗传缺陷促进了尿酸合成酶的活性增高;也有人认为,抑制了尿酸合成酶的减少,这样都会使尿酸增多。再加上尿酸应从肾脏排泄,由于肾脏疾病使其排泄量减少,这一点有家族遗传的倾向。近10年来,不少学者认为,这与多形核白细胞有关,因为痛风发病时,关节软骨和滑膜组织释放出的尿酸盐结晶体被关节液的白细胞吞噬了,这时白细胞又破坏释放出蛋白酶和炎性因子进入滑液,这样炎性因子使关节中的白细胞增多进而吞噬尿酸盐结晶,形成恶性循环,从而导致急性滑膜炎和关节软骨破坏,并产生大小不同的晶体肉芽肿,形成了痛风结石。

痛风与肥胖症、糖尿病、高脂血症均有关系。平时饮大量啤酒会使血乳酸、血尿酸增高,诱发了痛风的急性发作。朱教授认为,饮酒也可直接刺激嘌呤增加，所以要限酒戒酒。近年来，对于上述机制的认识得到进一步提高，朱教授认为这是一个"炎性体"，实际上是一些能激活炎性半胱氨酸天冬氨酸蛋白酶（caspase）和细胞因子白细胞介素-1β（IL-1β）的大分子蛋白复合物。人类核苷酸结合寡聚化结构域样受体（NLR）蛋白家族拥有 23 个成员，可分为三类：即 NALP1 炎性体、NALP3 炎性体和 IPAF 炎性体，功能有很大差异，这使得其在抗感染免疫及一些疾病如痛风、硅沉着病中发挥着非常重要的作用，但是炎性体的复杂性和多变性是客观存在的。炎性体介导了尿酸钠晶体诱发的炎症反应，并且其机制在痛风的治疗中得到体现。最近，遗传学研究证明 NALP3 功能性多基因突变与一些自身炎性疾病如新生儿起病的多系统炎症性疾病、穆-韦综合征有关，因为上述疾病也有关节疼痛、发热。痛风患者约有 50% 并发血压升高，证实 NALP3 基因多态性也与高血压的发病相关。朱教授认为，以炎性体为中心的固有免疫系统在痛风的发病过程中起非常重要的作用，可通过动物和细胞实验模型证实。希望能开展进一步的遗传学和体内研究，使今后充分认识痛风等自身炎症性疾病的发病机制，探索出对痛风的更有效及创造性的治疗方法。

在痛风研究方面，临床上发现，症状与痛风很相似但不是痛风的疾病，称为假性痛风，可分为四类：①家族性；②原因不明的散发性；③继发于其他代谢疾病（如肝豆状核变性、甲状旁腺功能亢进症和痛风等）；④外科手术后或创伤后。假性痛风是指焦磷酸钙双水化物结晶沉着于关节软骨所致的疾病，故临床上称为焦磷酸钙双水化物沉积症或软骨钙化症，是由其结晶诱发的滑膜炎。在老年人中，年龄越大其发病率越高，85 岁以上者可高达 44%。临证可见突然发病，关节呈红、肿、热、痛，关节腔内常有积液。一般多发生于大关节，很少累及小关节，这点与痛风不同。在临床上发现，通常单个关节发生急性发作。如果是慢性发作，可侵犯多关

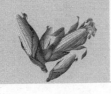

节,呈对称性,发展缓慢,通常与骨关节炎混淆。在急性发作时,血沉加快,白细胞增多,但血尿酸值不高。以 X 线片来说,关节软骨呈点状和线状钙化斑,这是焦磷酸钙双水化物的结晶。

(十一)叶锦先教授对痛风的认识和研究

长期在临床、科研工作的叶锦先教授对食疗方面研究了半个世纪,他认为痛风与饮食的关系密切,饮食不当可引起痛风发生。因此,饮食调养是痛风治疗的重要条件之一。他积极倡导对痛风三分治、七分养的观点,在急性发作期可以采用中西医结合的疗法,控制症状之后,以中医和食疗相结合,猎取治疗效果的同时而预防复发。叶教授认为,高尿酸血症是尿酸产生增多且排泄减少而发生的,嘌呤存在于核酸中,参与 DNA 和蛋白合成,尿酸又是其最终产物。痛风可分为原发性痛风和继发性痛风,前者是一种异质性疾病,近年来已明确,其不到 1% 的患者为酶缺陷所致。原发性痛风又可分为成年人原发性痛风和非成年人原发性痛风,前者尿酸排出量正常者占 75%～80%,而尿酸排出量过多者仅占 20%～25%。有人试验发现,痛风患者中肾脏尿酸清除/菊糖清除比值降低,如要达到正常的清除比,则血中尿酸值应比正常人高 119～179 微摩/升,75%～80% 的痛风患者显示肾脏对尿酸清除有缺陷。从另一方面看,约有 10% 的痛风患者是由于尿酸生成过多所导致的。其嘌呤合成加速,由于次黄嘌呤鸟嘌呤磷酸核糖转移酶(HGPRT)缺乏,磷酸核糖焦磷酸(PRPP)合成酶活性增高,或葡萄糖-6-磷酸酶缺乏。有人研究发现,三磷腺苷(ATP)脱氨酶异常,使核苷酸分解代谢加速,从而增加尿酸产生,引起痛风。HGPRT 缺乏的遗传特点为 X 联性隐性遗传(女性为携带者,男性发病)。临床常见,血尿酸浓度较高但无临床症状,或闭经期后发生痛风,这可能与 HGPRT 缺乏的杂合子有关。临床上发现,有的中青年人 PRPP 合成酶活性增高,使嘌呤合成增加,形成高尿

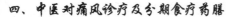

酸血症和高尿酸尿,从而引发痛风。

　　继发性痛风系由遗传性和获得性疾病或药物引起的。其病因是尿酸经肾脏排泄减少。在临床上发现,多囊肾、铅中毒可使肾小管分泌降低导致尿酸排泄减少。结果发现,饮食中蛋白质含量过高、核酸分泌过多,糖类丰富,使 5′-磷酸核糖增加,因而嘌呤合成的底物(PRPP)增加。摄入脂肪增加,使血酮浓度升高,抑制尿酸经肾脏的排泄。至于饮酒过量引起尿酸增高是由于当血中乙醇浓度达 0.0022 毫摩/升时,就能迅速诱发高尿酸血症。在临床工作中发现如多发性骨髓瘤、急性白血病、淋巴瘤、红细胞增多症、溶血性贫血等,特别是放、化疗过程使大量细胞破坏,核酸代谢加速,从而使尿酸产生过多形成继发性高尿酸血症。近年来发现,一次大量吸烟、癫痫持续状态、急性心肌梗死及与体力不相称的剧烈运动,可使 ATP 大量分解成尿酸。结果发现,临床中使用噻嗪类利尿药可使血尿酸增高,因为利尿药加速排钠,血容量减少,这时肾小管对尿酸钠的重吸收增加、分泌减少,此时应补充血容量以避免高尿酸血症。当尿酸盐沉积在组织中,糖蛋白加速分解,则滑膜液中尿酸钠浓度升高。又由于关节腔血管少,循环差,对尿酸钠吸收慢,从而导致痛风。痛风多发于晚上的原因是人体的温度不同会导致痛风症状。当人体温度为 30℃时,尿酸钠的溶解度是 268 微摩/升,当温度为 37℃时是 357 微摩/升。众所周知,痛风结石经常在耳廓或下肢末端,这是因为温度低而引起的。外伤也是关节炎的诱发原因,足踇趾的跖趾关节多发。老年人易发是由于老年人血液循环差,局部体温较低所致。有人研究认为,尿酸钠的溶解度会随 pH 值的降低而升高。尿酸钠的反应依赖多形核白细胞,白细胞吞噬晶体后释放出对其他白细胞的趋化因子,将吸收更多白细胞进入关节腔,导致炎症反应。临床上用秋水仙碱 RNA 合成,趋化因子显著减少。有的学者研究发现,在急性炎症反应和痛风的破坏性改变中,溶酶体酶释放起着关键作用。白细胞的溶酶

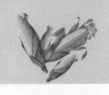

体含有阳离子蛋白,可致肥大细胞颗粒破裂,发生炎症反应;还含有可使毛细血管通透性改变的蛋白酶及分解软骨中糖蛋白的酸性蛋白酶。因此,软骨中糖蛋白分解进一步导致尿酸盐结晶增加。叶教授在临证中对痛风患者常用膏方调理,兹举一病案抛砖引玉。

患者林某,女性,36 岁,反复发作两下肢第一跖趾关节疼痛已2 年。尿酸 610 微摩/升,伴有高血压史 3 年,血压常处于 150/94毫米汞柱,形体偏胖,脸色暗滞,腰酸背痛,两便调,痛经史,舌质暗,苔薄白,边齿印,脉弦涩。诊断为痛风(风寒湿痹型),病机风寒湿邪痹阻于经络关节,反复发作,呈慢性痛风性关节炎。

治则:祛风散寒除湿,温经通络。方拟浊痹汤加减,药用土茯苓 200 克,铁皮石斛 150 克,冬葵子 150 克,羌活 150 克,川芎 150克,秦艽 150 克,薏苡仁 200 克,全蝎 30 克,车前子 150 克,桃仁 120克,红花 120 克,当归尾 120 克,威灵仙 200 克,川续断 120 克,苍术 100 克,黄芪 150 克,川牛膝 120 克,地龙干 120 克,牡丹皮 120克,泽泻 100 克,海金沙 120 克,熟地黄 150 克,骨碎补 150 克,川黄柏 90 克,春砂仁 40 克。收膏用阿胶 100 克,鹿角胶 100 克,龟甲胶 100 克,核桃仁 100 克,饴糖 120 克,蜂蜜 120 克,灵芝孢子粉90 克。做完膏方装罐后,每次早晚各服一汤匙(约 20 毫升)。

医嘱:大量喝水 3 000 毫升(尽量饮用碱性水),限制嘌呤摄入,忌食豆类、菇类、海鲜、动物内脏、竹笋,并且低盐、低糖、低脂饮食,适量运动。

(十二)谢英彪教授对痛风运用药膳食疗的经验

谢英彪教授系南京中医药大学第三附属医院主任医师。从医近 50 年,善于辨证运用自拟的药膳经验方辅助食疗痛风,兹摘要如下药膳经验方。

1. 湿热痹阻型　主要症状:关节红肿热痛,疼痛剧烈,或伴发热、头痛、口渴、小便短赤,舌红,苔黄腻,脉滑数。治则:清热祛湿,通络止痛。用膳宜忌：宜食米、面等细粮；萝卜、黄瓜、胡萝卜、山药、大白菜、卷心菜、芹菜、海带、丝瓜等嘌呤含量较少的蔬菜；鸡蛋、牛奶、鳝鱼、鲤鱼、河虾等嘌呤成分含量少的荤菜及罐头食品。忌食辛辣、香燥类食物及玉米、小米、糙米等粗粮；菠菜、韭菜、扁豆、豌豆、黄豆、大叶青菜、青椒、豆腐等嘌呤含量较高的蔬菜；家禽及海鲜类，尤其是动物内脏和沙丁鱼、凤尾鱼、肉汤等嘌呤含量较高的荤菜。其药膳经验方如下。

（1）山慈姑蜜饮

【原　料】　山慈姑 5 克，蜂蜜 10 克。

【制　作】　将山慈姑切成薄片，入锅内加适量水，浓煎成 150 毫升，去渣后加入蜂蜜，调匀即成。

【用　法】　每次 75 毫升，每日 2 次。

【功　效】　清热解毒，消肿止痛。用于湿热痹阻型老年痛风病急性发作期，对急性痛风性关节炎尤为适宜。

【按　语】　山慈姑为兰科多年生草本植物独蒜兰或杜娟兰的假球茎，各地中药房均有饮片出售。现代试验研究证实，山慈姑含有较多的秋水仙碱、黏液质、葡萄糖、甘露聚糖等。秋水仙碱及其衍生物秋水仙胺是目前治疗急性痛风性关节炎的特效药，所以本药膳方在某种程度上可替代西药秋水仙碱，用于治疗急性痛风性关节炎发作期，对突然发作的关节剧痛，红肿灼热，屈伸不利，活动受限，舌质红，苔黄腻，脉细数，中医辨证属湿热型的急性痛风患者有显效。

（2）秋水仙茶

【原　料】　秋水仙鳞茎 5 克，绿茶 2 克。

【制　作】　将秋水仙鳞茎剥成片状，按量与绿茶同放入有盖的茶杯中，用沸水冲泡，加盖闷 10 分钟即成。

【用　法】　代茶频饮，一般可冲泡 3～5 次，当日饮完。

【功　效】　清热解毒，止痛利湿。用于湿热痹阻型老年痛风

227

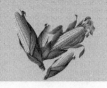

病急性发作期,对急性痛风性关节炎尤为适宜。

【按　语】　秋水仙不仅可供观赏,其鳞茎及种子有良好的药用价值,它含有较多的秋水仙碱,所以可以替代西药秋水仙碱治疗痛风发作期患者。经临床观察,鲜品的作用优于干品,如采用秋水仙鳞茎泡用,每日不超过 3 克。

（3）牛膝黄柏茶

【原　料】　牛膝 15 克,黄柏 15 克,赤小豆 25 克。

【制　作】　将牛膝、黄柏、赤小豆放入锅中,加适量水煎汤,去渣取汁即成。

【用　法】　代茶频饮。

【功　效】　清热化湿,活血通络。用于湿热痹阻型痛风。

【按　语】　牛膝可补肝肾、强筋骨、利关节、化瘀血、止痹痛,尤其长于治下半身腰膝关节疼痛;黄柏、赤小豆协助牛膝清热化湿。本药茶对湿热瘀阻、关节红肿疼痛之痛风有辅助食疗作用。

（4）土茯苓粥

【原　料】　土茯苓 30 克,粳米 100 克。

【制　作】　将土茯苓洗净,晒干,研成细粉备用。粳米淘洗干净后,入锅内加适量水煮成稠粥,粥将成时加入土茯苓粉,搅匀后再煮沸即成。

【用　法】　上下午分食。

【功　效】　清热解毒,除湿通络,降低尿酸。用于湿热痹阻型老年痛风急性发作期,对急性痛风性关节炎尤为适宜,也适用于痛风发作间歇期和慢性期的老年患者。

【按　语】　土茯苓不仅可作为药用,而且民间不少地方也可作为食用。现代试验研究证明,土茯苓可增加血尿酸的排泄。对于痛风发作间歇期和慢性期的治疗,主要是从排泄尿酸,控制高尿酸血症入手,所以土茯苓粥在一定程度上可替代某些排尿酸的西药。经临床观察,本药膳方对老年痛风急性发作期、发作间歇期、慢性期均有显效。

(5)薏米莲子百合粥

【原　料】　薏苡仁 50 克,莲子(去心)30 克,百合 20 克,粳米 60 克,红糖适量。

【制　作】　将薏苡仁、莲子、百合洗净,放入锅中,加适量水煮烂,再与洗净的粳米一同按常法煮粥,加入红糖调味即成。

【用　法】　早晚分食。

【功　效】　清热化湿,降低血尿酸。用于湿热痹阻型痛风。

【按　语】　薏苡仁药食两用,既是清热除痹、利湿舒筋良药,又是健脾养胃的杂粮;莲子健脾利湿;百合含秋水仙碱,有较好的抗痛风功效。以上 3 味煮粥,对湿热痹阻型痛风有辅助食疗作用。

(6)炒乌梢蛇片

【原　料】　乌梢蛇 1 条,食盐、胡椒粉、黄酒、葱段、姜片、植物油各适量。

【制　作】　将乌梢蛇宰杀,去皮和内脏,洗净,切成薄片。炒锅上火,放植物油烧至七成熟,放入蛇片炒至八成熟时,加入食盐、黄酒、葱段、姜片,继续翻炒至熟透,撒上胡椒粉调匀即成。

【用　法】　当菜佐餐,随量食用。

【功　效】　清热解毒,祛风舒筋,活络止痛。用于湿热痹阻型痛风。

【按　语】　乌梢蛇为游蛇科动物乌风蛇除去内脏的干燥全体,具有清热解毒、祛风通络、舒筋止痛的作用。人工饲养的乌梢蛇肉可供食用。若能经常当菜佐餐,对湿热痹阻型痛风有辅助食疗作用。

2. 痰瘀阻络型　主要症状:关节疼痛,日久不愈,关节肿胀,屈伸不利,关节局部皮肤色紫暗,有痛风石,关节僵硬,有畸形,舌质暗或有瘀斑,脉沉细。治则:祛瘀化痰,通络止痛。用膳宜忌:同湿热痹阻型痛风,另增加忌食生冷、油腻及难以消化的食物。其药

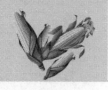

膳经验方如下。

（1）桃红萆薢饮

【原　料】　桃仁 10 克，红花 6 克，全当归 10 克，萆薢 15 克，生薏苡仁 20 克，苍术 15 克，蜂蜜 30 克。

【制　作】　将桃仁、红花、全当归、萆薢、生薏苡仁、苍术洗净，入锅内，加适量水，煎煮 2 次，每次 30 分钟，合并滤汁，待药汁转温后，加入蜂蜜调味即成。

【用　法】　当茶频饮，上下午分饮。

【功　效】　活血化瘀，化痰祛湿。用于痰瘀阻络型痛风。

【按　语】　桃仁、红花、全当归活血化瘀；苍术、生薏苡仁、萆薢化痰祛湿、蠲痹通络。本药膳方对痰瘀阻络型痛风有辅助食疗作用。

（2）川牛膝威灵仙饮

【原　料】　川牛膝 20 克，威灵仙 30 克，鸡血藤 20 克，蜈蚣 10 克，土鳖虫 10 克，蜂蜜 30 克。

【制　作】　将川牛膝、威灵仙、鸡血藤、蜈蚣、土鳖虫洗净，入锅内，加适量水，煎煮 2 次，每次 30 分钟，合并滤汁，待药汁转温后，加入蜂蜜调味即成。

【用　法】　当茶频饮，上下午分饮。

【功　效】　活血化瘀，化痰蠲痹，通络止痛。用于痰瘀阻络型痛风。

【按　语】　川牛膝擅长祛风湿、蠲痹通络止痛；威灵仙适用于各种痹痛；鸡血藤活血通络；蜈蚣、土鳖虫活血化瘀，搜风通络。本药膳方对痰瘀痹阻兼有寒湿之痛风有效。

（3）鳖虫川芎糊

【原　料】　土鳖虫 3 克，川芎 10 克，炒面粉 30 克，红糖适量。

【制　作】　将土鳖虫、川芎共研细末，加入炒面粉中，以沸水冲调，加入红糖调味即成。

【用　法】　早晚分食。

【功　效】　活血化瘀，通络止痛。用于痰瘀阻络型痛风。

【按　语】　土鳖虫善于活血通络、通络止痛；川芎长于活血行气、祛风止痛。以上两味与面粉、红糖同制成糊剂，对痰瘀阻络，偏于血瘀之痛风有疗效。

（4）过桥金蝎

【原　料】　活全蝎 50 克，黄瓜 300 克，香菜 200 克，荷叶饼250 克，洋葱 60 克，全蛋糊 200 克，食盐、味精、芥末酱、豆瓣辣酱、香油、植物油各适量。

【制　作】　将活全蝎去尾，放入温水中浸泡，捞出沥干水分，或将活全蝎放入冷盐水中加温，使其蹦跳排尽毒液至死，再捞出沥干水分；洋葱洗净，切细丝，加入食盐、味精、香油，拌匀；黄瓜去皮，洗净，切成细丝，加少许食盐腌制片刻后挤去水分，在盘中堆砌成形；香菜洗净，切成小段。炒锅上中火，放植物油烧至五成热，速将全蝎蘸匀全蛋糊，下油锅内炸至色黄身挺直时捞出，待油温烧至六七成热时，再投入复炸一次，至表皮酥脆，色深黄时捞起，在盘内堆砌成形。芥末酱加入少许食盐、味精调匀成芥末味碟。豆瓣辣酱也加入少许味精、香油，调成辣酱味碟，与洋葱、香菜、味精、黄瓜条、荷叶饼一同上桌即成（吃时可用荷叶饼夹洋葱、全蝎蘸芥末酱食用，也可用荷叶饼夹全蝎、黄瓜条、香菜蘸豆瓣辣酱食用）。

【用　法】　当菜佐餐，随量食用。

【功　效】　化痰散瘀，攻毒散结，通络止痛。用于痰瘀阻络型痛风。

【按　语】　全蝎具有解毒散结、化瘀止痉、通络止痛之功效，对顽固性风湿痹痛有效；全蝎与黄瓜、香菜、荷叶饼、洋葱等含有嘌呤较少的食物配伍制成清香酥脆的虫类药膳，对痰瘀阻络型痛风有辅助食疗作用。

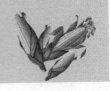

（5）壁虎鸡蛋

【原　料】　活壁虎约 10 条,鸡蛋 1 个。

【制　作】　将活壁虎置于砂罐中干烧至死,勿令焦,研磨成精末,再置于砂锅中焙干,进行第二次研磨,经筛过后即成壁虎粉,储存备用。将鸡蛋煮熟,烘干,研成细粉,然后与壁虎粉(约 3 克)混匀装入纸包中即成。

【用　法】　早晚分食。

【功　效】　化瘀散结,祛风解毒。用于痰瘀阻络型痛风。

【按　语】　壁虎又称守宫,可祛风散结,解毒通络,化痰止痛。古代常用于治疗风湿性关节疼痛,与补益气血的鸡蛋同用,对痰瘀阻络型痛风有扶正蠲痹的作用。

（6）蜈蚣全蝎粉

【原　料】　制蜈蚣 20 克,制全蝎 20 克。

【制　作】　将药房购买的制蜈蚣、制全蝎一同研为细粉,装瓶即成。

【用　法】　每次 0.5 克,每日 2 次,用黄酒送服。

【功　效】　化瘀活血,通络止痛。用于痰瘀阻络型痛风。

【按　语】　蜈蚣解毒散结,有良好的通络止痛功效,与功效相近的全蝎配伍,相辅相成,效果更佳。经临床观察,研末吞服,其疗效明显高于汤剂煎服。本方有毒,不宜随意增大剂量,孕妇忌用。

3. 肝肾亏虚型　主要症状:关节酸痛,腰膝酸软,劳累后加重,关节屈伸不利,舌红苔少,脉细或细数。治则:补益肝肾,强壮筋骨。用膳宜忌:同湿热痹阻型痛风。其药膳经验方如下。

（1）知柏地黄蜜饮

【原　料】　知母 10 克,黄柏 10 克,生地黄 15 克,牡丹皮 10 克,蜂蜜 20 克。

【制　作】　将知母、黄柏、生地黄、牡丹皮洗净,入锅内,加适量水,用大火煮沸,改用小火煎煮 40 分钟,去渣取汁,待药汁转温后,加入蜂蜜调味即成。

【用　法】　每日1剂,上下午分饮。

【功　效】　滋补肝肾,升清化浊。用于肝肾亏虚型痛风。

【按　语】　知母、黄柏、牡丹皮清热化湿、升清化浊;生地黄滋补肝肾。本药膳方对肝肾亏虚、湿热未清之痛风有辅助食疗作用。

（2）骨碎补鹿角霜粉

【原　料】　骨碎补200克,鹿角霜100克。

【制　作】　将骨碎补、鹿角霜共研为细末,瓶装即成。

【用　法】　每次6克,每日2次,用黄酒送服。

【功　效】　补肾健骨,怯痹强筋。用于肝肾亏虚型痛风。

【按　语】　骨碎补擅长补肾蠲痹、活血止痛;鹿角霜为鹿角熬胶后的残渣,价格低廉,可补肾强筋骨。以上两味碾粉,加工1次可服用3周,能明显缓解痛风疼痛症状。

（3）麻条山药

【原　料】　鲜山药250克,熟芝麻粉30克,植物油、白糖各适量。

【制　作】　将山药洗净,去皮,切成4厘米长的段,再切成1厘米宽的条,要求切整齐。炒锅上中火,放植物油烧至五成热,下入山药条炸透,倒入漏勺。炒锅留少许底油,将白糖下锅煮沸,炒至糖汁能拔出丝时将山药下锅,颠翻挂匀糖汁,将芝麻粉撒上,装在抹油的盘中即成。

【用　法】　当甜点,随量食用。应趁热快吃,吃时可取一小碗凉水,将山药蘸凉水即吃。

【功　效】　滋补肝肾。用于肝肾亏虚型痛风。

【按　语】　山药可补脾胃,滋养肝肾,嘌呤含量极少;黑芝麻滋补肝肾、润肠通便,与鲜山药制成甜点后,可作为肝肾亏虚型痛风患者的辅助食疗药膳。

233

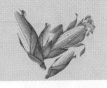

（4）绿豆芝麻糊

【原　料】　绿豆 500 克,黑芝麻 500 克。

【制　作】　将绿豆、黑芝麻洗净,一同下锅炒熟,研成粉,临用时以开水调成糊状即成。

【用　法】　每次 20 克,早晚各 1 次,用温开水调服。

【功　效】　滋补肝肾,清热利湿。用于肝肾亏虚型痛风。

【按　语】　绿豆为我国人民广为食用的主要食品原料之一,又是一味具有重要药用价值的药品,绿豆可以强身健体、清暑热、利水湿、止烦渴;黑芝麻善于滋补肝肾、润燥滑肠,药食兼用,与绿豆配伍,制成糊或煮粥食用,可作为痛风患者的辅助食疗药膳,对肝肾亏虚者尤为适合。

（5）天麻壮骨粉

【原　料】　天麻 150 克,杜仲 150 克。

234

【制　作】　将天麻、杜仲晒干或烘干,研成细粉,瓶装即成。

【用　法】　每次 6 克,每日 2 次,用温开水送服。

【功　效】　蠲痹祛湿,止痛通络。用于肝肾两虚型老年痛风病发作间歇期和慢性期,关节肿大疼痛,活动功能障碍。

【按　语】　天麻具有良好的通经活络作用,常用于风湿痹痛、手足不遂。现代试验研究提示,天麻有镇痛作用,能对抗冰醋酸引起的扭体反应,提高对热刺激的痛阈值。杜仲对冰醋酸所致的扭体反应,热板法试验均有镇痛效果;杜仲能补肝肾、强筋骨,善治肝肾不足引起的腰腿疼痛。将以上两味镇痛佳品同研细粉,坚持服用 2 个月,对老年痛风病史较长,关节肿大畸形,活动功能障碍或关节周围、耳轮周围有痛风石者具有良好的疗效。

（6）山药大枣蛇肉汤

【原　料】　山药 200 克,蛇肉 500 克,大枣 10 枚,陈皮 2 克,食盐适量。

【制　作】　将山药用清水洗净,切片备用;大枣、陈皮、蛇肉分别洗净,大枣去核,蛇肉切段备用。汤锅上火,加清水适量,用大火煮沸,下入蛇肉、山药、大枣和陈皮,改用中火继续炖约20分钟,加入食盐调味即成。

【用　法】　当菜佐餐,随量食用。

【功　效】　补益脾肾,祛风除湿,除痹止痛。用于肝肾两虚型痛风。

【按　语】　山药可补肾健脾、抗衰防老;大枣健脾益中、益气养血,以上两味含嘌呤较少;蛇肉祛风湿、蠲痹痛,与山药、大枣、陈皮配伍后,不仅口感较好,且对肝肾两虚引起的痛风有一定的疗效。

(十三)防治痛风运用"小分子切割技术"与放血疗法相结合

随着科学的发展和社会的进步,人们的物质文化水平日益提高,在我们充分享受着现代文明的同时,各种疾病也在不知不觉之中向我们袭来。高血压、糖尿病、高脂血症、心脏病、癌症、痛风、卒中等常见致命疾病的发病率也呈上升之势。而这些疾病,目前医学界尚无好的根治方案。数千年来,我们的先人就在探寻着破解中草药的基因和密码。这道千古谜题,就在当今被破解了。它就是由20多位专家近20年的潜心研发下,一举攻克了中草药萃取达到元素级的"小分子切割技术",这项技术是世界医学史上一次革命性的突破,足足领先世界医学史10年以上,开创了中草药给药方式的新纪元,具有划时代的意义。

"小分子切割技术"是19世纪就开始,由现代物理学和生物学相结合的精确取材技术。该技术利用微激光束直接从不同的组织快速分割、分离至元素级,同时还保留活性和有效性。元素级微粒子小到可穿过黏膜细胞,进入血液循环,靶向直达所需部位。产品使用安全、快速、有效,以元素级"小分子切割技术"为核心技术,辅助世界医药学尖端的透皮给药技术,配方以中华千年秘方为基础,

235

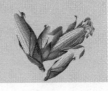

经过临床不断改进,开发出一系列的高质有效产品,实现"古文明"与"高科技"的完美结合,满足全人类高品质生命需求。

通过"小分子切割技术"对中草药做到了三层分离。把中草药中的重金属,包括农药的残留物和有害物质分离出去;把中草药中的药物粗纤维全部分离出去;把中草药中的药物蛋白全部分离出去。同时,这项产品还有以下特性:①激活性。激活体内的惰性细胞和濒临死亡的细胞,快速修复和提高免疫系统功能。②识别性。准确地识别好细胞和坏细胞,不伤害好细胞。③有效性。快速有效,靶向性强。④穿透性。能够穿透坏死细胞的细胞膜和细胞核,杀灭病变细胞。

"小分子切割技术"与放血疗法相结合已开展5年,由尹楚玉、叶青两位专家首先在福建博医汇中医门诊部治疗了痛风50多例,疗效达到80%左右。方法主要在痛点处放血之后,敷上"小分子切割技术"的康体膏,立即止痛。为了排除浊瘀毒,这两位专家特设定了5日为1个疗程,配上外用排毒法,将排毒药品净体胶囊1个,于每日晚睡前放入肛门内,次晨将排出各色毒便。进行2个疗程,效果达到满意。

(十四)乌鸡白凤丸治疗痛风

福州夏昌干医师(古田籍)临床经验丰富,博览医书。发现《历代大医经典相传救命之方》内载有"治疗痛风要吃乌鸡白凤丸"。它首载于明代医家龚廷贤所著《寿世保元》中,原名"乌鸡丸""白凤丹",后经清代太医院调整,作为宫廷秘方被东、西太后和嫔妃使用,一度被视为女性专用药。但经过临床实践,发现"乌鸡白凤丸"其实有多种用途。这个方子里面,除了乌鸡外,还用人参、黄芪、当归等补气养血药,还有生地黄、天冬等养阴、清退虚热的药,还有疏肝理气的香附,温肾助阳的鹿角胶等。这个方子是阴阳双补,肝脾兼顾。

现在越来越多的人发现,此方的应用很广,如男性的前列腺疾病都可以用它来调理。专家认为,大多数痛风患者,都是属于脾肾不足,无力排污泄浊,所以滋补脾肾非常关键,此方又配合疏理肝经的药物,更加适合。因为痛风大多发作于足的踇趾,此处正是肝经循行的位置,两者刚好契合。

对于方剂建议一般半个月1个疗程,可以服用半个月后去医院检查一下,几个疗程下来在血尿酸正常后,再巩固一下就好了。"乌鸡白凤丸"对脾肾虚损型会有一定的效果,但它不是治疗痛风的特效药,应该把此方定位在"对于脾肾虚损型的痛风患者会有一定的辅助作用"的位置上。

(十五)夏昌干医师主张适当运动和陶冶情志来防治痛风

夏昌干医师热心为患者服务,于2016创办"半夏堂中医门诊",位于福州市榕城六一中路,开办以来接纳各类患者。擅长疑难杂症,以中医药结合推拿、拔罐、针灸、运动、情志等综合疗法,获得患者赞誉。在治疗痛风患者方面,强调运动与情志相结合的治疗原则。

1. 养成良好的运动习惯 良好的运动可促进血液循环,消耗热能,减肥降脂,缓解痛风之痛,预防糖尿病及高脂血症,以出汗为标准,从散步、快步、慢跑、游泳(水温适宜),或广场舞、八段锦、太极拳等,选择因人而异,都能降低尿酸含量。

2. 陶冶心情寻找快乐 陶冶心情对防止痛风复发大有裨益。根据叶锦先、何裕民于1988年主编的《情志疾病学》中认为:七情(喜、怒、忧、思、悲、恐、惊)可致病,亦可预防疾病,心身兼治是中医的特色治疗之一,以情胜情,对痛风患者,因人制宜,放松心情,消除紧张,琴棋书画,摄影垂钓,乐在其中,树立信心,笑口常开,起居有常,养其神也,不妄劳作,养起精也,睡子午觉,健康常在。

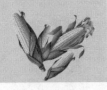

五、痛风不同时期的辨证施治与食疗

不同时期痛风患者的饮食原则是不同的。痛风不同时期的饮食特点是不一样的，为了便于饮食指导和生活中的可操作性，我们将痛风病情演变过程中五个时期(痛风无症状期、急性发作期、间歇期、慢性期、肾病期)的饮食注意事项分开来谈，患者可以结合自身特点灵活把握，制订适合自己的饮食方案，达到预防疾病的目的。

（一）痛风无症状期

痛风无症状期也称高尿酸血症，是痛风患者最容易掉以轻心的时期，因为这一期的患者只有血尿酸值的增高，没有痛风症状表现，与正常人一样。患者们认为他们仍在正常人的生活轨道上，没有科学的饮食方案和规律的起居日程，随心所欲地吃喝玩乐。痛风往往因为患者的劳累、生活不规律，而造成急性发作。

男性或绝经后女性血尿酸超过 420 微摩/升、绝经前女性的血尿酸值＞360 微摩/升时，高尿酸血症已十分明确。病理生物学上，血尿酸的溶度在 420 微摩/升以上，已达到了超饱和状态，此时血尿酸极易在组织内沉积而引起痛风。因此，从临床诊断的角度出发，目前一般认为，血尿酸值超过 420 微摩/升时，即可肯定为高尿酸血症；血尿酸值为 390 微摩/升时，虽然也属高尿酸血症，但尚未达到饱和状态。尽管血液检测已发出痛风的预警信号，但并非所有的高尿酸血症患者都会发展成为痛风，仅有 5％～12％发生痛风。据观察，青春期开始出现高尿酸血症的男性，至第一次痛风的时间间隔一般为 20～25 年或者更长，关键在于尽早采取预防措施。因此，这一时期最要绷紧神经的时期，防微杜渐，就能使"痛风不痛"了。无症状的痛风患者,一定要时刻谨记:无论怎样,还是要把自己当成一位患者来看待。

1. 饮食原则

(1)限制总热能:要因人而异,休息状态每日按每千克体重104.6～125.5千焦(25～30千卡),体力劳动者为125.5～167.4千焦(30～40千卡)。体重超标与高尿酸有明显相关性,肥胖是痛风患者常见的并发症,所以防止超重和肥胖,维持理想体重对痛风患者很重要。但减重的速度不宜太快,以每月减重1～2千克为宜。痛风患者的高热能、高脂肪及高蛋白饮食,很容易导致营养过剩、热能摄入过多,从而引起肥胖,所以要维持正常体重,必须限制每日摄入的总热能,做到清淡饮食。

(2)限制嘌呤的摄入量:嘌呤摄入过多是痛风的主要诱因之一,高尿酸血症期要限制嘌呤的摄入,限用高嘌呤的食物,自由选择低嘌呤含量食物,适当选用中等嘌呤含量的食物,每日摄入的嘌呤量以控制在150毫克为宜,嘌呤含量很难做到定量摄入,但可以粗略估算。嘌呤多存在于富含蛋白质的食物中。食用蛋白质食物时,以选用少含或不含嘌呤的食物为宜,如奶类、鸡蛋和植物蛋白,但需要注意的是,植物蛋白中黄豆、扁豆含不少嘌呤,应适当少吃。

(3)合理均衡各类营养的摄入:糖类的摄取量应占所需总热能50%～60%;粗粮嘌呤含量较细粮高,因此已选用细粮为宜;建议每日吃250～500克富含维生素A的绿叶、红黄叶蔬菜,如芹菜、甘蓝、莴笋、茄子、胡萝卜、南瓜等。宜吃富含维生素C的水果,即橘子、柳丁、番石榴等。果糖热能高,尽量避免吃果糖;脂肪的摄取量占25%～30%。

(4)不宜食用动物油:宜选用植物油,而且控制在50克以内。最好不食用煎炸食品。蛋白质摄入量应稍低于正常人,每日每千克体重摄入量为0.8～1.0克。①每日吃鸡蛋不超过1个。②肉类。每周可食用3～5次,每次50～85克,可选食猪瘦肉、鸡肉、鱼

239

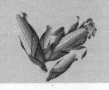

肉、小牛肉、羊肉。③禁食动物内脏。④每日可饮用 250 毫升脱脂牛奶或酸奶。

(5)尽可能少喝酒或戒酒：机体畏冷，分解进入体内的酒精，必须消耗热能，这样就会产生大量尿酸。另外，酒中的乙醇代谢使血中乳酸水平增高，使肾脏的尿酸排泄受阻，导致血尿酸升高，会引起关节炎急性发作。痛风患者大多都喜欢饮酒，不仅酒量大，而且通常一口气喝完，这是十分有害的。一般认为，啤酒度数低，饮用很安全，却不知啤酒内含有大量的嘌呤，而且热能很高，很容易使血尿酸值升高，诱发痛风。因此，痛风急性期要禁酒，慢性期、间歇性期要努力戒酒。如果非喝不可，应控制酒量，慢慢喝，不可一口气喝光。所以，无症状的痛风患者也应提高警惕，戒烟戒酒，养成良好的生活习惯，以避免痛风的急性发作。养成多饮水的习惯：晚上睡前、晨起、运动后、出汗后、洗澡后均要喝一杯水。每日摄入水为 2 000～3 000 毫升，可稀释血中尿酸浓度，并促进肾脏排泄尿酸。可饮用适量的咖啡和茶，也不能过量。

2. 中医治疗　　中医学认为，尿酸升高的原因主要在于人体正气不足，脾肾功能失调，湿热痰瘀等病理产物聚于体内，留滞经络而成。所以在治法上采用清热利湿、宣痹通络、消痰散结为主，中药的选择上主要是选用利湿和通利关节的车前子、草薢、茯苓、薏苡仁、威灵仙等。

(1)防己黄芪胶囊

【组　成】　防己、黄芪等。

【用　法】　口服，每次 6～10 克，每日 2 次。

【功　效】　健脾益气，利水祛湿。此方可减少尿酸合成和分泌。适用于无症状期高尿酸血症的治疗。

(2)加味防己黄芪汤

【组　成】　防己、生黄芪、生姜、白术、柴胡、黄柏、山药、大枣等。

【用　法】　水煎服,每日1剂,分2次温服。

【功　效】　健脾祛湿。方中用黄芪补气、健脾、益元气为主药;防己祛风行气止痛,与黄芪相配伍,利水毒而不伤正;佐白术健脾胜湿,益气祛风固表,加强生津止痛功效;佐柴胡和解少阳,疏利三焦水道之抑郁;配黄柏清热泻火,燥湿,导水毒邪热下行;生姜、大枣调和营卫益元气,化脾湿;诸药配合,健脾益气,祛风止痛,使水道通利,有利于尿酸的排泄。

(3)药膳调养

①威灵仙萝卜饮

【原　料】　威灵仙10克,胡萝卜100克,蜂蜜10克。

【制　作】　将威灵仙、胡萝卜洗净,放入砂锅中,加水漫过药面3～5厘米,浸泡30分钟,用大火煮沸,改用小火煎煮30分钟,取汁加适量蜂蜜调味即成。

【功　效】　清热利尿,祛痰凉血,解毒通便。中医把尿酸升高视为"痹证",而威灵仙适用于各种痹症,有通利关节的功效。

②冬瓜饮

【原　料】　冬瓜皮50克

【制　作】　将冬瓜皮洗净,切成小片,加适量水煎汤即成。

【用　法】　代茶频饮。

【功　效】　清热解毒,利尿消肿,止咳除烦,降压降脂。此方有利于尿酸的排泄。

③加味洋葱汤

【原　料】　洋葱100克,萝卜100克,柏子仁30克,植物油、食盐各适量。

【制　作】　将洋葱、萝卜洗净,切丝,用植物油煸炒后,加入柏子仁及清水500毫升,同煮至熟后,加入适量食盐调味即成。

【用　法】　当汤佐餐,每日1剂。

【功　效】　养心润肺,清热除湿。洋葱是一种天然抗菌蔬菜,

241

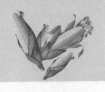

它有降胆固醇、降血脂和降血糖,促进身体新陈代谢的作用,是一种碱性食物,具有利尿渗湿的作用,经常食用可预防痛风急性病发作。

④百前蜜

【原　料】　百合 20 克,车前子 30 克,蜂蜜 10 克

【制　作】　将百合、车前子入砂锅内,加适量水漫过药面 3～5 厘米,浸泡 30 分钟,煎汁约 500 毫升,待温后加入蜂蜜调味即成。

【用　法】　每日 1 剂。

【功　效】　百合,味甘微苦,性平,入心、肺二经,含秋水仙碱等多种生物碱、淀粉、蛋白质、脂肪、多种维生素等,具有润肺止咳、养阴清热、清心安神、益气调中等功效,对痛风性关节炎有防治作用。

⑤草薢芋泥

【原　料】　芋头 250 克,草薢 10 克,橄榄油、冰糖各适量。

【制　作】　将芋头洗净,去皮,切成小块,放入笼屉中蒸 30～40 分钟,取出芋头,趁热用勺子捻成芋泥备用;在锅中倒入 2 杯清水,将草薢、冰糖放入,煮至 1 杯,盛出草薢糖水备用。将橄榄油倒入炒锅中烧热,把芋泥下入锅内翻炒,缓缓倒入草薢糖水,炒到熔融状出锅即成。

【用　法】　每日 1 剂,可根据个人口味加点杏仁吃。

【功　效】　舒经络,祛风湿,止痛,消炎散肿,有利于嘌呤的排出。肾虚阴亏着忌用。

⑥清凉荷叶粥

【原　料】　粳米 200 克,鲜荷叶 20 克,鲜生地黄 100 克,薄荷叶 10 克。

【制　作】　将鲜荷叶、生地黄洗净,用适量水煮 20 分钟,去渣后放入洗净的粳米煮成粥。另将荷叶以开水沏泡 5 分钟,去渣取

汁 50～80 毫升,倒入粥中再煮沸即成。

【用　法】　每日1剂。

【功　效】　清热凉血,祛风止痒。方中粳米甘平,健脾和胃;生地黄干凉,清热凉血,生津润燥;荷叶苦涩性平,清热除烦;薄荷叶辛凉,疏散风热,透疹风热,此粥为降低血尿酸的良方。

⑦猪苓百合粥

【原　料】　猪苓 20 克,鲜百合 50 克,薏苡仁 50 克,冰糖 10 克。

【制　作】　将百合、薏苡仁淘洗干净,薏苡仁泡发;鲜猪苓洗净,加水适量煎煮,去渣取汁,加入薏苡仁、百合一起煮成粥,加入冰糖调味即成。

【用　法】　每日1剂。

【功　效】　清热利水,健脾祛湿,降低血尿酸。

⑧莲子枳实粥

【原　料】　莲子 30 克,枳实 30 克,粳米 60 克。

【制　作】　将莲子、枳实、粳米洗净后放入锅内,加水适量,用大火煮沸,改用小火煮成粥即成。

【用　法】　佐餐喝粥。

【功　效】　清新清热,健脾祛湿,有利于尿酸的排泄。

⑨杏仁薏苡仁粥

【原　料】　甜杏仁 10 克,海藻 10 克,昆布 10 克,薏苡仁 30 克。

【制　作】　将薏苡仁淘洗干净、泡发。把前 3 味于砂锅内,加水 3 碗煎成 2 碗,再加入薏苡仁按常法煮成粥即成。

【用　法】　每日1剂,连用 20～30 日为 1 个疗程。

【功　效】　清热泻火,利水通淋。

⑩加味干姜粥

【原　料】　干姜 3 克,土茯苓 15 克,防己 15 克,粳米 100 克。

【制　作】　将以上食料分别淘洗干净,把干姜、土茯苓、防己

243

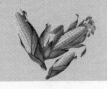

放入砂锅中,加水漫过药面 3~5 厘米,浸泡 30 分钟,加盖用大火煮 5 分钟,改用小火煮 20 分钟,去渣取汁,再加入粳米煮成稀粥即成。

【用　法】　佐餐喝粥。

【功　效】　土茯苓甘淡利湿,有强筋骨、祛风湿、利关节的功效,而且防己有祛风止痛、利水清热的功效,均有利于尿酸的排出,加干姜和胃降逆,是引经药,有利于土茯苓和防己的吸收。

⑪土茯粳米粥

【原　料】　土茯苓 30 克,粳米 500 克。

【制　作】　将粳米淘洗干净备用;土茯苓淘洗干净,放入砂锅内,加水漫过药面 3~5 厘米,用大火煮沸,改用小火 20 分钟,去渣取汁,加入粳米煮成稀粥即成。

【用　法】　每日 1 剂,可经常食用。

【功　效】　清热解毒,利湿通络。

⑫金钱草桂花粥

【原　料】　金钱草 30 克、鲜桂花 30 克,红糖 15 克,粳米 60 克。

【制　作】　将金钱草、桂花淘洗干净,放入砂锅内,加水漫过药面 3~5 厘米,用大火煮沸,改用小火煮 15 分钟,去渣留汁,再加入洗净的粳米煮粥,粥将熟时加入红糖调味即成。

【用　法】　佐餐喝粥。

【功　效】　金钱草与车前草历来是利尿、排石的常用药物,可促进尿酸排泄,抑制和清除尿酸盐结晶,从而达到治疗痛风的目的,对高尿酸血症患者有效。

⑬薏苡土茯苓粥

【原　料】　薏苡仁 30 克,土茯苓 30 克。

【制　作】　将薏苡仁洗净,浸泡 2 小时;土茯苓用清水洗净,沥水。将以上两者放入砂锅中,加适量水,漫过药面 3~5 厘米,用大火煮沸,改用小火煎煮 1 小时煮成粥即成。

【用　法】　每日 1 剂,分 2 次食用。

【功　效】　清热利湿,解毒利尿。土茯苓,味微甘、淡,入肝、胃二经,可清湿热,健脾胃,通利关节,能增加血尿酸的排泄。

⑭车前草粥

【原　料】　车前草 20 克,粳米 50 克。

【制　作】　将车前草洗净,入砂锅内,加水适量,用大火煮沸,改用小火煎煮 30 分钟,去渣取汁。粳米洗净,同车前草汁一同煮成粥即成。

【用　法】　佐餐喝粥。

【功　效】　车前草治疗痛风的机制在于利水而增加尿酸的排泄,进而纠正嘌呤代谢的紊乱,故长期服用可预防痛风发作。

⑮菱角粥

【原　料】　粳米 100 克,菱角 200 克。

【制　作】　将菱角煮熟后去壳取肉,切碎,粳米洗净入锅内,加适量水,煮至米粒开花时,放入菱角煮成粥即成。

【用　法】　佐餐喝粥。

【功　效】　解热利湿。

(二)痛风急性发作期

痛风发作期患者会出现受累关节部位的剧痛,在发病的早期较常侵犯单一关节(占 90％),其中约有 50％发生于一脚掌骨关节,因此患者疼痛难当,无法穿上鞋子,但发展到后来,也很可能会侵犯多处关节,有时也可能只侵犯其他部位。痛风常犯部位包括踇趾、足背、足踝、足跟、膝、腕、手指和肘等部位,但其他部位也会发作。

临床上很多患者在入睡前可能尚无任何异样,但痛风发作时所引起的剧痛可能会使患者从睡梦中痛醒,受累关节会出现严重

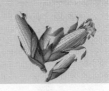
的红、肿、热、痛现象,使人疼痛难耐,症状会由轻而重,发冷与颤抖现象也会因而加重,最痛时有如撕裂般,令人无法忍受,而后症状再慢慢减轻。由于局部出现红、肿、热、痛,常伴随发热症状,有些患者还可能出现关节肿大积水,且抽取的积液黄浊,因此有时会被误认为发生了蜂窝织炎或细菌性关节炎,而使用抗生素治疗。此时可能会持续1～2日或2周,而后慢慢改善。

痛风的急性发作期是患者最痛苦的时期,也是病情发展的高峰期,在这一时期单靠饮食控制是不可行的,难以缓解病情,需要依靠药物治疗。同时,限制嘌呤的摄入,对减轻病情和缩短病程仍有很大的帮助,所以也不可小视控制食物摄入的作用。虽然这一时期的饮食要求很严格,但是由于病情的折磨,患者食欲本身也会减少,所以一般情况下也能积极地配合。

1. 饮食原则

(1)限制嘌呤摄入:严禁高嘌呤食物摄入,减少外源性尿酸的生成,选择低嘌呤食物,禁食高嘌呤食物,以减少外源性尿酸的生成。急性期应将嘌呤摄入量控制在每日150毫克以下。禁食嘌呤含量高的肝、肾、胰、鲭鱼、沙丁鱼、小虾、肉汁、肉汤、扁豆、黄豆及菌藻类食物。

(2)均衡营养摄入:均衡摄取糖类、蛋白质、脂肪。①糖类。主要为谷类,以精粮为主。②蛋白质。摄取量比正常人少,每日40～65克,以牛奶、鸡蛋、植物蛋白为主。③脂肪。摄取量应限制在50克以下,禁用油炸、油煎等烹饪方法,宜采用蒸、煮、炖、焯、卤等烹饪方法,减少油脂的摄入;烹饪用油以植物油为主,少食或不食动物油。

(3)摄入充足的水分:水分的摄入量应保持在每日2 000～3 000毫升,摄入大量水分有利于稀释血液中尿酸,促进尿酸的排泄。

(4)多食蔬菜、水果:蔬菜、水果可供给丰富的B族维生素、维生素C及矿物质。尤其是碱性水果、蔬菜可提高尿素盐溶解度，有利于尿酸的排出，如胡萝卜、萝卜、黄瓜、马铃薯、莲藕、紫菜、海带、西红柿、大白菜、芹菜、山芋、蘑菇、木耳等。

（5）禁酒：禁饮一切酒类和食用刺激性食物、调料。

（6）限盐：每日食盐量不超过 10 克，以每日 5～6 克为好。

嘌呤含量较少或不含嘌呤的食品包括谷类如精白粉、富强粉、玉米、通心粉、苏打饼干、甜馅等；蔬菜类如卷心菜、胡萝卜、芹菜、黄瓜、茄子、莴苣、刀豆、南瓜、番茄、萝卜、角瓜、泡菜等；蛋类如鸡蛋、鸭蛋、皮蛋等；乳类如鲜奶、奶酪、酸奶、麦乳精等；水果类如香蕉、柑橘、苹果、葡萄、猕猴桃等。

2. 中医论痛风关节炎分型　痛风急性期最主要的症状是痛风关节炎。从中医角度讲，凡关节炎均属于痛风的"痹证"。根据痛风关节炎的不同表现，将其分为如下 7 种类型。

（1）寒湿痹阻型：肢体关节疼痛剧烈，红肿不堪，得热则减，关节屈伸不利，局部有冷感，舌淡红苔白，脉弦紧。

（2）湿热痹阻型：关节红、肿、热、痛，肿胀疼痛剧烈，筋脉拘急，手不可近，更难下床活动，日轻夜重，舌红苔黄，脉滑数。

（3）血瘀痰（湿）阻型：历时较长，反复发作，骨节僵硬变形，关节附近呈暗红色，疼痛剧烈，痛有定处，舌暗有瘀斑，脉细涩。

（4）血热毒侵型：关节红肿痛，病势较急，身热汗出，口渴心烦，舌红苔黄，脉数。

（5）肝郁乘脾型：头眩，胸闷憋气，烦躁易怒，脘腹胀满，肢节酸楚，肿胀，结节，下肢沉重，精神紧张加重，舌红苔薄，脉弦数。

（6）脾虚湿阻型：关节酸楚沉重，疼痛部位不移，关节畸形、僵硬，有痛风石，自觉气短，纳呆不饥，舌淡红苔白腻，脉濡而小数。

（7）肝肾亏虚型：痛风日久，关节肿胀畸形，不可屈伸，重者疼痛，腰膝酸软，肢体活动不便，遇劳遇冷加重，时有低热，畏寒喜暖，舌淡苔薄白，脉沉细数或沉细无力。

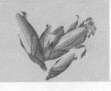

3. 中药治疗

(1)新癀片

【组　成】　肿节风、三七、人工牛黄、猪胆粉、肖梵天花、珍珠层粉、水牛角、浓缩粉、红曲等。

【用　法】　口服,每次2~4片,每日3次,小儿酌减。外用,用凉开水调化,敷患处。

【功　效】　清热解毒,活血化瘀,消肿止痛。用于热毒瘀血所致的咽喉肿痛、牙痛、痹痛、胁痛、黄疸、无名肿毒等。

(2)舒经活血片

【组　成】　红花、香附、狗脊、五加皮、络石藤、伸筋草、泽兰、桑寄生、鸡血藤等。

【用　法】　每片0.3克,每瓶40片。口服,每次5片,每日3次。

【功　效】　舒经活络,活血散瘀。用于筋骨疼痛、肢体拘挛、跌打损伤、腰酸背痛。孕妇忌服。

(3)四妙丸

【组　成】　苍术、牛膝、黄柏(盐炒)、薏苡仁等。

【用　法】　水丸,每15粒重1克。每次6克,每日2次,温开水送服。

【功　效】　清热利湿。用于湿热下注,足膝红肿,筋骨疼痛。

(4)散风活络丸

【组　成】　牛黄、冰片、乌梢蛇、草乌、附子、威灵仙、麻黄等。

【用　法】　每次15丸,每日1~2次,温开水送服。

【功　效】　舒筋活络,祛风除湿。用于风寒湿痹引起的中风瘫痪、口眼歪斜、半身不遂、腰腿疼痛、手足麻木、筋脉拘挛、行步艰难。孕妇忌服。

(5)当归拈痛丸

【组　成】　当归、葛根、党参、苍术(炒)、升麻、苦参、泽泻、白术(炒)、防风、羌活等。

【用　法】　灰褐色的水丸。每次9克,每日2次,口服。

【功　效】　祛风止痛,清热利湿,益气养血。用于痛风急性发作期。

(6)白虎加桂枝汤

【组　成】　生石膏、知母、桂枝、粳米、甘草等。

【用　法】　每日1剂,水煎服。

【功　效】　生石膏性大寒,能清热止渴除烦;知母性寒质润,助石膏清热生津;粳米、甘草和中益胃,并防生石膏、知母太寒;桂枝疏风通络。此方有清热通络和祛风除湿止痛的效果,可缓解关节炎症。

(7)加味知柏地黄汤

【组　成】　熟地黄、黄芪、山药、茯苓、赤芍、泽泻、车前子、牡丹皮、山茱萸、黄柏、金钱草、牛膝、知母等。

【用　法】　每日1剂,水煎分2次服,10日为1个疗程。

【功　效】　清热利湿,凉血散瘀,通络止痛。

(8)越婢加术汤

【组　成】　麻黄、石膏、生姜、甘草、白术、大枣等。

【用　法】　上药6味,以水1 200毫升,先煮麻黄,去上沫,纳诸药,煮取600毫升,分3次温服。

【功　效】　疏风泄热,发汗利水。用于一身面目水肿,发热恶风,小便不利,苔白,脉沉者。

(9)加味祛风汤

【组　成】　防己、赤小豆、杏仁、滑石、连翘、地龙、栀子、薏苡仁、半夏、蚕沙等。

【用　法】　每日1剂,水煎分3次服,3日为1个疗程。

【功　效】　清热利湿,通经活络止痛。服药期间戒酒、忌食辛辣食物及动物内脏等。

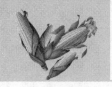

（10）痛风汤

【组　成】　山茱萸、女贞子、菟丝子、防己、忍冬藤、黄柏、海桐皮、桑枝、生石膏等。

【用　法】　每日 1 剂,水煎分 2 次服,10 日为 1 个疗程,共服 3 个疗程。

【功　效】　治疗关节红肿,适用于急性期肿痛剧烈者。

（11）四妙散和五味消毒加减

【组　成】　黄柏、黄芩、栀子、茵陈、苍术、薏苡仁、茯苓、蒲公英、紫花地丁、天葵、威灵仙、络石藤、赤芍、金银花等。

【用　法】　水煎服,每日 1 剂,并随症加减。

【功　效】　清热解毒利湿,通经活络止痛。用于关节红、肿、热、痛,口干舌燥,面红目赤,大便干结,小便黄赤,舌红,苔黄腻,脉滑数或弦数者。

（12）槟藿痛风合剂

【组　成】　槟榔、淫羊藿、吴茱萸、蚕沙等。

【用　法】　口服,每次 10～20 毫升,每日 3 次,或遵医嘱。

【功　效】　除湿通络,蠲痹止痛。用于缓解湿浊阻滞所致痛风引起的跖趾关节肿胀疼痛。

（13）野葛丸

【组　成】　野葛、犀角（代）、蛇衔草、莽草、乌头、桔梗、升麻、防风等。

【用　法】　水丸。每次 6～9 克,每日 2 次,温开水送服。

【功　效】　祛风解表,通经活络,益气活血。

（14）风火软膏

【组　成】　防风、大葱、白芷、川乌（共捣为膏）。

【用　法】　调热黄酒敷冷痛处,二三日后用大红椒、艾叶煎汤熏洗再敷药,包好;若皮肉热痛用清油搽之。

【功　效】　祛风通痹止痛。用于陈年痛风。

（15）头葛软膏

【组　方】　川乌头、野葛、莽草等。

【用　法】　外用，摊贴患处。

【功　效】　祛风散寒，除痹止痛。用于痛风患者手足顽麻。

（16）痛风膏

【组　成】　大黄、红花、三七等。

【用　法】　以蛋清调药敷患处，2小时换1次。

【功　效】　祛瘀消肿。用于急性期肿痛剧烈者。治疗期间停服中西药。

（17）肿痛灵

【组　成】　马鞭草、威灵仙、骨碎补、淫羊藿、莪术、三七、延胡索等。

【用　法】　外用，涂于患处。

【功　效】　活血化瘀，消肿止痛。有抗炎，促进成骨细胞分化成熟，促进骨折愈合的作用。药物过敏者忌用；痈肿、湿疹、丹毒、骨折者和孕妇慎用或禁用。

（18）黄金散

【组　成】　姜黄、大黄、黄柏、苍术、厚朴、陈皮、甘草等。

【用　法】　外用，红肿、烦热、疼痛者，用清茶调敷；漫肿无头者，用醋或葱酒调敷，亦可用植物油或蜂蜜调敷，每日数次。外敷面积最好超出肿胀范围，干后可用原调药汁蘸湿。

【功　效】　活血散瘀，消肿止痛。用于急性期红肿热痛患者。伤口已溃者忌用。

（19）双柏散

【组　成】　侧柏叶、大黄、黄柏、薄荷、泽兰、延胡索等。

【用　法】　外敷患处。

【功　效】　清热解毒，活血化瘀，消肿止痛。

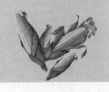
(20)宁氏痛风膏

【组　成】　鹿药（大兴安岭天然药源）等。

【用　法】　加热烤软后，贴在肿痛处，1～2日见效，无不良反应。

【功　效】　活血化瘀，消肿止痛。

(21)伤湿止痛膏

【组　成】　川乌、草乌、骨碎补、干姜、荆芥、防风、白芷等。

【用　法】　橡胶贴膏，每袋4片。外用，贴患处，6～12小时后更换。

【功　效】　祛风散寒，祛湿通络，活血止痛。用于关节痹痛、跌扑闪挫等。现代多用于风湿性关节炎、类风湿关节炎、外伤性关节炎、颈神经根炎、颈椎骨质增生、挫伤、软组织挫伤。皮肤过敏、皮肤糜烂有渗液及外伤化脓者不可用。

4. 药膳调养

(1)百合丝瓜汤

【原　料】　百合20克，丝瓜100克，葱段、白糖、味精、植物油各适量。

【制　作】　将丝瓜洗净，去皮，切片；百合洗净，去杂质段。植物油倒入锅内烧热，加水适量，加入百合煮30分钟，再放入丝瓜、葱白、白糖，用小火煮15分钟，放入味精调味即成。

【用　法】　每日2次，吃菜喝汤。可佐餐，可单食。

【功　效】　滋阴清热，利水渗湿。

(2)薯蓣薤白粥

【原　料】　生山药100克，薤白10克，粳米50克，半夏30克，黄芪30克，白糖适量。

【制　作】　将粳米洗净，入砂锅内，加适量水，加入切细的山药和洗净的半夏、薤白、黄芪，按常法煮粥，粥将成时加入适量白糖调味即成。

【用　法】　佐餐食用。

【功　效】　益气通阳,化痰除痹。用于因脾虚不运、痰浊内生而导致的脾虚湿阻型痛风。

(3)防风薏仁粥

【原　料】　防风10克,薏苡仁30克。

【制　作】　将薏苡仁洗净,泡软备用;防风淘洗干净,水煎取汁,与薏苡仁共煮成粥即成。

【用　法】　每日1次,连食1周。

【功　效】　清热除痹。用于湿热痹阻型痛风。

(4)土茯苓粥

【原　料】　土茯苓30克,粳米100克。

【制　作】　将土茯苓洗净,晒干,研成细末备用。粳米淘洗干净后入锅内,加适量水煮成稠粥,粥将熟时加入土茯苓粉,搅匀后再煮沸即成。

253

【用　法】　佐餐食用。

【功　效】　清热解毒,除湿通络,化痰消痹。对改善痛风患者关节红、肿、热、痛的症状有良好作用。

(5)马齿苋薏仁粥

【原　料】　马齿苋、薏苡仁各30克,大米100克,白糖适量。

【制　作】　将马齿苋、薏苡仁、大米洗净入锅内,加适量水,按常法同煮成粥,粥熟后加入适量白糖调味即成。

【用　法】　分2次食用,当日食完。经常食用。

【功　效】　清热,利湿,消肿。用于关节红、肿、热、痛明显的急性期痛风的辅助食疗。

(6)五加皮粥

【原　料】　五加皮5～10克,糯米50～100克。

【制　作】　将五加皮洗净,加水适量,泡透煎煮,每30分钟取煎液1次,煎取2次;再将2次煎液混合与洗净的糯米同煮成粥

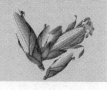

即成。

　　【用　法】　佐餐食用。

　　【功　效】　五加皮具有补肝肾、强筋骨、通经散血等作用,可消肿散结。

　　(7)大米荔枝粥

　　【原　料】　荔枝干30克,大米100克。

　　【制　作】　将荔枝干、大米淘洗干净,入锅内,加适量水,按常法同煮成粥即成。

　　【用　法】　空腹分2次食用。

　　【功　效】　壮阳益气。用于脾虚泄泻型痛风患者。

　　(8)百合粥

　　【原　料】　鲜百合100克(干品50克),粳米100克。

　　【制　作】　将百合洗净(或泡发洗净),与洗净的粳米同入锅中,加水适量,用大火煮沸,改用小火煮成稠粥即成。

　　【功　效】　养心清肺,清热止痛。用于湿热痹阻型老年痛风患者,尤其适用于急性发作期的轻症患者和痛风性关节炎缓解期患者。

　　(9)薄荷粥

　　【原　料】　薄荷15克,粳米60克,冰糖适量。

　　【制　作】　将薄荷煎取药汁备用;粳米洗净入锅内,加适量水煮粥,待粥将成时加入薄荷汁及冰糖调味即成。

　　【用　法】　佐餐食用。

　　【功　效】　清热凉血,消肿解毒。

　　(10)熟地芥菜粥

　　【原　料】　芥菜90克,粳米60克,熟地黄10克,食盐适量。

　　【制　作】　将芥菜择洗干净,切成寸段;熟地黄、粳米洗净,熟地黄用水煎煮,去渣取汁,再把粳米和芥菜加入煎煮好的熟地黄汁中煮成粥,加入少量食盐调味即成。

【用　法】　佐餐食用。

【功　效】　芥菜中含钾较高,熟地黄有利湿的作用,可帮助身体排泄尿酸。

(11)桃仁粥

【原　料】　桃仁 15 克,粳米 160 克。

【制　作】　将桃仁捣烂如泥,加适量水煎煮取汁,去渣,加入洗净的粳米煮成稀粥即成。

【用　法】　佐餐食用。

【功　效】　活血祛瘀,通络止痛。用于血瘀痰阻型痛风。

(12)泽泻栗子粥

【原　料】　泽泻 30 克,栗子肉 50 克,粳米 50 克,大枣 10 枚,白糖适量。

【制　作】　将泽泻洗净,入砂锅中加适量水,煎煮 20 分钟,去渣取汁,再加入栗子肉、粳米、大枣共煮成粥,粥将熟时加入白糖调味即成。

【用　法】　佐餐食用。

【功　效】　利湿热,消痛风结石。

(13)松叶粥

【原　料】　松叶 30 克,粳米 1 00 克。

【制　作】　将松叶水煎,去渣取汁,加入洗净的粳米,按常法煮成粥即成。

【用　法】　空腹食用。

【功　效】　轻身益气,治风湿,安五脏,守中耐饥。

(14)翠衣陈皮饮

【原　料】　西瓜皮 200 克,陈皮 30 克,蜂蜜适量。

【制　作】　将陈皮洗净,水煎取汁,待凉备用;西瓜皮去掉绿皮,洗净,榨成汁,加入陈皮汁,再加入蜂蜜调味即成。

【用　法】　当茶饮用。

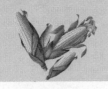

【功　效】　陈皮有解毒理气的功效；西瓜皮能清热利湿。此饮能消肿健脾、降低血尿酸值。

(15)竹荪素烩

【原　料】　竹荪50克，黄瓜200克，黑木耳、胡萝卜各100克，淀粉、食盐各适量。

【制　作】　将竹荪用水泡开后切段，黄瓜切片，胡萝卜切片，入锅内，与黑木耳一起焯水沥干。锅内放入1杯水，加入竹荪、黄瓜片、黑木耳、胡萝卜片、食盐调味略煮后，用湿淀粉勾薄芡即成。

【用　法】　佐餐食用。

【功　效】　清热利湿，活血止痛。

(三)痛风间歇性

所谓间歇期是指痛风处于两次发作之间的一个相对静止的时期，也就是患者疼痛的一个缓解期。此时患者的尿酸值通常已降至正常范围内，许多人认为病已经痊愈了，因此放松了警惕，放宽了对自己的要求。从前一次急性关节炎发作缓解以后，到下一次急性关节炎的发作，为痛风发作间歇期，一般称为无症状间歇期。多数患者在发作后出现1~2年的间歇期，但间歇期长短差异很大，随着病情的进展间歇期逐渐变短。如果不进行防治，发作次数将增多，持续时间延长，以致不能完全缓解，且累累受累关节增多，少数患者可以有骶髂关节、胸锁关节、颈椎等部位受损，甚至累及关节周围滑囊、肌腱、腱鞘等处，症状渐趋不典型。

痛风的发作间歇期是指患者症状消失的时间段，即临床上患者未出现任何症状；发作间歇期长短不等，可能会持续一二日至几周。约7%的患者其痛风会自然消退，不再发作，但是大多数患者会在一年内复发。反复发作后倾向于多关节性，发作较严重，发作期较长，且伴随着发热。如果不注意饮食的控制，痛风大多会在一年内复发。如何将血尿酸浓度长期控制在正常范围内，减少痛风发作次数,延长间歇期,延缓肾损害、痛风石的发生,这正是间歇期饮食疗法的重心所在。

1. 饮食原则

(1)嘌呤的限制可适当放宽:与急性期相比较,痛风间歇期可稍微放宽嘌呤摄入量,但仍要禁止食用高嘌呤含量的食物,选用中、低嘌呤含量的食物,其余饮食原则同无症状高尿酸血症期。此期的目标是将血尿酸值长期控制在正常范围内,嘌呤的限制可适当放宽,因为过分限制会造成蛋白质摄入不足而导致营养不良。可通过烹饪技巧来减少鱼肉中嘌呤的含量,如采用蒸、烤的烹饪方法,少油炸,少喝鱼汤、肉汤、菜汤,养成多喝水的习惯。

(2)低盐、优质蛋白饮食:采用低盐、优质蛋白饮食以保护肾功能,因此日常饮食需要注意,其中蛋白质的摄入以低蛋白、优质蛋白为主。

(3)食物的选择:①蔬菜类(多选用碱性蔬菜、海藻类)。可自由选用萝卜、胡萝卜、黄瓜、马铃薯、莲藕、海带、西红柿、大白菜、芹菜、山芋、蘑菇、木耳、花菜、四季豆、豆角及大蒜;也可适当选用第三类食物。②奶类。牛奶、酸奶、炼乳、麦乳精、豆奶。③谷薯类。应选用精细粮食,如精白米、富强粉、精粉面包、馒头、面条、通心粉、苏打饼干、麦片等。④鱼类、蛋类。与急性发作期相比,可适当放宽对食物中嘌呤含量的限制,但血尿酸浓度高时,最好选择不含嘌呤的蛋类、牛奶为蛋白质来源;血尿酸浓度正常时,每周可选食1～2次低嘌呤的鱼肉类,如青鱼、鲤鱼、鸡肉、羊肉、牛肚等。⑤油脂类。以植物油为主,少食动物油。⑥水果点心。除急性期选用的碱性水果可作为点心外,其他水果也可选食,但应避免摄入过多的热能。

(4)还需注意三点:①控制体重。控制体重有助于减轻关节负荷,保护关节功能。②避免诱因。痛风间歇期并不是安全期,尿酸值只是暂时降至正常范围,预防痛风发作,所以应避免暴饮暴食、

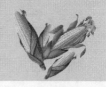
酗酒、疲劳、着凉、外伤等一切诱因。③消除紧张、过度疲劳、焦虑、强烈的精神创伤。

2. 中药治疗

（1）独活寄生丸

【组　成】　独活、桑寄生、杜仲、牛膝、秦艽、茯苓、肉桂、防风、党参、当归、川芎等。

【用　法】　蜜丸剂，每丸9克。每次9克，每日2次，温开水冲服。

【功　效】　祛风湿，散寒邪，养肝肾，补气血，止痹痛。用于肝肾两亏、气血不足之风湿久痹、腰膝冷痛、关节不利等。

（2）舒经活血丸

【组　成】　土鳖虫、骨碎补、熟地黄、栀子、桂枝、乳香、当归、红花、桃仁、牛膝、续断、白芷、赤芍、三七、大黄、冰片等。

【用　法】　每次1丸，每日3次，温开水送服。

【功　效】　活血化瘀，通络止痛。用于血瘀痰阻型痛风。

（3）八珍丸

【组　成】　乳香、没药、代赭石、穿山甲、川乌、草乌等。

【用　法】　每次1丸，每日3次，温开水送服。

【功　效】　活血通络，祛风止痛。用于血瘀痰阻型痛风。

（4）四妙散

【组　成】　威灵仙、羊角灰、白芥子、苍耳子。

【用　法】　每次3克，每日3次，姜汁送服。

【功　效】　化痰通络，理气止痛。用于血瘀痰阻型痛风。

（5）四妙散和四君子汤

【组　成】　黄芪、党参、茯苓、薏苡仁、白术、防风、厚朴、陈皮、桑寄生、牛膝等。

【用　法】　水煎服，每日1剂。

【功　效】　益气活血，利湿通络。用于关节疼痛停止，疲倦乏力,少气懒言,四肢困重,舌红苔白腻,脉沉细者。

(6)九藤酒

【组　成】　青藤、钩藤、红藤、丁公藤、桑络藤、菟丝藤、天仙藤、阴地藤等。

【用　法】　每次9毫升,每日3次,直接饮用。

【功　效】　祛风清热,除湿通络。用于湿热瘀阻型痛风。

(7)复方伸筋胶囊

【组　成】　虎杖、伸筋草、三角风、香樟根、见血飞、大血藤、茯苓、泽泻等。

【用　法】　口服,每次3~4粒,每日3次。

【功　效】　清热除湿,活血通络。用于湿热瘀阻所致痛风引起的关节红、肿、热、痛。专治痛风,有效降低人体血尿酸,帮助调节和恢复肝肾代谢功能。

3. 药膳调养

(1)桃红萆薢饮

【原　料】　桃仁10克,红花6克,当归10克,萆薢15克,薏苡仁30克,蜂蜜30克。

【制　作】　将桃仁、红花、萆薢、当归、薏苡仁洗净,薏苡仁泡软,以上全部材料加入砂锅中煎煮,用大火煮沸,改用小火煎煮30分钟,待凉后加入蜂蜜调味即成。

【用　法】　当茶频饮。

【功　效】　桃仁、红花、当归活血化瘀;薏苡仁、萆薢化痰祛湿。本药膳适用于血瘀痰阻型痛风。

(2)玉米须饮

【原　料】　玉米须100克,白糖适量。

【制　作】　将玉米须洗净,入锅内,加水500毫升,用小火煮30分钟,静置片刻,汁液过滤,加入适量白糖调味即成。

【用　法】　当茶饮用。

259

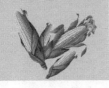

【功　效】　清热化湿,降低血尿酸。

（3）百合南瓜露

【原　料】　南瓜150克,鲜百合20克,白糖20克,鲜牛奶50毫升,炼乳40克。

【制　作】　将南瓜削皮和去子,切块煮熟（或蒸熟）捞出;鲜百合择洗干净,焯水迅速漂凉,然后选择片形完整、颜色洁白的留作装饰用。将余下的鲜百合和南瓜一起绞成泥;炼乳装入裱花袋中。锅内加入适量水,倒入百合南瓜泥煮沸,加入白糖和牛奶调味,再次煮沸后取出,分别盛入玻璃碗中,用炼乳在表面画圈,然后将备用的鲜百合瓣放入即成。

【用　法】　佐餐食用。

【功　效】　百合含有一定的秋水仙碱,能缓解痛风的症状;南瓜健脾益气,除湿利尿。两者合用清热化湿、养心安神。

（4）天麻羹

【原　料】　天麻100克,淀粉100克。

【制　作】　将天麻晒干或烘干,研成细末,与淀粉一起拌匀。每次取6克,加少许凉开水调匀,再用开水调成羹即成。

【用　法】　随量食用。

【功　效】　天麻具有良好的通经活络、镇痛作用,可有效缓解痛风间歇期的关节炎发作。

（5）参归山药汤

【原　料】　人参、当归各10克,山药30克,香油、葱末、姜末各适量。

【制　作】　将山药去皮,清洗干净,切成薄片;人参、当归放入砂锅中,加适量水,煮沸10分钟,再加入山药,略煮至熟后加入香油、葱末、姜末煮沸即成。

【用　法】　佐餐食用,每日1次,连食7日。

【功　效】　人参、山药健脾益气;当归活血、补血。此汤有活血化瘀、健脾利湿的功效。

(6)冬瓜荷叶汤

【原　料】　冬瓜500克,荷叶30克,植物油、姜末、食盐、味精各适量。

【制　作】　将冬瓜去皮,清洗干净并切片;荷叶洗净,撕成片。炒锅中加入适量植物油,用大火稍微加热后即可倒入冬瓜与荷叶,拌炒2～3分钟再加入凉水500毫升,用大火煮沸后再用小火继续煮10分钟,加入适量姜末、食盐、味精调味即成。

【用　法】　佐餐食用。

【功　效】　具有利湿消肿、促进尿酸排泄的功效。对延长痛风发作周期有良好作用。

(7)川乌粥

【原　料】　川乌10克,粳米50克,姜汁10克,蜂蜜20克。

【制　作】　将川乌去皮尖并捣成末,与淘净的粳米同入锅中,用小火熬煮成稀粥,下入姜汁,加入蜂蜜搅匀即成。

261

【用　法】　空腹温食。

【功　效】　祛风除湿,通络止痛。

(8)五加皮粥

【原　料】　五加皮3～5克,粳米100克。

【制　作】　将五加皮碾成细末;把洗净的粳米入锅内,加适量水按常法煮稀粥,待粥将成时,调入五加皮末,稍煮片刻即成。

【用　法】　佐餐食用。

【功　效】　五加皮味辛、苦,性温,辛能散风,苦能燥湿,温能祛寒,所以有祛风湿、止痹痛的功效。

(9)补虚正气粥

【原　料】　黄芪30～60克,人参(或党参)3～5克,粳米50克,白糖适量。

【制　作】　将黄芪、人参炙或切成薄片,用凉水浸泡半小时,

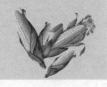

入砂锅内用大火煮沸,然后改用小火煎成浓汁,取汁后,再加凉水,如上法煎再取汁,去渣。将2次所取的药汁合并,分2份于每日早晚与洗净的粳米加水适量煮粥,粥将成时加入白糖调味即成。

【用　法】　佐餐食用。

【功　效】　补元气,疗虚损,健脾胃,抗衰老。适用于体质虚弱、肢节酸痛、脾胃功能失调的痛风患者。

(10)薏苡仁防风莲子粥

【原　料】　防风10克,莲子10克,薏苡仁100克。

【制　作】　将薏苡仁洗净浸泡3小时,莲子洗净。防风洗净,放入砂锅中,加水1 000毫升,用大火煮沸,改用小火煮1小时,去渣留汁,与薏苡仁、莲子一起煮成粥即成。

【用　法】　佐餐食用。

【功　效】　补脾益气,清热利湿。

262

(11)木瓜薏苡仁粥

【原　料】　木瓜10克,薏苡仁30克,粳米30克。

【制　作】　将木瓜与薏苡仁、粳米一起放入锅内,加水适量,用大火煮沸后,改用小火煮至薏苡仁熟烂即成(喜甜食者可加入白糖或蜂蜜)。

【用　法】　每日或隔日食用。

【功　效】　木瓜具有抗炎的作用;薏苡仁具有解热、镇静作用。

(12)荆芥防风粥

【原　料】　荆芥10克,防风12克,薄荷5克,淡豆豉8克,粳米80克,白糖适量。

【制　作】　将荆芥、防风、薄荷、淡豆豉去净灰,入砂锅内,煎沸6～7分钟,取汁去渣。再将粳米淘洗干净,入锅内,加适量水煮粥,待粥将熟时,倒入药汁,加入白糖调味即成。

【功　效】　祛风散寒,发汗解表,利咽,退热除烦。用于预防痛风的发作。

（13）荷叶蒸大枣

【原　料】　荷叶5张，大枣500克，黄酒100毫升。

【制　作】　将荷叶稍煮片刻后切成梯形，大枣洗净去核。把大枣放入碗中，加入黄酒拌匀，然后平均分成5份，分别用5张荷叶包好，用中火蒸1小时即成。

【用　法】　适量食用。

【功　效】　大枣性温、味甘，可益气健脾、养血和营、补虚安神；荷叶可清暑除热、升发脾胃清阳。此品可补益脾胃，升清气，降浊气，通血脉，用于各型痛风。

（14）银杏芋泥

【原　料】　银杏20克，芋头500克，葱、冰糖、植物油各适量。

【制　作】　将银杏去壳、去衣，洗净，加入冰糖、水500毫升，用小火煮至水1杯，拣取银杏，糖水留用；芋头去皮洗净，切片，隔水蒸，趁热压成芋泥。锅上火烧热，放入植物油，爆香葱后弃去，放入芋泥，加入糖水，炒至芋泥软滑盛起，排上银杏即成。

【用　法】　适量食用。

【功　效】　祛风散寒，发汗解表，利咽，退热除烦。

（15）蜜三果

【原　料】　山楂250克，白糖250克，白果100克，栗子100克，蜂蜜、香油、桂花酱各适量。

【制　作】　将山楂洗净，用水浸泡10分钟后捞出，在清水锅中煮至半熟，捞出，去皮核，洗净；把栗子顶部切十字形刀口，在沸水锅中略煮后捞出，剥掉外壳轻拍，取栗肉，放在盘中，加入开水，去软皮洗净，放在开水锅中，用小火煮几分钟后捞出，沥干水；把白果、栗肉放入盘中，加入适量清水，上蒸笼到熟透，捞出沥干。锅上火，放入香油、白糖，用铲子炒成浅红色，加入适量水，倒入山楂、栗子、白果、蜂蜜，用大火煮沸，改用小火慢熬，汤汁变稠时放桂花酱，浇上香油即成。

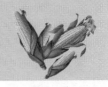
【用　法】　适量食用。

【功　效】　清利湿热，健脾补气。用于脾虚湿阻型痛风。

（四）痛风慢性期

　　未经治疗的痛风患者，尿酸盐在关节内沉积增多，炎症反复发作进入慢性阶段而不能完全消失，引起关节骨质侵蚀缺损及周围组织纤维化，使关节发生僵硬畸形、活动受阻。在慢性病的基础上仍有急性炎症反复发作，使病变越来越严重，畸形越来越显著，严重影响关节功能。个别患者急性期症状轻微不典型，待出现关节畸形后才发现。少数慢性病关节炎可影响全身关节包括肩、髋等大关节及脊柱。此外，尿酸盐结晶可在关节附近肌腱、腱鞘及皮肤结缔组织中沉积，形成黄白色、大小不一的隆起赘生物即所谓痛风结节（或痛风石）。结节初起质软，随着纤维组织增生，质地越来越硬。在关节附近易磨损处的结节，其外表皮菲薄，容易溃破成瘘管，可有白色粉末状尿酸盐结晶排出。但由于尿酸盐有抑菌作用，继发性感染较少。瘘管周围组织呈慢性炎症性肉芽肿，不易愈合。

　　痛风慢性期的痛风石大小不一，小的如芝麻大小，大的可像鸡蛋大小。痛风石的数目可有单个至数个不等。痛风石可引起骨质侵蚀缺损及周围组织纤维化，导致关节僵硬畸形。如果尿酸盐结晶沉积在关节附近或皮下，就会形成痛风结节。痛风结节开始质地较软，随着纤维增生会越来越硬，而成为痛风石。痛风石一旦破溃或形成瘘管，可排出白色米糊状或豆腐渣样物，取之少量在显微镜下观察，就可以看到尿酸盐结晶。痛风性关节炎一旦发展成慢性则很难恢复。主要是避免反复发作，保护肾脏及关节功能。

　　进入痛风慢性期病情已难以逆转，患者通常存在痛风结节及痛风石，可形成痛风性肾病、肾结石。但是，为了保持尿酸浓度长期稳定在正常范围内，减少关节损害、肾损害，仍要注意饮食控制，不可破罐破摔。否则，一旦发生尿毒症会危及生命，需要血液透析治疗,更甚者需要肾脏移植治疗。

1. 饮食原则

(1)限制嘌呤摄入,保持血尿酸浓度长期稳定在正常范围内。①禁止高嘌呤食物,中等嘌呤食物也应限量食用,以一、二类食物为主,其中的肉、鱼、禽类每日可用 60～100 克,但最好不要喝肉汤。②低嘌呤食物可自由食用,其中新鲜蔬菜每日 250～500 克,水果每日 100～200 克。③如果痛风患者坚持服用降尿酸药物,血尿酸长期保持在较理想的水平,饮食控制可相对放宽。反之,如果血尿酸居高不下,饮食控制就应相对严格。

(2)限制热能摄入 控制体重以减轻关节负荷,保护关节功能。

(3)低盐和优质蛋白饮食以保护肾功能。蛋白质每日仍以不超过 80 克为宜。肾功能明显受损者应减少蛋白质的摄入。

进入痛风慢性期,每周 5 日可选择嘌呤含量较少的食品 4 次和嘌呤含量较高的食品 1 次,严禁食用含嘌呤量极高的食品,详细内容可以参考如下:①嘌呤含量较少的食品(每 100 克食品中含量不超过 75 毫克)。谷类(麦片、麦麸面包),蔬菜类(菜花、四季豆、青豆、豌豆、菜豆、菠菜、蘑菇),水产类(鲱鱼、鲑鱼、鲥鱼、金枪鱼),肉类(火腿、猪血、鹅)。②嘌呤含量较高的食品(每 100 克食品中含量 75 ～150 毫克)。水产类(鲤鱼、鳕鱼、大比目鱼、鲈鱼、梭鱼、鲟鱼、贝壳类、鳝鱼、蟹等),肉类(熏火腿、猪肉、牛肉、野鸡、鸽子、鹌鹑、鸭、兔肉、羊肉、火鸡等)。③嘌呤含量极高的食品(每 100 克食品中含量为 150～1 000 毫克)。水产类(凤尾鱼、沙丁鱼、牡蛎、蚌蛤、鲢鱼、白鲳鱼等),肉类(脑、肉汁、肝、肠、胰脏等),其他(香菇、紫菜)。

(4)坚持多饮水,少吸烟或不吸烟,不饮酒。

2. 中药治疗

(1)尿酸平降剂方加减

【组　方】 土茯苓、忍冬藤、生薏苡仁、泽泻、牡丹皮、当归、赤

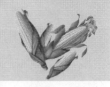

芍、黄柏、川芎、防己等。

【用　法】　水煎服,每日1剂,每日2次。

【功　效】　益气健脾,泄浊化瘀。用于症状缓解,但血尿酸仍明显高于正常,需要继续治疗者。

(2)运脾渗湿汤加减

【组　方】　白术、川牛膝、石韦、猪苓、滑石、桃仁、瞿麦、车前子(包煎)、熟大黄等。

【用　法】　水煎服,每日1剂,每日2次。

【功　效】　健脾祛湿,泄浊通络。

(3)三痹汤加减

【组　方】　人参、白术、炙甘草、五味子、当归、茯苓、熟地黄、怀牛膝、川续断等。

【用　法】　水煎服,每日1剂,每日2次。

【功　效】　补气养血,疏经通络。用于关节炎症状和体征已经消失,但血尿酸仍增高,神疲乏力,反复感冒,舌淡苔白,脉细弱或濡弱者。

(4)疏肝解郁消骨汤加减

【组　方】　柴胡、红花、枳实、木香、香附、郁金、牡丹皮、木瓜、夏枯草、玄参等。

【用　法】　水煎服,每日1剂,每日2次。

【功　效】　疏肝泻热,健脾祛湿。

(5)二陈汤

【组　方】　陈皮或橘皮、半夏、茯苓、炙甘草。

【用　法】　水煎服,每日1剂,每日2次。

【功　效】　燥湿化痰,理气和中。

(6)黄芪桂枝五物汤

【组　方】　黄芪、芍药、桂枝、生姜、大枣等

【用　法】　水煎服,每日1剂,每日2次。

【功　　效】　益气温经，和血通痹。用于治疗血痹。

（7）独活寄生汤加减

【组　　方】　独活、桑寄生、防风、川芎、秦艽、当归、生地黄、白芍、杜仲、川牛膝等。

【用　　法】　水煎服，每日1剂，每日2次。

【功　　效】　益气温经，和血通痹。

（8）参苓白术散

【组　　方】　莲子肉、薏苡仁、砂仁、桔梗、白扁豆、茯苓、人参、甘草等。

【用　　法】　口服，每次6～9克，每日2～3次。

【功　　效】　益气健脾，渗湿止泻。用于脾虚肥胖的痛风患者。

3. 药膳调养

（1）茯苓山药冬瓜皮羹

【原　　料】　茯苓10克，山药200克，冬瓜500克，食盐适量。

【制　　作】　将茯苓煎煮，去渣水留汁；山药洗净，去皮；冬瓜洗净，去肉留皮。山药放入蒸锅内蒸30分钟，用勺子把蒸好的山药压成山药泥。在锅中放入茯苓汁和2杯清水，放入冬瓜皮和山药泥，大火煮沸后加入适量食盐调味即成。

【用　　法】　佐餐食用。

【功　　效】　茯苓、冬瓜皮利水祛湿；山药补气健脾。此羹适用于脾虚湿阻型的痛风患者。

（2）决明子海带羹

【原　　料】　决明子15克，海带30克，淀粉10克，食盐适量。

【制　　作】　将决明子和海带洗净，入锅内，加适量水，用中火煮30分钟后，加入食盐调味，湿淀粉勾芡即成。

【用　　法】　佐餐食用。

【功　　效】　海带能化痰，利水泄热；决明子性凉，味苦，能祛风湿、清肝火。治疗肝火亢盛，头晕目眩，面红耳赤，急躁易怒，便秘

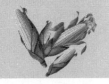

等病症。

（3）白茅根饮

【原　料】　白茅根 30 克，车前草 30 克，白糖 15 克。

【制　作】　将白茅根洗净，和车前草一起放入砂锅中，加适量水，用小火煎煮 30 分钟，去渣后加入白糖调味即成。

【用　法】　当茶频饮。

【功　效】　清热利尿，凉血止血。

（4）土茯苓大枣粥

【原　料】　土茯苓 30 克，大枣 10 枚，粳米 100 克。

【制　作】　将粳米淘洗干净，入锅内，加适量水和大枣煮粥；把土茯苓碾成细粉，加入粥中，混匀煮沸后即成。

【用　法】　佐餐食用。

【功　效】　土茯苓味甘、淡，性平，归肝、胃二经，可解毒、利关节、除湿通络，同时还可以促进血尿酸的排泄；粳米健脾益气。本粥适用于老年痛风急性病发作期、间歇期、慢性期。

（5）甘枣大麦粥

【原　料】　大麦 50 克，白米 50 克，大枣 10 克，甘草 15 克。

【制　作】　将甘草加水煎煮，去渣取汁，加入洗净的白米、大麦、大枣及适量水，用大火煮沸，改用小火熬煮，直至黏稠状即成。

【用　法】　佐餐食用。

【功　效】　大枣性温味甘，能补脾和胃、益气生津；甘草性平味甘，可滋咳润肺、缓急解毒、调和诸药；大麦性凉，味甘、咸，能补中益气、健脾和胃，常食可舒缓神经。

（6）枸杞荸荠粥

【原　料】　荸荠 30 克，枸杞子 15 克，大米 50 克。

【制　作】　将荸荠、枸杞子、大米洗净后一同放入锅内，加适量水，用大火煮沸，改用小火熬成粥即成。

【用　法】　随量温食。

【功　效】　枸杞子滋阴补肾,荸荠清热祛湿。此粥适用于痛风慢性期兼有肾亏虚症状者。

(7)五加皮钩藤粥

【原　料】　五加皮 20 克,钩藤 10 克,粳米 100 克。

【制　作】　将五加皮、钩藤煎汤,去渣取汁,加入洗净的粳米按常法煮至粥即成。

【用　法】　经常食用。

【功　效】　祛风胜湿,活血止痛。

(8)牛膝粥

【原　料】　牛膝茎叶 20 克,粳米 100 克。

【制　作】　将牛膝茎叶洗净于锅内,加水 200 毫升,煎至 100 毫升,去渣留汁,入洗净的粳米,再加水 500 毫升,煮成稀粥即成。

【用　法】　佐餐食用,每日早晚温食,10 日为 1 个疗程。

【功　效】　健脾祛湿止痛。

(9)白芥莲子山药粥

【原　料】　白芥子 5 克,莲子粉 100 克,鲜山药 200 克,陈皮丝 5 克,大枣肉 200 克。

【制　作】　将山药去皮,切薄片,与大枣肉一起捣碎,再与莲子粉、白芥子粉、陈皮丝及适量水共调和均匀入锅内,按常法煮至粥即成。

【用　法】　每次 50～100 克。

【功　效】　白芥子味辛、性温,有温肺祛痰利气及散结通络止痛的功效,对于痰阻经络关节之痹痛,有一定作用;大枣健脾益气;莲子、山药健脾补肾。此粥适用于痛风日久不愈、关节肢体酸痛、时重时轻者。

(10)茯苓百合粥

【原　料】　白茯苓 15 克,百合 15 克,粳米 60 克。

【制　作】　将白茯苓、百合研制成细末。把白茯苓粉、百合粉

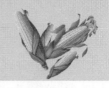

与洗净粳米一起入锅内,加水适量,用小火煮至粥即成。

【用　法】　佐餐食用。

【功　效】　渗湿利水,益脾和胃,宁心安神。

(11)山药荷叶粥

【原　料】　山药200克,芡实200克,白米60克,荷叶2张。

【制　作】　将荷叶加适量水煎煮,去渣取汁备用;芡实去壳晒干,与山药一同研磨成细粉。荷叶汁加入白米、芡实粉、山药粉入锅内,加水适量,用小火煮至粥即成。

【用　法】　佐餐食用

【功　效】　芡实性平,味甘、涩,能固肾补脾;山药性平,味甘,能健脾补肺;荷叶性平,味苦、涩,能清暑利湿。

(12)木通薏苡仁粥

【原　料】　木通12克,川牛膝15克,薏苡仁90克,生石膏24克。

【制　作】　将木通、川牛膝、薏苡仁、生石膏洗净,放进瓦锅内,加水适量,用小火煮2～3小时成粥即成。

【用　法】　早晚分食。

【功　效】　清热利水,滋阴补肾。用于肝肾亏虚型痛风的慢性期,预防肾脏的病变。

(13)莲子牛乳糊

【原　料】　石莲子60克,牛奶200毫升,白糖10克。

【制　作】　将石莲子去硬壳,磨成粉,加少量水调成糊状。把牛奶和白糖入锅煮沸时,慢慢将莲子糊倒入,混合均匀,煮熟即成。

【用　法】　每日1剂。

【功　效】　石莲子性凉,味甘,可清热化痰、生津养胃;牛奶性平,味甘,能补虚损、益肺胃。

(14)贝母炖雪梨

【原　料】　雪梨3个,川贝母15克,冰糖20克。

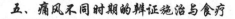

【制　作】　将川贝母洗净,浸透;雪梨洗净,去心。把川贝母、冰糖放入去心的雪梨中;处理好的雪梨放入干净的炖盅内,加入适量水,用中火炖 1 小时即成。

【用　法】　每日 1 剂。

【功　效】　止咳平喘,利水渗湿。

(五)痛风肾病期

痛风肾病期,是痛风患者最严重的后果——肾衰竭。痛风常有明显的关节炎临床症状,而肾脏改变常常是隐匿的。一般来说,痛风关节炎反复发作多年,才有肾损害,但也有例外,甚至肾脏损害发生在关节炎之前(这种情况更容易误诊)。痛风发生肾脏损害时,称之为痛风肾病。痛风肾病是痛风特征性病理变化之一,尸检证实,90%～100%的痛风患者有肾损害。痛风肾病特征性组织学表现是肾髓质和锥体内有小的白色针状物沉积,且构成放射状的白线,提示有尿酸盐结晶沉着。其周围有白细胞和巨噬细胞浸润,呈慢性间质性炎症。

人们已经知道,痛风的生化学特征就是高尿酸血症,正常人体内尿酸池(人体内尿酸的总量)平均为 1 200 毫克,每日约产生 750毫克,其中约 2/3 经肾脏清除,1/3 由肠道排出体外。也就是说,尿酸大部分是以游离尿酸盐的形式由肾脏排出的,正常人每日为500 毫克。若每日尿中排出量超过 700 毫克,居高不下的高尿酸血症就必然导致了肾脏受损,这就很容易引起尿酸盐结晶沉积于肾脏组织(沉积的部位主要是肾间质组织),这就是间质性肾炎的成因了。

与此同时,肾小管管腔和尿液中尿酸浓度增高可对肾脏造成明显的损害,损害的程度甚至比血尿酸浓度增高造成的更为严重。其实临床上所谓“痛风肾病”多数非单纯的高尿酸血症所致,而是在此基础上并发肥胖、高血压、高脂血症、糖尿病、动脉硬化、冠心

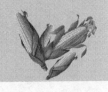

病、脑血管疾病、肾结石和尿路感染等肾脏的"破坏分子"共同参与所致。这些聚集发生的疾病会加重肾脏损害，使病情更加复杂化。有关资料显示，痛风患者伴发高血压者比对照组高 2 倍以上，但高血压是否肾损害的早期表现，还是高血压导致肾脏损害，有时就解释不清楚了。

总之，痛风肾病是由尿酸沉积在肾脏，对肾组织造成炎症和破坏所致，约 85％的患者在 30 岁以后才开始发现肾脏病变，早期患者仅仅感到轻度单侧或双侧腰痛，20％～40％的患者早期表现为间歇性的蛋白尿（一般不超过"＋＋"），而且一般病程进展较为缓慢，随着病情的发展，蛋白尿转变为持续性，肾功能逐渐受损，患者就会出现夜尿增多、多尿、水肿、高血压等。其后随着肾小球滤过率下降，血尿素氮和肌酐升高，最终可因肾衰竭或并发心功能不全而死亡。病情进展隐匿而缓慢，据统计，17％～25％的患者死于肾衰竭。

因此，痛风应该把重点放在预防和控制疾病发展上，要及早控制痛风的发展，包括药物治疗和饮食控制及其他运动疗法等，如果不很好控制，等到痛风发展为痛风性肾病造成肾衰竭时，不但要花费大量时间和费用，而且效果不佳。如果痛风患者没有经过合理治疗，待尿酸沉积于肾脏，即可引起痛风性肾病，也称为尿酸性肾病，临床表现可有尿酸结石、蛋白尿、水肿、夜尿增多、高血压、血尿、尿酸升高等。痛风肾病如能早期诊断并给予恰当的治疗（控制高尿酸血症和保护肾功能），肾脏病变可减轻或停止发展；如延误治疗或治疗不当，则病情可恶化并发展为终末期肾衰竭而需要透析治疗。

1. 临床分型

（1）慢性痛风性肾病：①痛风表现。有长期痛风关节炎发作史及痛风结节。②肾脏表现。早期有腰酸、多尿及夜尿增多，可有轻度、中度蛋白尿，血尿和白细胞尿，后期可出现高血压、肾功能减退。③实验室检查。尿液中可见红细胞、白细胞及尿酸结晶,尿比重低,血尿酸增高。肾功能:尿浓缩功能减退,继而肾小球滤过率下降。X线检查:受累关节X线表现为骨质有圆形或不规则穿凿样透亮区。肾活检:可见肾髓质有放射状针形尿酸结晶及肾间质慢性炎症改变。

(2)急性痛风性肾病:①起病急,多见于骨髓增生性疾病后或恶性肿瘤的放疗、化疗后。②临床特点为少尿,甚至无尿及迅速发展的氮质血症。尿中可见大量尿酸盐结晶和红细胞。如不及时治疗,可使病情恶化而死于肾衰竭。③实验检查:血尿酸上升显著,可高达1 190~2 975微摩/升,尿素氮及肌酐上升,血钾增高,血二氧化碳结合力或pH值降低。

(3)尿酸性肾结石:①初期多无症状,以后约70%发生血尿,可伴有尿酸结石及肾绞痛。尿酸结石虽多体积较小,但个别较大易发生梗阻性肾病及尿路感染。②实验室检查。尿液中可见红细胞及尿酸结晶,继发感染时白细胞增多。③X线检查:尿路X线平片检查,结石是透光的,通常不显影。④尿酸结石定性分析:晶体成分为尿酸或其盐类。

2. 中药治疗

(1)慢性痛风性肾病

①肾康宁片

【组　成】　黄芪、丹参、茯苓、益母草、淡附片等。

【用　法】　80片/瓶。每次3~5片,每日3次。

【功　效】　温肾,益气,和血,渗湿。用于慢性肾炎、肾气亏损、肾功能不全所引起的腰酸、疲乏、畏寒及夜尿增多。

②归芍枸杞地黄汤加味

【组　成】　党参、当归、熟地黄、生地黄、赤芍、白芍、云茯苓、泽泻、牡丹皮、枸杞子、淮山药等。

【用　法】　水煎服,每日1剂,每日2次。

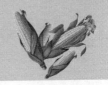

【功　效】　益气滋阴。用于肝肾两虚和阴血亏损者。

③六味地黄丸

【组　成】　熟地黄、山茱萸、山药、泽泻、牡丹皮、茯苓等。

【用　法】　口服，水蜜丸每次6克，小蜜丸每次9克，大蜜丸每次1丸，每日2次。

【功　效】　滋阴补肾。用于肾阴亏损，头晕耳鸣，腰膝酸软，骨蒸潮热，盗汗遗精，消渴。

④左归丸

【组　成】　熟地黄、山药、菟丝子、枸杞子、山茱萸、鹿角胶、龟甲胶、川牛膝等。

【用　法】　水煎服，每日1剂，口服2次。

【功　效】　滋肾阴，益精血。

(2)急性痛风性肾病

①风痛安胶囊

【组　成】　防己、通草、桂枝、姜黄、石膏、薏苡仁、木瓜、海桐皮等。

【用　法】　口服，每次3～5粒，每日3次。

【功　效】　清热利湿，活血通络。用于急性、慢性风湿性关节炎，慢性风湿性关节炎活动期。

②五子衍宗口服液

【组　成】　枸杞子、菟丝子(炒)、覆盆子、五味子(醋蒸)、车前子(盐炒)等。

【用　法】　每支装10毫升，每盒10支。口服，每次0.5～1支，每日2次。

【功　效】　补肾益精。用于肾虚腰痛、尿后余沥等。

③生脉口服液

【组　成】　人参、麦冬、五味子等。

【用　法】　口服，每次10毫升，每日3次。

【功　效】　益气生脉,养阴生津。用于气阴两亏,心悸气短,脉微自汗。

④金匮肾气丸

【组　成】　熟附子、桂枝、熟地黄、山药、山茱萸、牡丹皮、茯苓、泽泻等。

【用　法】　每次1丸,每日3次,淡盐水送服。

【功　效】　温补肾阳,化气行水。用于痛风证属肝肾亏虚型偏阳虚者。

⑤四六利湿汤

【组　成】　党参、茯苓、生地黄、泽泻、牛膝、茵陈、白术、知母、菟丝子、白茅根等。

【用　法】　水煎服,每日1剂,每日2次。

【功　效】　益气滋阴,清热利湿。用于肾阴亏损,兼有湿热者。

(3)尿酸性肾结石

①排石冲剂

【组　成】　金钱草、车前子、忍冬藤、石韦、徐长卿、瞿麦、滑石、冬葵子、木通等。

【用　法】　冲剂,20克/袋,10袋/盒。每次1袋,每日3次,温开水冲服。

【功　效】　清热利湿,通淋排石,解毒止痛。用于石淋、热淋等,症见有小便涩痛、排尿中断或短数、灼热刺痛、尿道窘迫疼痛、少腹拘急或腰腹绞痛、尿中带血者。现代多用于膀胱结石、肾结石、输尿管结石等,以及泌尿系感染有上述症状者。孕妇慎用。

②金水宝

【组　成】　发酵虫草菌粉。

【用　法】　胶囊,每粒装0.33克。口服,每次3粒,每日3次;用于慢性肾功能不全者,每次6粒,每日3次。

【功　效】　补益肺肾,秘精益气。用于肺肾两虚,精气不足,

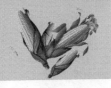

久咳虚喘、神疲乏力、不寐健忘、腰膝酸软、月经不调、阳痿早泄等病症；慢性支气管炎、慢性肾功能不全、高脂血症、肝硬化见上述证候者。

③石韦散加味方

【组　成】　石韦、冬葵子、瞿麦、滑石、车前子、金钱草、海金沙、鸡内金、芍药等。

【用　法】　水煎服，每日1剂，每日2次。连服14日。

【功　效】　方以石韦、车前子、瞿麦、滑石泻火通淋，排除结石为主药，冬葵子利水通淋，有利于排石作用。全方共奏，具有清热利水、排石通淋之功效。主要用于热淋、石淋之病症。本方常用于治疗泌尿系统结石、急性膀胱炎、急性尿道炎，症见小便涩痛、频数，或尿道刺痛，或尿色如血，或尿中夹有砂石，舌红，苔黄腻，脉弦者。

④肾石通

【组　成】　金钱草、王不留行(炒)、萹蓄、瞿麦、海金沙、丹参、鸡内金(烫)、延胡索等。

【用　法】　温开水冲服，每次1袋，每日2次。

【功　效】　清热利湿，活血止痛，化石排石。用于肾结石、肾盂结石、膀胱结石、输尿管结石。

⑤三金胶囊

【组　成】　麻黄、石膏、苦杏仁、瓜蒌、板蓝根、金银花等。

【用　法】　口服，每次2粒，每日3～4次。

【功　效】　清热解毒，利湿。用于下焦湿热所致的小便短赤。孕妇禁用。

3. 药膳调养

(1)牛乳胡桃饮

【原　料】　牛乳200毫升，炸胡桃仁60克，生胡桃仁40克，大米60克，白糖20克。

【制　作】　将大米、胡桃仁加适量水与牛乳拌匀磨细，过滤取

276

汁备用。另用清水适量煮沸,加入白糖溶化,倒入滤液,煮沸即成。

【用　法】　随量饮用,每日 1 剂。

【功　效】　胡桃有补肾固精,温肺定喘,润肠的作用。此饮能治肾虚喘嗽、腰痛脚弱、小便频数、石淋、大便燥结。

(2)何首乌绿茶饮

【原　料】　何首乌 10 克,绿茶 5 克。

【制　作】　将何首乌、绿茶洗净后切成碎片,用沸水冲泡,加盖闷 10 分钟即成。

【用　法】　代茶频饮,一般可连续冲泡多次,每日 1 剂。

【功　效】　何首乌"益精,益气力,苦补肾,温补肝,能收敛精气,所以能养血益肝,固精益肾"。何首乌和绿茶一起具有祛风除湿及通经活络的功效。心肾不交、肾气不固之人,食之颇宜。

(3)威灵仙牛奶饮

【原　料】　威灵仙 10 克,牛奶 100 毫升,白糖适量。

277

【制　作】　将威灵仙洗净,切段,放入炖杯中,加水 50 毫升,煎煮 15 分钟,停火,去渣留药液。将牛奶倒入炖杯中,用大火煮沸,倒入威灵仙药液,煮 3 分钟,加入白糖调味即成。

【用　法】　每日 1 剂,连饮 2 周。

【功　效】　祛风湿,通络止痛。用于风湿痹痛、肢体麻木、关节屈伸不利、痛风等。

(4)灵芝仙茶

【原　料】　灵芝 10 克。

【制　作】　将灵芝切片,加适量水煮 30 分钟即成。

【用　法】　当茶饮用。

【功　效】　灵芝性平,味甘,能健脑益肾、消炎利尿。

(5)桑枝莲子茶

【原　料】　桑枝 5 克,莲子 10 克。

【制　作】　将桑枝和莲子洗净,莲子去心,放入砂锅内浸泡

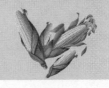

30 分钟,用大火煮沸,改用小火煎煮 15 分钟即成。

【用　法】　当茶饮用。

【功　效】　莲子性平,味甘涩,能养心、益肾、补脾、固涩,体虚之人均宜食用。桑枝也为补肾的佳品。

（6）银茅芹菜汁

【原　料】　芹菜 250 克,银杏叶、白茅根各 20 克,白糖 30 克。

【制　作】　将银杏叶、白茅根水煎取汁待用;芹菜洗净,切断,入锅内,加入上述药汁,煮沸至熟,加入白糖调味即成。

【用　法】　每日 1 剂,分 2 次饮用。

【功　效】　清热解毒,利尿止血,平肝降压,散瘀去脂。用于急性肾炎血尿、水肿、高血压等。

（7）冬虫麦冬肉桂粥

【原　料】　冬虫夏草 20 克,麦冬 10 克,肉桂 5 克,粳米 30 克。

【制　作】　将冬虫夏草、肉桂、粳米、麦冬分别淘洗干净,一起同入锅内,加适量水,按常法煮成粥即成。

【用　法】　佐餐食用。

【功　效】　冬虫夏草性温,味甘,有补虚损、益精气的作用,肾气不固而遗精早泄者,食之最宜,或用冬虫夏草配合枸杞子、山药、芡实、莲子等一同煎服,效果更佳。肉桂辛甘、大热,补火助阳,引火归原,散寒止痛,活血通络。

（8）牛蒡粥

【原　料】　牛蒡根 30 克(或牛蒡子打碎 20 克),粳米 60 克,白糖适量。

【制　作】　将牛蒡根煎汁去渣,取 100 毫升;粳米洗净,入锅内,加适量水煮粥,入牛蒡汁调匀,加入白糖调味即成。

【用　法】　佐餐温食,每日 2 次。

【功　效】　牛蒡子性辛,味苦、微寒,入肺、胃二经,能疏风散热,宣肺透疹,解毒消肿,利咽散结。

（9）山药枸杞粥

【原　　料】　山药 300 克,枸杞子 20 克,大米 50 克。

【制　　作】　将大米洗净,山药去皮,洗净,切小块。锅中加 8 杯水煮沸,放入大米、山药、枸杞子,继续煮至滚时稍搅拌,改用小火熬煮 30 分钟即成。

【用　　法】　佐餐食用。

【功　　效】　枸杞子补血明目,可增加白细胞数量,增强抵抗力,预防疾病;山药可增强食欲,有效消除疲劳,增强体力及免疫力。体弱、容易疲劳的痛风患者多食用此粥,可补肾健脾、增强身体抵抗力。

（10）川芎牛膝薏苡仁粥

【原　　料】　川芎 10 克,牛膝 5 克,薏苡仁 30 克。

【制　　作】　将薏苡仁洗净,浸泡 2 小时;川芎润透,切片;牛膝润透,切段。把川芎、牛膝放入砂锅内,加水 400 毫升,用大火煮沸,改用小火煮 25 分钟,停火、过滤、去渣,留药液,加入洗净的薏苡仁,煮成粥即成。

【用　　法】　佐餐食用。

【功　　效】　活血祛瘀,补肝肾,抗痛风。用于脾虚泄泻、水肿的痛风患者。

（11）枳实粥

【原　　料】　枳实 50 克,大米 100 克。

【制　　作】　将枳实、大米淘洗干净,入锅内,加入 4 碗水,用大火煮沸,改用小火熬煮 30 分钟,直至枳实、大米熟烂成粥即成。

【用　　法】　佐餐食用。

【功　　效】　枳实性平,味甘、涩,具有固肾涩精及补脾止泻的功效。

（12）柏子仁菊花粥

【原　　料】　柏子仁、菊花各 10 克,大米 100 克,白糖 10 克。

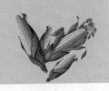

【制　作】　将柏子仁、菊花择洗干净,同入锅内,加适量水,浸泡5～10分钟后,水煎取汁,加入洗净的大米煮粥,待粥将熟时,加入白糖调味,再煮1～2沸即成。

【用　法】　每日1剂。

【功　效】　柏子仁性平,味甘,有养心、安神、益智之功。劳心过度、心血亏损、精神恍惚、心神失养、怔忡惊悸、健忘之人经常食用,有宁心定志和补肾滋阴的效果。

(13)茯苓麻香饼

【原　料】　茯苓粉200克,糯米粉250克,黑芝麻100克,蜂蜜、色拉油各适量。

【制　作】　将黑芝麻炒香;茯苓粉和糯米粉充分混合后加水调成糊状,加入黑芝麻拌匀。平底锅内放入沙拉油,用小火将稠糊烙成薄饼,吃时蘸蜂蜜即成。

【用　法】　佐餐食用。

【功　效】　滋养肝肾,补气润肠。用于水肿、脾虚泄泻、小便不利、腰腿酸痛。长期食用,可增强体力,防止肾脏病变。

(14)桑寄生煲鸡蛋

【原　料】　桑寄生30克,鸡蛋1个。

【制　作】　将桑寄生、鸡蛋一起放入砂锅内,加适量水,用小火炖煮至蛋熟,将蛋捞出,去壳后,在放入汤内再煮15分钟即成。

【用　法】　饮汤食蛋。

【功　效】　桑寄生可补肾脏、强筋骨、祛风湿,用于腰酸背痛、胎动不安、高血压等。也可常用桑寄生泡茶饮,具有补肾壮腰的功效。

(15)荔枝烩莲子

【原　料】　荔枝干20克,莲子60克。

【制　作】　将荔枝干去壳去核,莲子取心。把荔枝干、莲子入锅内,加水500毫升,上蒸笼用中火蒸熟即成。

【用　法】　佐餐食用。

【功　效】　补血健脾，促进血液循环，养心益肾，补脾涩肠。

4. 预防肾衰竭　不论是何种原因引起的何种类型的慢性肾脏疾病，都会影响到肾脏的功能，这种影响可以是短暂的、一次性的，也有导致肾脏功能不可逆的损伤。慢性肾衰竭是各种肾脏疾病终末期的表现，临床上通常分为以下 4 个阶段。

（1）肾功能不全代偿期（第 1 期）：肾脏轻度受损，但能够清除蛋白质代谢后的垃圾，作为评价肾脏功能的生化指标——血清肌酐为 133～177 微摩/升（1.6～2.0 毫克/分升），血清电解质稳定，男性患者血红蛋白不低于 110 克/升，女性患者不低于 100 克/升。临床上常无明显症状。

（2）氮质血症期（第 2 期）：肾脏已不能完全清除蛋白质代谢后的垃圾，有害代谢物质开始蓄积，产生一系列中毒症状，如乏力、食欲缺乏、恶心、呕吐、贫血等。血清肌酐为 186～442 微摩/升（2.1～5.0 毫克/分升），临床上如未注射促红细胞生成素（EPO），贫血会进行性加重，血红蛋白可在 60～90 克/升，血清电解质、尿酸等均异常。

（3）尿毒症前期（第 3 期）：肾脏清除体内垃圾及排水的能力明显下降，临床症状显著加重。此阶段血清肌酐为 450～707 微摩/升（5.1～7.9 毫克/分升）。

（4）尿毒症期（第 4 期）：尿毒症是进行性慢性肾衰竭的终末阶段，此时一般血清肌酐大于 707 微摩/升（8 毫克/分升）。在此阶段中，肾功能基本丧失，除了严重的水、电解质代谢紊乱和酸碱平衡失调外，由于代谢产物在体内大量潴留而呈现消化道、心、肺、神经、肌肉、皮肤、血液等广泛的全身中毒症状。

一般来说，尿毒症的临床表现主要有：消化系统症状，如恶心呕吐、纳呆食少、腹泻或便秘，口中有尿味；心血管系统症状，如高血压、充血性心力衰竭、尿毒症性心包炎、心肌疾病等；血液系统症

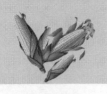

状是难以纠正的贫血、出血倾向等；神经系统症状，如早期出现神经肌肉失调症状、周围神经病变，后期可出现尿毒症性脑病等；呼吸系统可出现尿毒症性肺炎的症状；皮肤可出现皮肤瘙痒及尿素霜；另外，常伴有代谢性酸中毒，并可出现高钾、低钙、高磷等表现。临床上应积极进行透析准备，如动静脉造瘘、纠正酸中毒和水、电解质失衡等。

因为肾脏不仅是人体重要的排泄器官，而且具有重要的内分泌功能，对维持机体内环境起着重大的作用，正常肾脏能产生许多内分泌激素，如主要对骨钙代谢起调节作用的骨化三醇和促使骨髓红细胞集落形成单位分化成熟为红细胞的促红细胞生成素。而病态的肾脏其内分泌功能往往是不健全的，故而导致或加重许多复杂的全身症状，如贫血、心力衰竭、高血压、甲状旁腺功能亢进、骨质疏松等。

总之，慢性肾功能不全是内科常见的一种临床综合征，是各种病因引起肾脏损害和进行性恶化的结果。慢性肾衰竭一旦发生，常常是不可逆转的，目前临床医学所能做的不过是尽量保护受伤的肾脏，延缓病情进展的速度，让疲惫的肾脏在重负之下走得远些。当肾脏功能损毁殆尽的时候，我们就只有用各种替代治疗的方法，如血液透析、腹膜透析，以及同种异体肾脏移植来代行肾脏的职责了。

5. 延缓肾衰竭的饮食疗法 即使痛风肾病进展到慢性肾衰竭之后，仍然要积极治疗高尿酸血症，尽量将血尿酸值维持在正常范围内，哪怕是肾病症状有轻微改善，也可望肾功能有不同程度的改善，因此饮食上仍需坚持低嘌呤饮食的原则。同时，应积极纠正那些使肾衰竭加重的可逆因素，也会使肾功能获得改善，如纠正水钠缺失、治疗心力衰竭等。而适当的饮食疗法可以缓解尿毒症症状，延缓那些"健存"肾单位被破坏速度，下面我们就简要了解一下痛风患者出现肾衰竭延缓病情应注意的饮食疗法原则。

（1）限制蛋白饮食：每日给予0.6克/千克的蛋白质，可以满足机体生理的基本需要量，而又不至于发生营养不良。蛋白质摄入量宜根据肾小球滤过率（GFR）进行适当调整，GFR为10～20毫升/分钟者，每日用0.6克/千克；大于20毫升/分钟者，可加5克；小于5毫升/分钟者，每日总蛋白摄入量应限制在20克左右。一般认为，GFR已降至50毫升/分钟以下时，便需进行适当的蛋白质限制。要求每日60%以上的蛋白质必须是富含必需氨基酸的蛋白（即高生物价优质蛋白），如鸡蛋、鱼、瘦肉和牛奶等。尽可能少食植物蛋白如花生、黄豆及其制品等，因其含非必需氨基酸较多。

（2）高热能的摄入：慢性肾衰竭患者应摄入足量的糖类和脂肪，以供给人体足够的热能，减少蛋白质为供能而分解，充分利用低蛋白饮食中的氮，减少体内蛋白质的消耗。热能每日至少需要125.4千焦/千克（30千卡/千克），消瘦或肥胖者宜酌情加减。具体食物可多选用人造黄油、植物油和食糖。患者如觉饥饿，可吃些甜薯、芋头、马铃薯、马蹄粉、淮山药粉、莲藕粉等。应注意选用那些富含B族维生素、维生素C和叶酸的食物。

（3）其他注意事项：①钠的摄入。肾衰竭患者除出现水肿、高血压和少尿需要限制食盐外，一般不宜过严限制。因为肾脏对于钠的调节遵循"多吃多排、少吃少排、不吃不排"的原则，在GFR降至10毫升/分钟前，患者通常能排出多余的钠，但在钠缺乏时，却不能相应地减少钠的排泄。②钾的摄入。人体钾的来源全靠外界摄入，每日饮食中含钾在50～100毫摩（2～4克），足以维持生理上的需要。钾主要经肾脏排泄，肾脏排钾量占总排出量的80%～90%，肾脏对钾的排泄原则与钠不同，为"多吃多排、少吃少排、不吃也排"。因此，只要尿量每日超过1 000升，一般无须限制饮食中的钾。③磷的摄入。当各种肾病导致肾功能降低时，会造成肾小球滤过磷减少，而肾小管功能正常，回吸收不减少，这就导致血

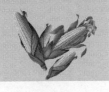

磷升高,破坏体内钙磷代谢的平衡,进而出现骨质疏松等一系列症状。因此,在氮质血症期,就应开始给予低磷饮食,每日不得超过600毫克。④饮水。有尿少、水肿,出现心力衰竭者,应严格控制进液量。但对尿量每日超过1 000毫升而又无水肿者,则不宜限制水的摄入。

以上这套方案主要针对的是未进行透析治疗的患者,而对于透析的患者蛋白的限制则不像上述那样严格,这时候就应该改为执行透析时的饮食方案了。

6. 中医专方辨证论治

(1)生大黄合剂

【组　成】　生大黄、槐实各15～30克,牡蛎30克,黄柏10克,细辛3克。

【用　法】　水煎2次,每次加水300～500毫升,煎至150～250毫升,待药液降温至37℃～38℃时,缓慢灌入直肠内,高位保留灌肠。插管深度为10～15厘米,每次保留30～60分钟后排出。每日1剂,先后水煎2次后分别保留灌肠2次。每日大便保持3～4次,疗程7～14日。

同时配合西药综合疗法:静脉输注必需氨基酸(每次10毫升/千克);大剂量地塞米松(每日1～2毫克)静脉冲击(前3日每日1次,第4日后改为隔日1次,共6次);小剂量多巴胺(2微克/千克)每日静脉滴注3～6小时,同时加大量呋塞米(每次5～10毫克/千克)静脉推注,每隔1～2小时1次,共2～3次。降血钾措施采用高渗葡萄糖加胰岛素,以1∶4单位的比例静脉滴注,并用葡萄糖酸钙或碳酸氢钠在心电监护下静脉推注,无效者腹膜透析。

【功　效】　清热解毒,通腑导滞。方用大黄、槐实、牡蛎,攻下软坚,通腑导滞,配合黄柏清热解毒,诸药合用使邪毒得清除。

【评　述】　临床证明,生大黄合剂保留灌肠对降低血尿素氮(BUN)、肌酐(SCr)及改善临床症状和降低病死率方面均有一定的作用。作用机制可能是促进 BUN、SCr 和钠、水向肠腔内转移，并使肠蠕动增快、排泄增加；同时还能及时清除由于鼻出血而被吞噬和消化道出血形成的肠道积血，以减少氨和钾的肠道吸收，认为中西医结合治疗可使大部分急性肾衰竭治愈，为目前治疗本病的有效措施。

【加　减】　①血虚者，症见面白无华，头晕眼花，心悸失眠，舌淡苔白，脉细无力，加阿胶、龟甲胶、何首乌以补血养血。②气虚者，症见少气懒言，神疲乏力，舌淡苔白，脉虚无力，加黄芪、党参以补中益气。③气阴两虚者，症见腰膝酸软，盗汗，神疲乏力，脉虚数，加熟地黄、枸杞子、山药、山茱萸以补阴气。④呕恶频作者，加玉枢丹 10 克，温开水送服，以降浊止呕。

（2）解毒化瘀汤

【组　成】　鲜茅根 300 克，广角粉（分 2 次冲服）、栀子、赤芍、通草、枳实各 10 克，鲜生地黄 50 克，丹参、车前子、玄参、麦冬各 30 克，牡丹皮、玄明粉（分 2 次冲服）各 12 克，大黄（后下）15 克。

【用　法】　水煎服，每日 1 剂。口服或鼻饲。同时配合下述方法：西药对症处理包括去除诱因，积极处理原发病，抗感染，纠正水、电解质及酸碱平衡紊乱、输新鲜血液、积极防治各种并发症等。

【功　效】　清热解毒，凉血止血，活血化瘀。方中用鲜茅根、广角粉凉血止血；栀子清利湿热；赤芍、丹参、牡丹皮、大黄活血祛瘀；玄参、麦冬滋阴。诸药合用，具有祛邪扶正之功效。

【评　述】　本病存在有邪热、瘀血、尿少或尿闭，非急下不能存阴，非急下不能疏通脏腑气机，促使热毒从腑外达。采用解毒化瘀汤，通过导滞可使滞留于肠道的病原体和有毒物质排出体外，同时减轻肾周围水肿，增加肾血液灌流量，改善肾功能，从而达到利尿的目的。

【加　减】　①动风者，加羚羊粉（冲服）、钩藤以平肝息风。②气壅者，加葶苈子、桑白皮以泻肺平喘。③气虚者，加人参大补

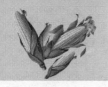
元气。④神昏谵语者,加安宫牛黄丸1粒,温开水化服以醒窍开神。⑤热盛者,加连翘、黄柏以清热解毒。

（3）术桂泽苓汤

【组　成】　白术、桂枝、泽泻、猪苓各10克,茯苓15克。

【用·法】　水煎服,每日1剂。一般病例服药5～7剂,病情严重者连续服药数十剂。

【功　效】　温阳化气,利水消肿。方中白术补气健脾,利水;泽泻、猪苓、茯苓利水渗湿,加桂枝温阳化气,诸药合用使水肿得消。

【评　述】　用于化疗引起的急性肾衰竭。化疗引起的急性肾衰竭临床并不少见,运用五苓散加味进行治疗,疗效较为显著,其有效机制之一是通过调节机体的能量代谢来实现的。

【加　减】　①水肿者,加桑白皮、茯苓皮以利水消肿。②便秘者,加大黄以通腑导滞。③腰痛者,加杜仲以补肾,强筋骨。

（4）通腑泄热灌肠液

【组　成】　玄参、麦冬、车前子(包)各30克,鲜生地黄60～120克,鲜茅根250～500克,大黄(后下)15～30克,延胡索粉(冲)12～15克,通草9克,知母、黄柏各12克。

【用　法】　轻者每次1剂,重者每次2剂,水煎至200毫升,保留灌肠,每日2～4次,直至多尿期来临为止。保留灌肠时,使患者左侧卧位,臀部抬高,药液温度37℃左右,肛管插入肛门35～40厘米,每分钟80～90滴灌入,总量不超过200毫升,应避免药液温度忽高忽低,肛管插入太浅,或药液灌入外溢,影响疗效。对灌肠时腹痛、药液保留不理想者,在灌肠前半小时可肌内注射山莨菪碱10毫升或在灌肠液中加入适量的普鲁卡因粉以确保疗效。同时应注意:①严格控制入水量,每日所需液量为显性失水加400～500毫升。②给予高糖、维生素、能量合剂、胰岛素,保证每日摄入800～1600卡热能,必要时输鲜血。③应用利尿合剂(普鲁卡因＋

氨茶碱)或高效利尿药(呋塞米等)。④纠正酸碱和电解质紊乱。

【功　效】　滋阴增液，泻热通便。方中玄参、麦冬、鲜生地黄、知母滋阴增液；大黄粉泻热通便；黄柏清热解毒；白茅根清热凉血，诸药合用使邪从外出。用于急性肾衰竭(流行性出血热所致)。阴虚是形成出血热的重要病理机制，故恰当滋阴增液，泻热通便；既要清源，又当培本。

【评　述】　临床观察到，本方灌肠后一般不引起水、电解质平衡失调，故无禁忌证、不良反应和并发症。西药导泻，则易致水、电解质紊乱及二次休克、二次肾衰竭等并发症。由于剧烈腹泻还可加剧消化道出血，故有消化道出血者不宜使用。治温病"泻不嫌早"，故对本病，凡口服或鼻饲困难者，用西药利尿药无效时，应及早用中药灌肠，能获得良效，连续反复多次保留灌肠(每日2～4次)，以弥补灌肠面积小的缺点。保留灌肠时间最好在1小时以上，以便更好地发挥中药的"透析"作用。

【加　减】　①腹满者，加枳实、厚朴以理气消滞。②血尿者，加藕节、小蓟以凉血止血。③尿膜(尿中排出膜状物)者，加萹蓄、瞿麦以利水通淋。④血瘀者，加桃仁、牡丹皮以活血化瘀。⑤气壅者，加葶苈子、桑白皮以泻肺平喘。⑥抽搐者，加羚羊角粉、钩藤以镇肝息风。⑦气虚者，加人参以补中益气。⑧神昏者，加安宫牛黄丸以清热开窍。

(5)肾衰解毒方

【组　成】　①中药内服方：金银花、连翘、石韦、丹参、白茅根各30克，紫苏叶10克，车前子、益母草各15克，白术12克。②中药灌肠方：熟附子、生大黄各20克，生牡蛎、半枝莲各30克。

【用　法】　中药内服方每日1剂，水煎频服，小儿减量。中药灌肠方每日1剂，每剂浓煎200毫升，早晨空腹保留灌肠，小儿减量，病情严重者，每日早晚2次灌肠，灌肠后让患者臀部抬高，保留1～2小时。灌肠后个别患者会出现大便溏泄及里急后重，停药后

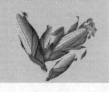

可自行恢复,不管病程在多尿期或恢复期,只有当血液生化指标正常后才停用灌肠。同时,要求患者绝对卧床,记录出入量,限制入水量,给高糖、高营养、低蛋白饮食,对脱水、休克者应即时补液,补充血容量以纠正休克。

【功　效】　本方中金银花、连翘清热解毒,紫苏叶宣通肺气,三药合用可使外邪得解,毒邪得清,肺气通畅;白术健脾益气行水;车前子、石韦、白茅根清热利尿通淋,可清除尿蛋白及尿中红、白细胞;丹参、益母草活血化瘀行滞,临床中大量长期应用此类活血药(10日以上),可收到较好疗效。灌肠方为攻补兼施之剂,方中附子回阳救逆;大黄通腑泻浊,活血化瘀;生牡蛎收涩敛阴,可使大便溏而泄,利不伤正;半枝莲清热解毒,活血利尿。合用共奏有通腑泻浊,活血解毒,疏通三焦之效,使浊阴下泄,清阳得升。这种直肠透析法操作简单,疗效可靠,无不良反应。本病进入多尿期后要及时补钾,防止再引起电解质紊乱而发生其他变化。

【加　减】　①呕吐严重者,加半夏、代赭石以降气止呕。②无尿者,加五苓散,以利水渗湿,温阳化气。③血尿者,加小蓟、藕节,以凉血止血。④进入多尿期者,去车前子、紫苏叶,加黄芪、茯苓以补气健脾。⑤进入恢复期者,加山药、仙茅以益气养阴,温肾壮阳。

(6)肾衰宁灌肠液

【组　成】　丹参、红花等。

【用　法】　直肠灌注。每4小时1次,每次20毫升,每日6次。使用时将导管轻插入肛门2～4厘米处缓慢推出药液,静卧1小时。

【功　能】　清热解毒,益气利尿,活血化瘀。用于急、慢性肾衰竭。

【评　述】　药理研究表明,本品主要通过吸收后的全身作用,增加肾血流量,改善微循环,减轻肾小管坏死程度,促进坏死肾小管上皮细胞的再生修复,其临床总有效率为90.7%,具有疗效确切、浓度高、体积小、钾离子含量低、微量型直肠给药、吸收充分、使用安全、便于携带等特点。

（7）云南灯盏花注射液

【组　成】　灯盏花中提纯的黄酮类有效成分。

【用　法】　每次 20 毫升加入 5％或 10％葡萄糖液 250 毫升，稀释后静脉滴注，每日 1 次或每日 2 次（糖尿病患者改用生理盐水）。

【功　效】　活血化瘀，散寒舒筋，止痛。

【评　述】　云南灯盏花注射液是 20 世纪 90 年代的活血化瘀型单味药提取的静脉注射液。药理研究表明，本品可增加组织液灌注量，改善微循环及代谢；清除有害氧自由基，防止细胞过度氧化，扩张微细动脉，提高心肌功能及心脑供血；降低血液黏度，降低血小板及红细胞聚集，增加红细胞变形能力。

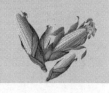

六、中医对痛风并发症的临床辨证治疗

(一)中医对痛风并发高血压患者的临床辨证治疗

中医对痛风并发高血压辨证分为肝阳上亢型、肝肾阴亏型、痰湿壅盛型、阴阳两虚型。其治疗方法如下。

1. 肝阳上亢 主要症状为头胀头痛，眩晕耳鸣，项背牵掣不适，面红耳赤，急躁易怒，或有大便秘结，胸肋作胀，舌质偏红，苔黄，脉弦。治法：平肝潜阳。方用天马钩藤饮，药用天麻9克，石决明(先煎)15克，钩藤(后下)9克，栀子9克，黄芩9克，杜仲9克，牛膝9克，益母草15克，桑寄生9克，首乌藤15克，茯苓9克。便秘者，加大黄；不寐者，加珍珠母、五味子。

2. 肝肾阴亏 主要症状为头晕目眩，两耳蝉鸣，腰酸膝软，心烦不寐，或有盗汗，口渴欲饮，舌红，苔少，脉细弦。治法：滋补肝肾。方用六味地黄丸，药用菊花9克，熟地黄9克，山药9克，山茱萸9克，牡丹皮6克，茯苓9克，泽泻9克。头痛甚者，加天麻、钩藤、夏枯草；便秘者，加麻仁、柏子仁；心烦不寐者，加五味子、酸枣仁、珍珠母；口干甚者，加天冬、沙参。

3. 痰湿壅盛 主要症状为头晕头胀，或头重如裹，耳鸣耳闭，胸脘闷痛，心悸失眠，或伴咳吐白痰，舌胖，脉弦滑。治法：化痰除湿。方用半夏白术天麻汤，药用半夏9克，白术9克，天麻9克，橘红6克，茯苓9克，甘草8克，生姜3片，大枣7枚。兼见舌红，苔黄腻等热象者，宜去生姜，加黄连、竹茹、石菖蒲；咳嗽者，加象贝、黄芩；纳少便溏者，加薏苡仁、厚朴、木香。

4. 阴阳两虚 主要症状为眩晕头痛，心悸乏力，烘热汗出，忽冷忽热，不寐多梦夜尿增多，舌淡红，脉沉细弦。治法：育阴潜阳。

方用二仙汤，药用仙茅9克，淫羊藿9克，当归9克，巴戟天9克，黄柏9克，知母9克。手足心热、口干咽燥者，加石斛、女贞子、龟甲；畏寒肢冷、乏力便溏者，加鹿角片、杜仲。中成药可采用山绿茶降压片，既可降血压，又可降血尿酸；还有心可舒、强心降压片、复方首乌陈压片等。

(二)中医对痛风并发高脂血症患者的临床辨证治疗

中医对痛风并发高脂血症辨证分为肝肾阴虚型、脾虚痰阻型。其治疗方法如下。

1. 肝肾阴虚　主要症状为头晕目眩，目干，腰膝酸楚，口干或自觉身热，舌红，苔薄，脉细。治法：补肾降浊。方用降脂灵加减，药用制何首乌15克，泽泻12克，黄精12克，金樱子6克，生山楂6克，决明子6克，桑寄生12克，广木香6克。内热明显者，加黄芪、茵陈、酒大黄；瘀血征象者，加丹参、田七、川芎、当归。

2. 脾虚痰阻　主要症状为体胖，肢重，肢体酸楚，腹胀，纳少便溏或见下肢水肿。治法：健脾化痰，升清降浊。方药用舒心活血方(肾达鸣方)加减，药用黄芪15克，党参12克，当归9克，茯苓15克，红花6克，蒲黄9克，升麻3克，柴胡3克，枳实12克，生山楂20克。腰酸肢重者，加桑寄生、杜仲；肢重者，加猪苓、泽泻。中成药可采用脂必妥、复方降脂片、脉安冲剂、首乌片、虎杖膏片等。

(三)中医对痛风并发胆囊炎、胆结石患者的临床辨证治疗

中医对痛风并发胆囊炎、胆结石辨证分为肝胆气滞型、肝胆湿热型、血瘀热结型、脓毒壅盛型。其治疗方法如下。

1. 肝胆气滞　主要症状为右上腹阵发性绞痛，痛引肩背，有轻度发热恶寒，口苦，食欲缺乏，或有恶心呕吐，舌苔黄腻，脉弦紧。多见于无梗阻型胆结石。治法：疏肝利胆，理气止痛。方用柴胡疏肝散合金铃子散加味，药用柴胡6克，枳壳6克，白芍9克，川芎6

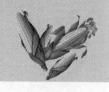

克,香附9克,甘草3克,川楝子9克,延胡索9克,金钱草30克。发热明显者,加虎杖根、蒲公英、连翘。

2. 肝胆湿热　主要症状为右上腹持续性胀痛,或绞痛时作,痛引肩背,高热畏寒,口苦咽干,恶心呕吐,舌苔黄腻,脉弦紧。多见于肝胆管结石,有明显梗阻及感染者。治法:清热化湿,利胆排石。方用胆道排石汤(验方)加减,药用金钱草60克,茵陈15克,郁金、枳壳、木香、栀子、虎杖根、延胡索各9克,鸡内金6克。大便不爽或便秘者,加生大黄、芒硝。

3. 血瘀热结　主要症状为右胁刺痛,持续日久,时有寒热,入夜尤甚,痛区可触及包块,腹胀,大便秘结,黄疸持续不退,唇有瘀斑,舌质紫暗,苔薄,脉弦数。多见于肝胆管阻塞。治法:活血化瘀,清热攻下。方用桃核承气汤加减,药用桃仁9克,生大黄(后下)9克,芒硝(冲)9克,甘草6克,延胡索9克,茵陈12克,金钱草30克。时有寒热者,加金银花、连翘、红藤、虎杖根、紫地花丁。

4. 脓毒壅盛　主要症状为脘胁绞痛不消,高热寒战,黄疸,腹部胀满,痛处拒按,便秘尿黄,汗出,甚则神昏谵语,舌质红绛,苔黄燥,脉细数。多见于梗阻性化脓性胆管炎。治法:清热解毒,化瘀透脓。方用茵陈蒿汤合透脓散加减,药用茵陈9克,栀子9克,大黄6克,生黄芪15克,炒山甲15克,川芎9克,当归9克,皂角刺9克,蒲公英30克,金银花9克,赤芍15克。若见神昏谵语者,急用安宫牛黄丸;汗出、脉细者,用生脉散(《备急千金要方》)。中成药可采用消炎利胆冲剂、清热利胆丸、胆宁片、金胆片、利胆冲剂、排石冲剂、三金胶囊等。若有胆绞痛,必要时须行手术治疗。

(四)中医对痛风并发糖尿病患者的临床辨证治疗

　　中医对痛风并发糖尿病辨证分为肺热津伤证型、胃热炽盛证型、肾阴亏虚证型、阴阳两虚证型。其治疗方法如下。

1. 肺热津伤证　主要症状为烦渴多饮,口干舌燥,苔黄,脉洪数。治法：清热润肺，生津止渴。方用消渴方加减，药用天花粉 30 克，黄连 3 克，知母 15 克，生地黄 30 克，葛根 10 克，甘草 3 克。肺胃并热者，加用白虎加人参汤；肺肾阴伤见潮热、盗汗、颧赤者，加天冬、北沙参、麦冬。

2. 胃热炽盛证　主要症状为多食易饥，口渴引饮，便秘，舌红苔黄，脉滑实有力。治法：清胃泻火，养阴增液。方用白虎汤合调胃承气汤加减，药用生石膏(先煎)60 克，知母 15 克，甘草 3 克，生大黄 6 克，枳实 15 克，芒硝(冲入)9 克，葛根 12 克，生地黄 30 克。热盛伤津者，加麦冬、天花粉；畏热夹湿者，加苍术、黄连、佩兰、白蔻仁。

3. 肾阴亏虚证　主要症状为尿多而频，腰膝酸软，心烦热，舌红无苔，脉细数。治法：滋阴益肾。方用六味地黄丸加味，药用生地黄 30 克，茯苓 12 克，山药 30 克，山茱萸 15 克，牡丹皮 9 克，泽泻 9 克，天花粉 20 克，天冬 12 克。阴虚火旺阳亢者，加知母、龙骨、生牡蛎、龟甲；气阴两虚见气短、体倦者，加党参、黄芪；尿频尿浊者，加益智仁、桑螵蛸、五味子。

4. 阴阳两虚证　主要症状为小便清长，饮一溲一，面色枯焦，形寒畏冷，腰膝酸软，手足不温，头晕耳鸣，口干咽燥，舌淡苔薄，脉沉细无力。治法：温阳滋阴益肾。方药用八味地黄丸加味，药用肉桂 3 克，附子(先煎)9 克，熟地黄 15 克，山茱萸 12 克，泽泻 9 克，牡丹皮 6 克，茯苓 15 克，山药 30 克，杜仲 12 克，怀牛膝 12 克。便溏或五更泄泻者，加补骨脂、肉豆蔻、吴茱萸；尿频者，加益智仁、桑螵蛸；肢体肿者，加黄芪、防己、猪苓；糖尿病日久见血瘀者，加当归、川芎、赤芍、桃仁、蒲黄、丹参。中成药可采用消渴丸、玉泉丸、消渴平片等。

(五)中医对痛风性肾结石患者的临床辨证治疗

中医对痛风性肾结石辨证分为湿热蕴结型、脾肾两虚型。其

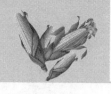

治疗方法如下。

1. 湿热蕴结 主要症状为尿中时夹沙石，小便艰涩，或排尿时突然中断，或腰腹绞痛难忍，尿中带血，苔薄黄，脉弦或数。治法：清利湿热，通淋排石。方用石韦散加味，药用石韦 15 克，冬葵子 18 克，滑石 15 克，瞿麦 12 克，车前子（包煎）30 克，海金沙 15 克，金钱草 30 克。腰腹绞痛者，加芍药、甘草；尿中带血者，加小蓟草、生地黄、藕节；如兼有发热者，可加蒲公英、黄柏、大黄。

2. 脾肾两虚 主要症状为病久砂石不去，面色少华，精神萎靡，少气乏力，腰腹隐痛，舌淡边有齿印，脉细而弱。治法：健脾益肾，补气排石。方用无比山药丸合二神散加减，药用熟地黄 15 克，山茱萸 6 克，山药 12 克，巴戟天 9 克，杜仲 9 克，茯苓 12 克，泽泻 12 克，川牛膝 12 克，海金沙 12 克，滑石 12 克，黄芪 12 克，若见手足心热，舌红少苔，脉细带数者，可加女贞子、墨旱莲等；若见小便涩滞，淋漓不净，少腹满痛者，可加乌药、小茴香、红花、当归、虎杖等。中成药可采用排石冲剂、三金胶囊、肾石通冲剂等，按说明或医嘱服用。若出现肾绞痛，必要时须行手术治疗。

（六）中医对防治痛风复发膏方的运用

笔者在中医临床诊治中，对于慢性病、体质虚弱的患者常用膏方作为扶正固本治疗，特别是近 3 年来在福建博医汇中医门诊部诊疗中经常运用膏方治疗各种疾病取得较好的疗效，因为该门诊部名医馆是以膏方为特色闻名全省，福建省膏方研究会会址在此，吴宝金会长等专家在这里工作。近来阅读了徐蕾主编的《痛风中医特色疗法》一书，对防治痛风复发膏方运用介绍如下。

1. 间歇期膏方 炒黄柏 150 克，炒苍术 300 克，白术 300 克，薏苡仁 300 克，川牛膝 300 克，陈皮 150 克，茯苓 400 克，泽泻 300 克，车前子 400 克，板蓝根 300 克，络石藤 400 克，泽兰 300 克，地龙 150 克，莪术 150 克，焦神曲 300 克。上药浓煎去渣取汁，浓缩，加入饴糖收膏。每日 2 次,每次 15 克,饭后 1 小时服用,共 1 个月量,连服 2~3 个月。忌吃辛辣及易动火之物,忌肥甘油腻、高嘌呤食物。本证病机为湿热留恋未化,又兼见络脉瘀滞。方中黄柏、板蓝根、苍术、薏苡仁、泽泻利水湿,泄浊毒,增加尿酸排泄;苍术、陈皮、茯苓、神曲健脾化湿;络石藤、川牛膝、莪术、地龙、泽兰化瘀通络,推陈致新。全方共奏清热利湿,活血化瘀之功效。方中板蓝根有秋水仙碱样作用,可预防痛风复发;茯苓、车前子、泽泻有促进尿酸排泄的作用;络石藤、地龙有抑制尿酸生成的作用。

2. 慢性期脾肾两虚证膏方 黄芪 400 克,白术 300 克,太子参 300 克,熟地黄 300 克,山药 300 克,茯苓 300 克,陈皮 150 克,炒苍术 300 克,车前子 400 克,板蓝根 300 克,络石藤 400 克,地龙 150 克,甘草 100 克,炒薏苡仁 300 克。上药浓煎去渣取汁,浓缩,加入饴糖收膏。每日 2 次,每次 15 克,饭后 1 小时服用,共 1 个月量,连服 2~3 个月。忌吃辛辣及易动火之物,忌肥甘油腻、高嘌呤食物。本证病机为热毒、湿热伤及脾肾,致脾肾气虚、阳虚。方中茯苓、白术、陈皮健脾湿;黄芪、熟地黄、山药补肾化气。全方共奏益气补肾,理气健脾,分清别浊之功效。方中板蓝根有秋水仙碱样作用,可预防痛风复发;茯苓、车前子有促进尿酸排泄作用;络石藤、地龙有抑制尿酸生成作用。

3. 慢性期肾阴虚损证膏方 生地黄、熟地黄各 300 克,山药 300 克,女贞子 300 克,墨旱莲 300 克,黄芪 400 克,茯苓 300 克,甘草 100 克,炒薏苡仁 300 克,车前子 400 克,板蓝根 300 克,络石藤 400 克,地龙 150 克。上药浓煎去渣取汁,浓缩,加入饴糖收膏。每日 2 次,每次 15 克,饭后 1 小时服用,共 1 个月量,连服 2~3 个月。忌吃辛辣及易动火之物,忌肥甘油腻、高嘌呤食物。本证病机为肾阴虚。方中生地黄、熟地黄、女贞子、墨旱莲、黄芪、山药补肾滋阴。全方共奏滋补肾阴,利水通络之功效。方中板蓝根有秋水仙碱样作用,可预防痛风复发;茯苓、车前子有促进尿酸排泄作用;

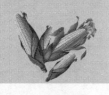

络石藤、地龙有抑制尿酸生成作用。

4. 肾病期肝肾阴虚证膏方 熟地黄 300 克,山茱萸 300 克,山药 300 克,牡丹皮 150 克,茯苓 300 克,杜仲 300 克,桑寄生 300 克,狗脊 3 000 克,牛膝 300 克,续断 300 克,车前子 400 克,络石藤 400 克,地龙 150 克。上药浓煎去渣取汁,浓缩,加入饴糖收膏。每日 2 次,每次 15 克,饭后 1 小时服用,共 1 个月量,连服 2～3 个月。忌吃辛辣及易动火之物,忌肥甘油腻、高嘌呤食物。本证病机为肝肾阴虚。方中熟地黄、山茱萸、山药、茯苓、杜仲、桑寄生、狗脊、牛膝、续断滋补肝肾;茯苓、车前子利水。全方共奏滋补肾阴,利水通络之功效。方中车前子、络石藤、地龙降尿酸。

5. 肾病期脾肾气虚证膏方 党参 300 克,黄芪 400 克,菟丝子 300 克,制附子 150 克,肉桂 90 克,山药 300 克,茯苓 300 克,白术 300 克,当归 300 克,川芎 150 克,薏苡仁 300 克,陈皮 150 克,甘草 150 克,车前子 400 克,络石藤 400 克,地龙 150 克。上药浓煎去渣取汁,浓缩,加入饴糖收膏。每日 2 次,每次 15 克,饭后 1 小时服用,共 1 个月量,连服 2～3 个月。忌吃辛辣及易动火之物,忌肥甘油腻、高嘌呤食物。本证病机为脾肾气虚。方中党参、山药、茯苓、白术、薏苡仁、陈皮、甘草健脾化湿;黄芪、菟丝子、制附子、肉桂温煦肾气。全方共奏补气健脾,益肾填精之功效。方中车前子、络石藤、地龙降尿酸。

6. 肾病期气阴两虚证膏方 党参 300 克,黄芪 400 克,白术 300 克,山药 300 克,薏苡仁 300 克,枸杞子 300 克,熟地黄 300 克,白芍 300 克,山茱萸 300 克,当归 300 克,川芎 150 克,茯苓 300 克,车前子 400 克,络石藤 400 克,地龙 150 克。上药浓煎去渣取汁,浓缩,加入饴糖收膏。每日 2 次,每次 15 克,饭后 1 小时服用,共 1 个月量,连服 2～3 个月。忌吃辛辣及易动火之物,忌肥甘油腻、高嘌呤食物。本证病机为气阴两虚。方中党参、黄芪、白术、山药补肾气;枸杞子、熟地黄、白芍、山茱萸养肾阴。全方共奏补气养阴之功效。方中车前子、络石藤、地龙降尿酸。

(七)痛风的按摩、推拿、针灸疗法

按摩、推拿是综合治疗痛风疾病的多种方法中的一种。按摩、推拿可提高患者的新陈代谢,降低血尿酸,直接作用于皮肤肌肉,能改善肌肉的新陈代谢,增加肌肉组织对多余尿酸的吸收、利用和排泄;可提高迷走神经兴奋性,调节肾上腺素的分泌功能;有较好的活血止痛、缓解和治疗血管神经并发症的作用;可反射性提高人体免疫功能,达到扶正祛邪的作用。因此,按摩、推拿可作为治疗痛风的一种辅助疗法。但要指出的是,按摩、推拿治疗只适用于在疾病缓解期间进行,在痛风发作的急性期应当缓行。

触按肝经的阴包穴、太冲穴都很痛;膻中穴也痛;心包的天泉、天池穴多有疼痛感;有的人按压劳宫都会大叫;点按膀胱经更是多处疼痛,说明经络堵塞严重。但必须严格实施痛风按摩疗法,先树立必定会好的信心;大道至简,只要明白正确的养生道理,健康是很容易达到的。

施治方法具体如下:医患取对坐式,医者用左手握住患者右足踝,左手中指勾在昆仑处,和拇指同时施压。略抬起患者右足,用右手握拳,以拳尖拳背敲击飞扬处。飞扬为膀胱经之络穴,中医有久病入络之说。此穴很敏感,敲击会很痛,但此穴配合昆仑远端施压,又加上不断地敲击,引血下行效果非常明显。患者一般会感觉很痛,不可太用力。敲击10～20下后,可换另一侧同法敲击10～20下,停片刻,再两脚轮流敲击一次。接着,令患者俯卧在沙发或者床上,可用枕头垫在下巴处,防止胸闷,先从腰部起,用华佗三十六捏脊柱法从腰阳关至大椎拿捏6遍。然后从承扶开始往殷门、委中、承山、飞扬、昆仑、金门直下,哪里疼痛按哪里,一般痛点穴位按压2分钟,得气后,揉开,再重复从承扶开始再往下,来回3遍。有时会出现所按的穴位没有感觉,经过往下按压后,回头再按时,

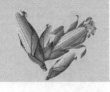

会大痛。如头遍按殷门时不痛，循经按压至金门后，金门疼痛。回头再按殷门时，殷门大痛，再循经按至金门后，金门就不太痛了。统统按 3 遍后，几乎整条膀胱经都通了，此时患者都会大汗淋漓，即使是冬天也不例外。经膀胱经疏通后可仰卧或坐起，便可点膻中穴，点按时可用普通听诊器在胸肋下太乙处，监听有否流水声。点按时不必太用力，时间可长些，特别是流水声不畅时；然后按压双手至胸的心包经，如果手背、肘有肿痛（痛风发作期）可不必按，只要方便的都要按；最后再按压肝经，从阴包到太冲，按后多喝点水。整套按压下来约 1.5 小时，常在申时按压。

从中医观点来解释痛风及治疗痛风的思路并不难。痛风患者多脾虚，脾虚运化差，心包积液多，心包积液多心脏泵血能力就差，血液就无法送达关节末梢。又加上这类人性子都较急，烦事多，肝火旺，小便味重，黄赤，小便中尿酸比例高，随着时间的推移尿酸盐结晶在关节的沉积就越来越多，平时不太有感觉，一旦发作起来就很要命。

施治时，大力疏通膀胱经后按心包经及其募穴膻中穴，使心脏恢复正常功能，将血液运送至关节。只要能坚持按压疏通经络，沉积在关节里的尿酸盐结晶就会越来越少，再发作的可能就大大地降低了。再加上疏肝经，去肝火减少尿酸盐结晶产生，就能与痛风绝缘。很多医家对此做出了一些探索和尝试，并总结出了一些有效的治疗方案。如庞俊等取穴足三里、三阴交、丰隆，病在下肢配合大都、太白、太冲，病在上肢配合外关、阿是穴；李素仁采用针刺阳陵泉、足三里及局部取穴；潘红玲采用梅花针常规消毒后重叩肿痛处皮肤，至出血后加拔火罐；吴自力根据日本针灸名家泽田健先生提出的"痛风系小肠有热"之理，采用针刺双侧小肠俞；李兆文用刺血疗法，选穴单侧阳池、太溪、血海，双侧阳溪、曲池、太冲、丘墟、商丘、阳陵泉，每次选用 2～3 穴交替使用。

1. 方药 痛风一般参照"历节"治疗，中医学认为，金能克木，辛为金,酸为木,以辛制酸,如此一来不但可以缓解疼痛,且能把多余的酸味排出体外。痛风一般多发在肝经循环部位,如跖趾关节、内踝等,同时与脾、肾有关,在治疗上宜加强脾胃的功能及加强肾的代谢力。桂枝芍药知母汤、甘草附子汤等方药可以选用。很多患者在半夜发病,更证明与肝胆的关系密切。在痛风缓解期宜补肝肾,增强其排泄功能。

2. 针灸 国医大师贺普仁教授治疗白虎历节(痛风),针金门穴。金门穴位于人体的足外侧部,当外踝前缘直下,股骨下缘处。还有一种刺血加拔罐的方法,据湖北省中医院光谷院区针灸科潘红玲医师介绍,取阿是穴(红肿明显处)消毒,用七星针叩至皮肤出血,注意要将红肿处全部叩遍,立即加拔火罐。小关节处可用去底磨平之青霉素小瓶以抽气法拔之,等瘀血出净,取罐,用干棉球擦去瘀血。每处每次宜拔出瘀血5～10毫升为宜,每周2次,4次为1个疗程,效果很好。

笔者曾在临床上应用周而晋"X形平衡疗法"针刺缓解痛风急性疼痛。该疗法源自中医针灸缪刺法,以左治右,以上治下,在疼痛部位的身体对称点,如左手拇指和右足跗趾最对称,左肘部与右膝盖对称,找到对称点后按压寻找压痛点,即是疾病反应点,采用针灸或按揉方式,疼痛可快速缓解,并能恢复正常活动。此外,还可配合第二掌骨诊疗法及耳穴治疗。

3. 单验方 根据《管氏秘方》中有一个食疗方:"两足急痛拘急挛,不分昼夜动移难;猴姜炖(羊)肉趁热服,生姜膏贴康如前。"对于足筋拘挛抽搐或关节疼痛严重者,可采用骨碎补60～90克,炖羊肉500克,温热吃,同时用生姜捣绒成膏状,贴敷患处,便可恢复健康。《孙真人海上方》也有用生姜捣膏外敷治疗足筋急痛的记载。《急救危症简便验方》治疗两足痛如刀剁不可忍,用生姜切片蘸香油搽痛处,随用生姜火烧热、捣烂,敷患处,不久姜干而痛止。这可以说是"以辛制酸"的外治法,简单有效。

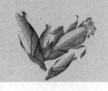
附录　痛风患者选择食物的两个关键问题

(一)嘌呤含量高、中、低食物

嘌呤是核蛋白的组成物质,是尿酸的来源。通常,嘌呤在肝脏氧化代谢后才变成尿酸,再由肾脏和肠道排出。一般来说,嘌呤的生产量和排泄量大约相等。嘌呤的生产量,1/3 来自食物,其余是体内自行合成;排泄量则是 1/3 由肠道排出,2/3 从肾脏排出。如果生产过多或排泄不出,尿酸囤积体内,会导致血液中尿酸值升高。

嘌呤摄入过多,会导致代谢产物尿酸的增加,尿酸容易沉积在人体的关节部位,需要对常见食物的嘌呤高低有所关注。根据食物嘌呤含量,将食物分为高嘌呤食物、中嘌呤食物和低嘌呤食物。高嘌呤食物为每 100 克食物中嘌呤含量大于 150 毫克;中嘌呤食物一般在 30～150 毫克;低嘌呤食物在 30 毫克以下(附表 1～3)。

附表 1　嘌呤含量低的食物(每 100 克食物中嘌呤含量为 30 毫克)

类　别	食 物 名 称
粮食类	大米、小麦、小米、荞麦、玉米面、精白粉、富强粉、通心粉、面条、面包、馒头、苏打饼干、黄油小点心等
蔬菜类	白菜、包菜、胡萝卜、芹菜、菠菜、菜豆、蘑菇、黄瓜、茄子、紫甘蓝、西蓝花、西红柿、莴笋、刀豆、南瓜、冬瓜、西葫芦、山芋、土豆、葱头等
水果类	西瓜、橙子、橘子、梨、柠檬、葡萄、菠萝、石榴、哈密瓜、苹果等

续附表

类　别	食物名称
蛋乳类	鸡蛋、鲜奶、炼乳、奶酪、酸奶、麦乳精等
干果类	核桃、榛子、杏仁等
其　他	汽水、茶、咖啡、可可、巧克力、各种油脂、花生酱、果酱、干果等

附表2　嘌呤含量中的食物（每100克食物中嘌呤含量为30～150毫克）

类　别	食物名称
肉禽类	熏火腿、猪肉、牛肉、牛舌、羊肉、兔肉、鹿肉、鸭肉、鸽子、鹌鹑、鸡肉等
水产类	鲤鱼、鳕鱼、大比目鱼、鲈鱼、梭鱼、鳗鱼、鳝鱼、青鱼、鲱鱼、鲑鱼、鲚鱼、金枪鱼、白鱼、龙虾、蟹等
杂　粮	麦麸面包、麦片、红曲黄酒(少量)等
蔬　菜	芦笋、花菜、龙须菜、四季豆、青豆等
豆　类	扁豆、干豌豆等

附表3　嘌呤含量高的食物（每100克食物中嘌呤含量为150～1 000毫克）

类　别	食物名称
肉禽类	动物内脏(如牛肝、猪肾、猪心)、浓肉汁、火锅汤等
水产类	鲢鱼、鲭鱼、白带鱼、凤尾鱼、沙丁鱼、小鱼干、牡蛎、蛤蜊等
其　他	香菇、紫菜、啤酒、白酒、酵母粉等

(二)酸碱性食物

　　根据食物在体内代谢后对体液的不同影响,可将其分为酸性、碱性和中性等三类食物(附表4)。含有较多磷、硫、氯等矿物质的食物,为酸性食物。有较多钠、钾、钙、镁等矿物质的食物,为碱性

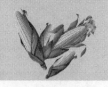

食物，不偏酸性也不偏碱性的食物，便是中性食物。如果酸性食物摄入过多，不利于尿酸的排泄，相反，碱性食物能够增加尿酸的溶解性，有利于尿酸排出，适宜于痛风患者经常食用。食物的酸碱性不能单纯通过口味来判断，如有些水果虽然在味觉常呈酸性，但其代谢产物却是碱性。

附表4 常见食物的酸碱度（每 100 克食物中嘌呤含量为 150～1 000 毫克）

类 别	食 物 名 称
强碱性	海带、胡萝卜、白菜、黄瓜、西红柿、包菜、生菜、芋头、板栗、无花果、葡萄干、西瓜、柿子、葡萄、柑橘、咖啡、茶叶等
中碱性	木瓜、草莓、红枣、香蕉、柠檬、菠菜、大豆、萝卜干等
弱碱性	土豆、洋葱、茄子、白萝卜、南瓜、油菜、竹笋、紫甘蓝、红薯、莲藕、芹菜、蘑菇、豆腐、豌豆、绿豆、红豆、苹果、梨、樱桃、牛奶、南瓜子、葵花籽、杏仁、腰果、芝麻等
弱酸性	白米、花生、啤酒、白酒、红酒、黄酒、巧克力、空心粉、葱、油炸豆腐、海苔、章鱼、蛤蜊、泥鳅等
中酸性	火腿、培根、鸡肉、猪肉、牛肉、鳗鱼、面包、小麦、奶油等
强酸性	蛋黄、乳酪、甜点、白糖、金枪鱼、比目鱼、柴鱼等